国家卫生健康委员会"十四五"规划教材

全国高等学校教材

供本科护理学类专业用

护理心理学

第 5 版

U0284591

主　编　杨艳杰　曹枫林

副主编　周　英　李亚敏　孙慧敏

编　者（以姓氏笔画为序）

朱文芬（重庆医科大学护理学院）　　　　邱萍萍（福建医科大学护理学院）

关持循（大连大学护理学院）　　　　　　张银玲（空军军医大学护理系）

孙慧敏（武汉大学中南医院）　　　　　　陈　瑜（南方医科大学护理学院）

李　妍（河北医科大学护理学院）　　　　周　英（广州医科大学护理学院）

李亚敏（中南大学湘雅二医院）　　　　　曹枫林（山东大学护理与康复学院）

杨　芳（江西中医药大学护理学院）　　　曹建琴（哈尔滨医科大学护理学院）

杨艳杰（哈尔滨医科大学公共卫生学院）　崔乃雪（山东大学护理与康复学院）

吴　菁（海军军医大学护理系）　　　　　董超群（温州医科大学护理学院）

邱晓惠（哈尔滨医科大学公共卫生学院）　满　力（中国医科大学护理学院）

人民卫生出版社
·北　京·

图书在版编目（CIP）数据

护理心理学/杨艳杰，曹枫林主编.—5版.—北京：人民卫生出版社，2022.6（2025.1重印）

ISBN 978-7-117-33143-2

Ⅰ.①护…　Ⅱ.①杨…②曹…　Ⅲ.①护理学－医学心理学　Ⅳ.①R471

中国版本图书馆CIP数据核字（2022）第090143号

人卫智网　www.ipmph.com	医学教育、学术、考试、健康，购书智慧智能综合服务平台
人卫官网　www.pmph.com	人卫官方资讯发布平台

护理心理学
Huli Xinlixue
第 5 版

主　　编：杨艳杰　曹枫林
出版发行：人民卫生出版社（中继线 010-59780011）
地　　址：北京市朝阳区潘家园南里 19 号
邮　　编：100021
E - mail：pmph @ pmph.com
购书热线：010-59787592　010-59787584　010-65264830
印　　刷：三河市潮河印业有限公司
经　　销：新华书店
开　　本：850×1168　1/16　印张：14
字　　数：414 千字
版　　次：1999 年 8 月第 1 版　　2022 年 6 月第 5 版
印　　次：2025 年 1 月第 6 次印刷
标准书号：ISBN 978-7-117-33143-2
定　　价：55.00 元

打击盗版举报电话：010-59787491　E-mail：WQ @ pmph.com
质量问题联系电话：010-59787234　E-mail：zhiliang @ pmph.com
数字融合服务电话：4001118166　E-mail：zengzhi @ pmph.com

第七轮修订说明

2020年9月国务院办公厅印发《关于加快医学教育创新发展的指导意见》(国办发〔2020〕34号),提出以新理念谋划医学发展、以新定位推进医学教育发展、以新内涵强化医学生培养、以新医科统领医学教育创新,并明确提出"加强护理专业人才培养,构建理论、实践教学与临床护理实际有效衔接的课程体系,加快建设高水平'双师型'护理教师队伍,提升学生的评判性思维和临床实践能力。"为更好地适应新时期医学教育改革发展要求,培养能够满足人民健康需求的高素质护理人才,在"十四五"期间做好护理学类专业教材的顶层设计和规划出版工作,人民卫生出版社成立了第五届全国高等学校护理学类专业教材评审委员会。人民卫生出版社在国家卫生健康委员会、教育部等的领导下,在教育部高等学校护理学类专业教学指导委员会的指导和参与下,在第六轮规划教材建设的基础上,经过深入调研和充分论证,全面启动第七轮规划教材的修订工作,并明确了在对原有教材品种优化的基础上,新增《护理临床综合思维训练》《护理信息学》《护理学专业创新创业与就业指导》等教材,在新医科背景下,更好地服务于护理教育事业和护理专业人才培养。

根据教育部《关于加快建设高水平本科教育 全面提高人才培养能力的意见》等文件要求以及人民卫生出版社对本轮教材的规划,第五届全国高等学校护理学类专业教材评审委员会确定本轮教材修订的指导思想为:立足立德树人,渗透课程思政理念;紧扣培养目标,建设护理"干细胞"教材;突出新时代护理教育理念,服务护理人才培养;深化融合理念,打造新时代融合教材。

本轮教材的编写原则如下:

1. 坚持"三基五性" 教材编写坚持"三基五性"的原则。"三基":基本知识、基本理论、基本技能;"五性":思想性、科学性、先进性、启发性、适用性。

2. 体现专业特色 护理学类专业特色体现在专业思想、专业知识、专业工作方法和技能上。教材编写体现对"人"的整体护理观,体现"以病人为中心"的优质护理指导思想,并在教材中加强对学生人文素质的培养,引领学生将预防疾病、解除病痛和维护群众健康作为自己的职业责任。

3. 把握传承与创新 修订教材在对原有教材的体系、编写体裁及优点进行继承的同时,结合上一轮教材调研的反馈意见,进一步修订和完善,并紧随学科发展,及时更新已有定论的新知识及实践发展成果,使教材更加贴近实际教学需求。同时,对于新增教材,能体现教育教学改革的先进理念,满足新时代护理人才培养在知识结构更新和综合能力提升等方面的需求。

4. 强调整体优化 教材的编写在保证单本教材的系统和全面的同时,更强调全套教材的体系性和整体性。各教材之间有序衔接、有机联系,注重多学科内容的融合,避免遗漏和不必要的重复。

5. **结合理论与实践** 针对护理学科实践性强的特点,教材在强调理论知识的同时注重对实践应用的思考,通过引入案例与问题的编写形式,强化理论知识与护理实践的联系,利于培养学生应用知识、分析问题、解决问题的综合能力。

6. **推进融合创新** 全套教材均为融合教材,通过扫描二维码形式,获取丰富的数字内容,增强教材的纸数融合性,增强线上与线下学习的联动性,增强教材育人育才的效果,打造具有新时代特色的本科护理学类专业融合教材。

全套教材共59种,均为国家卫生健康委员会"十四五"规划教材。

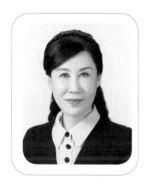

杨艳杰，二级教授，博士研究生导师，哈尔滨医科大学心理与行为研究中心主任。享受国务院政府特殊津贴，黑龙江省重点智库首席专家，黑龙江省教学名师，黑龙江省第十三届人大代表。兼任教育部高等学校心理学教学指导委员会委员，中华医学会行为医学分会副主任委员，中国高等教育学会医学心理学分会会长等多个学术职务。被黑龙江省委、省政府授予"黑龙江省抗击新冠肺炎疫情先进个人""龙江最美优秀教师"等荣誉称号。

长期从事抑郁症和重大突发事件心理研究与干预工作，在公共健康和职业心理健康研究方面有较大贡献。主持国家自然科学基金、国际合作项目等 20 余项；发表学术论文 200 余篇；以第一完成人获省部级学术奖励 20 项；主编及参编国家级规划教材和著作 20 余部。

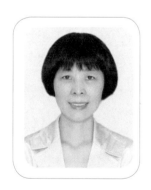

曹枫林，博士，山东大学教授，博士研究生导师，山东大学齐鲁医学院科研与国际交流办公室主任 / 山东大学科学技术研究院副院长。2015—2021 年连续 7 年获得 Elsevier 评选的中国高被引学者，中国心理学会护理心理学专业委员会副主任委员，中国抗癌协会康复分会学术组（护理专业）副主任委员，山东省护理学会护理心理学专业委员会主任委员，获得中国宝钢优秀教师、山东大学优秀教师、山东大学"我心目中的好导师"等称号。

主讲护理心理学、健康心理学、护理研究等课程。聚焦重大慢性疾病心理应激（如肿瘤心理）、孕产妇心理健康领域的研究，主持国家自然科学基金、国家社会科学基金、教育部人文社科项目、山东省自然科学基金等课题 10 余项，以第一作者或通讯作者发表高水平 SCI/SSCI 论文 60 余篇，中文论文 100 余篇。主编人民卫生出版社出版的教材 7 部。

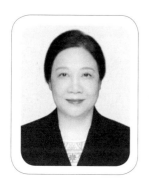

周英，博士，三级教授，博士研究生导师，广东省教学名师，广州市优秀教师；国家级一流专业和一流课程、广州市重点学科负责人；广东省护理教学指导委员会副主任委员、中国生命关怀协会人文护理专委会副主任委员、《中华护理教育》等杂志编委。

聚焦心理护理、护理教育研究。主持国家社科基金、省部级等科研项目60余项。以第一作者或通讯作者发表论文150多篇，主编教材10多部；获省市级教学成果奖及护理科技奖7项、国家级省级优秀教材奖2项。

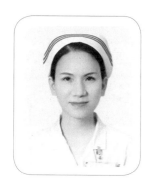

李亚敏，教授，博士研究生导师，中南大学湘雅二医院护理部主任。中国医学救援协会心理救援分会常务理事，湖南省护理学会心理护理专业委员会主任委员，湖南省心理咨询师协会临床护理心理专业委员会主任委员。

研究方向为精神心理护理，主持国家自然科学基金1项、湖南省重大科技研发项目1项、省部级课题3项。发表研究论文100余篇，其中以第一作者或通讯作者发表SCI论文43篇。

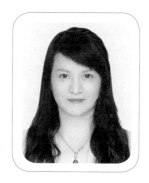

孙慧敏，医学博士，主任护师，副教授，硕士研究生导师，武汉大学中南医院神经心理科副主任。任中国老年医学会认知障碍分会常委、中华护理学会社区护理专业委员会委员，湖北省护理学会精神心理专业委员会及湖北省心理学会护理心理学专业委员会副主任委员；《中国临床护理》副主编、《中国护理管理》《中华护理教育》编委、《护理学报》审稿专家。

主要研究方向：临床心理、神经心理；主持课题13项，发表论文60余篇，其中SCI收录8篇，主编/副主编书籍6部。

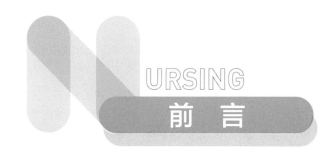

前 言

在医疗活动中与病人接触较多的护理人员,工作中需要与病人常沟通、常安慰、常开导。这些看似简单的工作,却已成为临床护理工作的重要内容。如何去安慰?怎样去开导?如何去教育?怎样去帮助?这些都是护理心理学要教授给学生的内容。

护理心理学是培养护理人才的必修课程,学习护理心理学,护士能够掌握病人的心理活动规律,能够更好地运用相应技术对病人进行全面有效的护理,提高护理质量。护理心理学是将心理学的理论和技术应用于护理领域,对于护理工作者掌握心理学理论知识和心理护理方法,探究病人的心理活动特点及其规律,促进病人早日康复,维护其自身心理健康发挥着重要作用。

本教材按照国家卫生健康委员会"十四五"规划教材建设会议精神,紧紧围绕我国"十四五"期间护理学专业本科生的培养目标进行编写。本版教材内容上紧跟护理研究前沿,将新理论,新技术融入教材;形式上,每章设置学习目标,小结及思考题,前后呼应,便于学生复习和掌握主要知识点;另外,每章都设置相关知识链接,介绍最新研究进展等,在拓展学生知识面的同时增强教材的可读性和趣味性。

全书共十一章,分为四大主题。第一大主题是护理心理学介绍,即绪论(第一章),主要介绍护理心理学的概念、研究对象和任务、研究方法、相关理论等;第二大主题是与护理心理学密切相关的心理学知识体系,包括心理学基础(第二章)、心理社会因素与健康,即心理应激与心身疾病(第三章)、心理评估(第四章)、心理干预(第五章)等;第三大主题是与病人心理护理相关的知识体系,包括病人心理(第六章)和心理护理(第七章),还有病人心理护理分论,即临床各类病人的心理护理(第八章、第九章、第十章)等;第四大主题是护士心理健康与维护(第十一章),包括护士的职业应激、护士心理健康状况及维护。

本教材修订编写过程中得到了很多的支持和帮助。特别感谢来自全国 15 所院校的优秀编委努力而出色的工作。编委均是工作在我国护理心理学教学第一线的教师,教学实践经验非常丰富。在教材编写、互审、互校过程中,充分体现了各位编者认真负责的精神。本教材在策划、编写过程中得到了各个参编院校领导、同仁们的关心、指导和帮助,在此深表谢忱。

由于编写时间有限和编者知识的局限性,疏漏和错误之处在所难免,敬请读者和同行不吝指正,提出宝贵意见,以期不断提高本教材的质量。

杨艳杰 曹枫林

2022 年 3 月

目 录

URSING

第一章

绪 论

01章 数字内容

— 学 习 目 标 —

知识目标：

1. 掌握护理心理学的概念、研究任务、研究方法。

2. 熟悉护理心理学的学科性质、护理心理学相关的主要心理学理论。

3. 了解护理心理学的相关领域及发展趋势。

能力目标：

1. 能根据护理研究的具体问题确定研究方法。

2. 能运用心理学理论解释生活中的具体问题。

素质目标：

1. 建立生物 - 心理 - 社会医学模式和整体护理的思维。

2. 建立以病人为中心的护理理念。

生物 - 心理 - 社会医学模式已随时代的变迁逐渐融入医学领域,而护理模式也在逐步向整体护理模式转变,以"病人为中心"的整体护理逐渐取代了以"疾病为中心"的护理模式。目前在临床护理工作中,病人已被看成是身心统一的整体。因此,关注病人的心理反应和情绪变化,满足病人的心理需求,提高病人的自我护理能力,促进病人早日康复已成为临床护理的重要目标;同时,维护护士的心理健康,对护士进行职业心理素质优化也成为临床护理工作的专业发展目标。因此,学习和掌握护理心理学相关的理论知识和实践技能已经成为护理工作人员的重要任务。

第一节　护理心理学概述

 ———————————————— 导入情境与思考 ————————————————

桑女士,52 岁,乳腺癌术后化疗入院。

左侧乳腺癌根治术后,病理报告为浸润性导管癌,淋巴转移 3/11,分期为 $T_1N_1M_0$。此次因化疗入院。近半个月少言寡语,坐卧不安,不愿见任何人,不愿与人交流,没有食欲,入睡困难,多梦易醒。询问病史过程中,一直用胳膊挡住自己的左侧乳房,与医生沟通的内容多为询问化疗的副作用、化疗引起掉头发会严重到什么程度。

体格检查:T 36.5℃,P 90～100 次 /min,R 30 次 /min,BP 150/85mmHg。

请思考:

1. 目前对病人进行心理护理急需解决的问题是什么?

2. 病人的情绪该如何评估?

3. 应该采取哪些心理干预措施辅助病人改善目前的状况?

临床护理实践中存在许多复杂的心理学问题,如病人在疾病诊治过程中的心理反应、心理需求等,为解决临床护理实践中的各类心理行为问题,包括病人的心理行为特点及其变化、心理干预的方法和技术,护理心理学成为了护理学的一个重要分支。将心理学知识、原理和方法运用于现代护理领域,在心理学领域中就形成了一门应用学科——护理心理学。

一、护理心理学的相关概念

(一)心理学的概念

心理学(psychology)是研究心理现象发生、发展和活动规律的一门科学。心理现象分为心理过程和人格两部分。心理过程包括认知过程、情绪和情感过程、意志过程,这是心理现象的动态过程;人格是个体相对稳定的心理特征和行为倾向性,它是个体在社会化过程中形成的。心理学是从哲学母体中分娩出来的一门科学,随着生命科学和信息技术的发展,心理学与医学、护理学等学科逐渐融合,形成了医学心理学和护理心理学等交叉学科。

(二)护理心理学的概念

综合国内许多学者的认识,目前可将护理心理学(nursing psychology)定义为:护理心理学是心理学和护理学相结合的学科,是将心理学的理论和技术应用于护理领域,研究病人及护士心理活动的规律及特点,以实施最佳护理的一门应用性学科。

护理心理学既要研究病人心理活动的规律和心理护理方法,又要研究护士心理活动的规律及特点,最终目的是了解病人的心理需要,调动病人战胜疾病的勇气和信心,采用有针对性的心理护理方法消除或减轻病人的消极情绪,促进其康复;同时护理心理学还重视护士自身心理健康的维护,有效提高其心理护理水平,为实施最佳临床护理服务。

二、护理心理学的研究对象和任务

（一）护理心理学的研究对象

护理心理学的研究对象是人，包括病人和护士两部分。

病人是指那些患有各种躯体疾病、心身疾病或心理障碍、神经精神疾病的个体。护理心理学要研究病人的心理特点、心理问题产生的原因以及心理护理方法，如疾病对病人心理活动产生的负面影响；不同年龄和性别的个体患病后不同的心理反应；社会背景和经济状况对病人心理活动的影响；病人施行手术过程的前、中、后心理活动的变化；病人的心理状况对疾病的进程、治疗效果、预后及康复等的影响；他人的言行、表情对病人心理活动的影响以及不同疾病、不同年龄病人的心理特点、心理护理方法等。

对于护士，主要是研究其职业心理素质及优化的方法，从而维护和促进护士的心身健康。

（二）护理心理学的研究任务

护理心理学的任务是将心理学的理论和技术应用于临床护理，指导护理人员根据病人的心理活动规律做好心理护理工作。为实现这一任务，护理心理学必须深入研究以下内容：

1. 研究病人的心理活动规律及其特点 了解病人的一般心理活动规律和特殊心理活动特点，并对此进行研究，以实施最佳的心理护理方法，这是护理心理学的重要任务之一。一方面，要了解病人患病后的一般心理活动规律，如大多数病人患病后都存在焦虑、抑郁等负性情绪，这是他们的共性心理反应，护士一定要掌握这个心理活动规律。另一方面，不同年龄、性别的病人在患病后的心理反应各有差异；不同社会背景、家庭经济状况的病人的心理活动也不尽相同；在不同疾病时期，病人的心理活动也各有差异；病人本身的心理特点对于其疾病的发生、发展及预后都会产生不同程度的影响。所以，护理心理学必须要研究病人的特殊心理活动特点，从而更好地促进个性化心理护理的开展，促进病人早日全面康复。

2. 研究心理社会因素对病人心理活动的影响 医学的发展已充分证实心理社会因素对个体的健康和疾病具有重要影响。因此，护理心理学要研究和阐明心理社会因素在疾病的发生、发展和转归过程中作用的途径和规律，研究心理社会因素如应激事件、情绪、人格、生活方式等在疾病与健康中的作用和意义，了解这些因素对病人的治疗效果及病人的生活质量产生多大程度的影响，以便更好地对病人进行整体护理。

3. 研究心理评估和心理干预的理论和技术 护理心理学要研究评估病人心理活动的技术和方法，同时还要研究对病人异常心理活动进行干预的理论和技术，这是心理护理过程中最重要的方面。护士掌握正确有效的心理评估技术，可以为病人提供客观准确的心理活动量化测评工具，建立心理护理效果评估的科学体系。护士掌握心理护理所必需的心理干预技术，可以根据病人心理问题的性质、人格特征对病人存在的心理问题进行干预，使其得到缓解或解决。

4. 研究心理护理的理论、技术和方法 心理护理是护理心理学的主要任务，它主要是针对病人当前存在的和潜在的心理问题及心理特点，研究出具体的心理护理技术，在心理健康教育的基础上，选择合适的心理干预方法，进而制订出个性化的心理护理方案；并且研究如何运用心理学知识和技术促进病人的心身健康，促进护理心理学理论和技术的完善和发展，增进病人的全面健康。

5. 研究如何提高护士的心理素质 护士通过护理实践为病人减轻痛苦，使之恢复健康，要做好这项工作，就要求护士必须具备良好的心理素质。他们要培养积极的正性情感，有适当的情感表达力和自控力、较好的人际沟通能力，以及较强的应对挫折、冲突与孤独的容忍力和耐受力，而这些能力的培养正是护士职业心理素质优化所要求的内容。现代护理工作对护士的心理素质提出了更高的要求，如何培养这些优良的心理素质是护理心理学的重要研究内容。

Note:

三、护理心理学的学科性质

护理心理学涉及了许多学科的知识和技术,是交叉学科;但如果从基础和应用的角度来看,护理心理学既是护理学的基础学科,也是临床护理的应用学科。

(一)交叉学科

护理心理学与许多学科如护理学、基础医学、临床医学、预防医学等学科都有着密切的联系和交叉。病人的心理护理涉及临床医学中各类疾病诊疗及护理知识;护士对病人的心理健康教育需运用预防医学、康复医学等学科的知识;心理护理方法大多来自医学心理学中的心理干预方法。所以学习护理心理学,就要加强对基础医学、临床医学、预防医学、护理学及医学心理学等学科知识的融会贯通,将护理心理学与上述学科密切结合起来,进行协同研究,不断从上述学科领域吸取营养,这样才能使护理心理学这一交叉学科得到快速发展。

(二)基础学科

护理心理学从生物学、心理学、社会学的不同视角探究健康与疾病的发生、发展、转归及预后,加深了人们对健康和疾病规律的认识。因此,护理心理学属于护理学专业学生的基础理论课程。

目前在国内医学院校中,护理心理学课程都是以基础课的方式为护理学专业学生开设的。学习和掌握护理心理学知识使护理专业学生和护士能更加系统全面地认识健康和疾病,在临床护理中真正做到以病人为中心,自觉地遵循心理行为规律,更好地为病人服务,使病人早日恢复心身健康。

(三)应用学科

护理心理学是临床护理工作中非常重要的应用性学科。护理心理学将心理学与护理学进行有机结合,将心理学相关的知识体系,包括理论和技术方法,与护理实践紧密结合,应用到临床护理工作的各个领域。护理工作者需要掌握护理心理学的理论知识和实践技能,才能更快提升整体护理水平。

四、护理心理学的相关学科

与护理心理学关系密切的学科有普通心理学、医学心理学、社会心理学和行为医学,相关的学科还有生理学、生物学、精神病学、认知神经科学、美学、伦理学等。

(一)普通心理学

普通心理学(general psychology)研究的是心理现象发生、发展和活动的一般规律,如感知觉、记忆、思维的一般规律,人的需要、动机、信念等心理特性的规律。普通心理学研究心理与客观现实的关系、心理与脑的关系和各种心理现象之间的相互联系,还包括它们在心理结构中的地位与作用,以及心理现象研究的方法。普通心理学是心理学的基础学科,它还涵盖了心理学各分支学科的研究成果,同时又为各分支学科提供理论基础。因此,学习护理心理学必须从普通心理学入手。在这个意义上,普通心理学又是护理心理学的入门学科,国内护理心理学教材中,多数都包括普通心理学内容,目的在于帮助学生理解和掌握心理现象和一般规律,为学习其他内容奠定基础。

(二)医学心理学

医学心理学(medical psychology)是将心理学的理论和技术应用于医学领域,研究心理因素在人类健康与疾病及其相互转化过程中的作用和规律的学科。医学心理学既要研究医学领域中的心理、行为与健康和疾病(包括心身)的关系问题,也要研究心理学的知识和技术如何应用于医学中以增进健康和治疗疾病的问题,它具有交叉学科和边缘学科的特点。

护理心理学与医学心理学关系密切,护理心理学更侧重于围绕病人这一群体的心理问题的研究,充分发挥护士同病人密切接触的专业优势,探索如何根据病人心理活动的一般规律和人格特征,制订出一系列临床医学适用的、可操作的、规范化的护理心理模式,两者密不可分。

(三)社会心理学

社会心理学(social psychology)是研究社会心理与社会行为的产生、发展与变化规律的科学。它不仅研究社会中的心理现象，如社会情绪、阶级和种族心理、宗教心理、社会交往与人际关系等，还研究组织的社会心理现象，如组织内的人际关系、心理相容、团体氛围、领导与被领导、团体的团结与价值定向等。社会心理学的核心理论是人际关系，人际关系理论和沟通技能对护理心理学有很大的影响，如社会因素对病人心理的影响、护患关系的调适等问题，都需要应用社会心理学的理论加以解决。

（四）行为医学

行为医学（behavioral medicine）是将行为科学与医学结合的科学，同时将行为科学的知识与技术用于预防、诊断、治疗、疾病护理及康复的科学。通过行为医学的学习，护士可以理解病人的各种行为、心理活动及其和健康与疾病的关系；理解病人的各种行为及其发生机制和心理病理过程，用社会学理论、认知理论、人本主义理论来解释各种正常和异常行为的发生并进行治疗和护理。此外，懂得护患关系的重要性，懂得人际交往技术和交谈技巧，才能将医学知识和人性结合，缩短护患间的心理距离。

（五）认知神经科学

认知神经科学（cognitive neuroscience）研究的是认知活动的神经活动机制，即研究大脑如何调用其各层次上的组件，包括分子、细胞、脑组织区和全脑去实现各种认知活动的科学。在护理心理学的研究中，关于病人认知功能障碍的研究、病人情绪发生机制的研究也较多地采用了认知神经科学技术，如近年来通过脑事件相关电位、功能性磁共振成像、脑磁图和高分辨脑成像等生理学方法，为病人的认知功能研究提供了许多新的数据；通过分子神经生物学和细胞神经科学，为研究病人脑认知障碍提供了脑内机制的许多科学数据，包括学习障碍和某些基因序列的关系。护理心理学还进行了情绪与行为及其认知关系的研究，对情绪与认知的相互作用及其神经机制进行了深入探究，开展了病人行为问题与情绪问题监测的研究。

（六）伦理学

伦理学（ethics）是一门研究道德的科学，即研究道德起源、本质及其发展规律的科学。随着现代社会的发展，人与人、人与社会、人与自然之间的关系将更为广泛和复杂，道德问题显得更为突出，伦理学研究的内容将更加广泛、深入，不仅涉及伦理学的基本原理方面的内容，也涉及职业道德和道德教育。护理人员需遵循伦理学的基本要求，具有高尚的道德情操，热爱护理事业，做好本职工作，坚持依靠医德信念，积极主动，严格遵守规章制度，准确无误，一丝不苟，尽职尽责，不做任何有损病人的事情，特别是要具有"慎独"精神，以保持护理人员的高尚美德。

第二节 护理心理学的研究方法

护理研究是通过系统的科学研究解释护理现象的本质，探索护理活动的规律，产生新的护理思想和护理知识，解决护理实践、护理教育、护理管理中的问题，为护理决策提供可靠的、有价值的证据，以提升护理学科水平的系统过程。护理研究的最终目的是形成、提炼或扩展护理领域的知识，从而提高护理实践的科学性、系统性和有效性。

护理研究方法的选择和应用，对学科的发展和完善非常重要。加强护理心理学的方法学建设，有利于护理心理学科研水平和成果质量的提高。护理心理学作为一门新兴的交叉学科，目前它还没有自身的方法学体系，基本与心理学、社会学、生物学和医学等学科的研究方法具有相似性。尽管护理领域中人们的心理行为研究比较复杂，但是研究程序与上述学科基本相同：第一，提出研究问题；第二，探究与问题相关的理论和模式；第三，建立假设；第四，选择合适的研究方法；第五，通过观察、测试和实验，进行论证；第六，验证假设，得出结论；第七，总结与反馈。

一、护理心理学研究的基本原则

护理心理学的研究与其相关学科的研究具有相似性，又有其自身的特点。它遵循心理学研究的特点，又有医学研究的特征。在护理心理学研究中，应该主要遵守以下原则：

（一）客观性原则

护理心理学是理论与实践相结合的学科，所以进行护理心理学研究，要深入到护理实际工作之中，要在护理实践中获得相关研究素材，在实践中对研究要素进行观察、思考、总结，认真解决临床护理中存在的实际问题。在开展研究中，要坚持客观化标准，将理论与实际密切结合，坚持实事求是的科学态度，确保研究工作的真实性、科学性。

（二）辩证发展的原则

科学研究的事实证明，只有辩证唯物主义和历史唯物主义的基本原理，才是指导科学研究唯一正确的方法论。护理心理学的研究要遵循这一指导思想和原则，用辩证发展的眼光看待事物，不能割裂事物之间的联系，避免主观唯心主义的影响。

（三）伦理学原则

护理心理学的研究对象是人，而人的生命具有不可逆性，所以护理心理学的研究过程必须坚持知情同意的伦理学原则，并且严格限制有损于研究对象的任何研究手段，如欺骗、损害、伤害或侵犯，同时有责任对研究对象的资料实行严格的保密原则，这是研究者必须恪守的职业道德。

二、护理心理学的研究方法

护理心理学作为心理学的一个分支，研究方法主要有观察法、实验法、调查法、心理测验法和个案法。

（一）观察法

观察法（observational method）是通过对研究对象的科学观察与分析，研究各种环境因素影响人的心理行为的规律。这种方法是通过对研究对象的动作、表情、言语等外显行为的观察，来了解人的心理活动。

在一些研究工作中，即使采取其他研究方法，观察法也是不可缺少的；另外通过各种方法搜集来的资料也常常需要用观察法加以核实。观察法在心理评估和心理干预中被广泛应用。

自然观察法是在自然情境中对个体行为进行直接或间接的观察记录和分析，从而解释某种行为变化的规律，如观察身体的姿势、动作、表情等。自然观察到的内容虽然比较真实，但由于影响个体活动的因素过多，因而难以对自然观察的结果进行系统推论。

控制观察法又称为实验观察法，指在预先设置的观察情境和条件下进行观察的方法，其结果有一定的规律性和必然性。在进行有关儿童行为、社会活动或动物行为的观察时多采用此观察法。

临床观察法在护理心理学研究中非常重要，它可以探讨行为变化时个体心理现象的病理生理机制和深入研究病人的超限内心冲突与心理创伤所造成的心理障碍、心身疾病及精神疾病。

（二）实验法

实验法（experimental method）是经过设计，在高度控制的条件下，通过操作某些因素，来研究变量之间相关或因果关系的方法。

实验法是定量研究的一种特定类型，应满足以下条件：①要建立变量之间的相关或因果关系的假设；②自变量要很好地被"孤立"；③自变量必须是可以改变和容易操纵的；④实验程序和操作必须能够重复进行；⑤必须具有高度的控制条件和能力；⑥实验组和对照组必须能很好地匹配。

电子计算机、神经科学、生物工程学、分子生物学等许多学科领域的飞速发展，为护理心理学的实验研究提供了很多前沿研究的先进手段，极大地促进了心理实验技术的发展。

神经科学的发展为护理心理学提供了众多的研究技术和手段。近年来护理心理学开始引入脑研究中有关形态学和功能学的方法和技术，有力地提高了本学科的研究水平。

心理生理学和神经生物学的发展，也为护理心理学研究健康和疾病的心身关系及心理行为现象的脑内神经活性物质变化，提供了大量的先进方法，如心理应激的内分泌学研究方法，免疫组织化学法及神经递质、激素的测定方法等。

随着分子生物学理论和技术的进步，护理心理学的研究课题开始涉及分子神经生物学内容，如心理应激的中枢定位、应激所致糖皮质激素引起海马受损的分子机制。所采用的技术常涉及常规或特殊的分子生物学方法，如人工诱变基因、基因剔除、基因敲入、抑制基因表达技术。基因芯片和蛋白质芯片技术也将逐渐应用到护理心理学研究领域。

（三）调查法

调查法（survey method）是通过访谈或问卷等形式，系统地、直接地从某一群体的样本中收集资料，并通过对资料的统计分析来认识心理行为现象及其规律的方法。调查法需要从某一总体中抽取一定规模的随机样本，这种随机抽取的、有相当规模的样本特征是其他研究方式所不具有的；调查法的资料收集通过特定的问卷或调查表方式，或经过程序化的访谈方式获取，也包括心理生理指标的测量记录。

调查研究的资料收集方法有以下两种类型：

1. 问卷法（questionnaire method） 是研究者将事先设计好的调查表或问卷发放给研究对象，由其自行阅读操作要求并填写问卷，然后再由研究者回收并对其内容进行整理和分析的方法。问卷调查的质量与研究对象对问卷的内容、目的等的了解以及其合作程度有关。问卷调查法具有节省时间、信息量大、匿名性好、避免人为因素影响的优点。但是问卷的回收率有时难以保证，被研究对象的文化水平、对问题的理解程度常常影响问卷法的适用范围。采用集中指导式填写可避免上述缺点。

2. 访谈法（interview method） 首先选择和培训调查员，由他们按照调查的设计要求与研究对象进行晤谈或访问，并按同一标准记录访问时研究对象的各种回答内容。访谈法是一种以口语为中介、晤谈双方面对面交往和互动的过程，受研究者和研究对象之间关系的影响。此调查法的回答率较高、质量较好，适用范围广，但这种方法容易出现访问偏差。

（四）心理测验

心理测验（psychological test）是根据心理学原理，使用标准化的操作程序对人的认知、行为、情感的心理活动予以量化。心理测验是心理测量的工具，心理测量在心理咨询中能帮助当事人了解自己的情绪、行为模式和人格特点。虽然人的心理特性不能被直接观察到，且存在个别差异，但任何一种心理特性总会以一定的行为表现出来。心理测验就是让人们在测验时产生某些行为，即个体对测验题目的反应，并根据这些行为反应来推断其相应的心理特性。有了心理测验的结果作为参照，研究过程在一定控制下可以进行比较，心理咨询或治疗即有据可依。

（五）个案法

个案法是只对一个受试者实施的研究方法，可以同时使用观察、访谈、测验和实验等研究手段。一般由有经验的研究者实施，依据受试者的历史记录、晤谈资料、测验或实验所得到的观察结果，构成系统的个人传记。这种深入的、发展的描述性研究，适用于护理心理学心理问题的干预、心身疾病研究分析等，个案法也可用于某些研究的早期探索阶段，详细的个案研究资料可为进一步开展大规模研究提供依据。个案法对于某些特殊案例进行深入、详尽、全面的研究，揭示某些有实质意义的心理发展及行为改变问题有重要的意义。例如，对狼孩、猪孩的个案研究。

第三节 护理心理学的发展趋势

一、国外护理心理学发展概况

（一）心理学融入护理实践，强调心身统一

自 20 世纪 50—60 年代，美国学者提出护理程序的概念之后，护理学获得了革命性的发展。1977年恩格尔（G. L. Engel）提出的生物 - 心理 - 社会医学模式进一步强化了以病人为中心的全新护理观

Note:

念。新型医学模式使护理工作的内容由单纯的疾病护理转变为以病人为中心或以健康为中心的整体护理，临床心理护理通过良好的护患关系及交流沟通，使个性化护理、程序化护理、文化护理或宗教护理等形式得以实现。以病人为中心的整体护理思想带来了护理领域的变化，护理工作的主动性增加，从被动的疾病护理转变成为病人实施生理、心理、社会及文化的整体护理；护理工作除了执行医嘱和各项护理技术操作之外，更侧重对人的研究，心理、社会和文化因素对病人疾病转归和健康的影响已经被认识，从而帮助病人在最大程度上达到了新的生理 - 心理平衡与适应；护士不仅仅是病人的照顾者，更多的是病人的教育者、咨询者和健康的管理者；病人有机会参与到对其治疗和护理方案的决策之中。总之，国外护理心理学主张：把疾病与病人视为一个整体；将"生物学的病人"与"社会心理学的病人"视为一个整体；把病人与社会及其生存的整个外环境视为一个整体；把病人从入院到出院视为一个连续的整体。

（二）心理学教育成为培养护理人才的核心内容

无论是临床护理工作还是社区卫生保健，无论是健康教育还是健康普及，护士在工作中都离不开心理学知识和心理学实践技能，只有掌握心理学理论和技能才能为病人提供心理疏导及心理保健等服务，因此，近年来心理学教育已成为培养护理人才的核心内容之一。

根据护理人才的培养目标，各国相应对护理专业教育的课程设置及人才的知识结构进行了大幅度调整，如在课程设置中有目的地增加心理学课程的比重，强调护患关系及治疗性沟通对病人心身康复的重要性及护理人员沟通技能的训练。美国目前四年制护理本科教育，平均每年有近 100 学时的心理学课程；英国三年制护理教育加强了心理学、交谈与安慰艺术等课程的教学；法国护理专业课程加入了心理学、社会医学、行为学等知识；澳大利亚悉尼大学护理学院的本科教育也增加了行为科学和人际沟通；日本护理专业的学生入学后，也要学习许多包括心理学在内的人文社会科学课程；新加坡的护理专业也有心理学、行为学等课程，使护理人才的知识体系更贴近整体护理模式的需求。

（三）应用心理疗法开展临床心理护理

将心理疗法应用于临床心理护理实践，成为国外护理心理学研究的一个重要特点。应用于临床心理护理的疗法有认知行为疗法、森田疗法、音乐疗法、放松训练等。在应用过程中，突出强调实用和效果，强调无损病人心身的原则，许多研究采用心理评定量表评估实际效果。

（四）开展定量和质性研究

运用定量研究揭示护理人员、病人及家属的心理特点及变化规律，了解心理干预策略和心理护理的效果，在国外护理心理学研究中非常流行。而近年来质性研究也不断应用于护理心理学研究中，以参与观察、无结构访谈或结构访谈的研究方法来收集病人资料。这些研究的开展提高了护理心理学的科学性和实践价值，对科学发展起到了极大的推动作用，如对老年病人、慢性病病人等心理问题的研究，取得了显著效果。

二、我国护理心理学发展概况

1981 年我国学者刘素珍提出"应当建立和研究护理心理学"，至此我国护理心理学的研究逐步深入，其科学性以及在临床护理工作中的重要性引起学术界及卫生管理部门的高度重视，人们广泛接受这一理念。在过去的二十多年时间里，护理心理学取得了令人欣喜的成绩。1991 年人民卫生出版社出版的高等医学院校教材《护理心理学》，将护理心理学归为医学心理学的一个分支学科。1995 年11 月，中国心理卫生协会护理心理学专业委员会在北京正式成立，护理心理学领域有了国内最高层次的学术机构。1996 年，经有关专家学者讨论将护理心理学教材正式命名为《护理心理学》，并被列为"九五"国家重点教材，由此护理心理学在我国成为一门独立的学科，学科建设步入了新的历史发展时期。

（一）学科建设日趋成熟和完善

护理心理学作为一门具有心理学本质属性、应用于临床护理实践领域中的新兴独立学科，随着人类健康观的发展与完善，在进一步确定学科性质、学科发展目标、构建学科理论体系及实践模式中逐渐走向成熟。

首先，护理心理学人才队伍已经形成。随着护理心理学知识的普及及临床心理护理实践的开展，护理心理学人才队伍得到建设，他们既具有丰富的临床经验，同时又是有护理心理学造诣的护理专家，还有许多是热爱心理护理工作的护理骨干，并且培养了一批护理心理学学科带头人。同时由于重视护理人员自身心理素质训练，优秀的护理人才不断产生。其次，护理心理学的最高学术机构得到确定，全国护理心理学专业委员会成为国内最高层次的学术机构。最后，专业基础教育的实施日益完善。《护理心理学》作为护理教育的必修课，始于 20 世纪 80 年代初我国恢复高等护理教育后，不久就从浅显的知识性讲座过渡到了系统传授专业化理论的必修课。目前，护理心理学教学工作日益广泛深入，本科教学上，教学法活动丰富新颖；在研究生培养上，已经招收了护理心理学研究方向的硕士研究生和博士研究生，为培养专业性心理护理人才和具有较高心理素质的心理护理专家奠定了基础。

（二）心理护理科研活动深入开展

目前广大护理工作者积极开展心理护理的应用研究，随着心理护理方法研究的不断深入，对病人心理活动共性规律和人格特征探索的科学研究，取代了既往千篇一律的经验总结；临床心理护理的个案研究、系统性的病人心理研究及前瞻性研究逐渐增多，标准化心理测验的量化研究正在逐渐取代陈旧的研究方法，这些对心理诊断、心理护理程序、心理评估体系、护理人员人才选拔及培养都起到了积极推动作用。研究论文在数量上逐年递增，论文大量发表在《中华护理杂志》《护理学报》《护理实践与研究》和《护理管理杂志》等刊物上。这些都极大地促进了护理心理学的发展，推动了护理心理学的学术研究和交流。

（三）临床心理护理方法得到应用

随着护理心理学地位和作用的日益突出，广大临床护理人员开展心理护理研究的热情不断提升，许多护理工作者探究针对性的心理护理方法，在临床心理护理中不断强调根据病人的人格心理特征，实施个性化护理，开展因人而异、因病而异的心理护理方法，提高了心理护理的质量和效果，有效地推动了我国心理护理事业的发展。今后临床心理护理仍然是护理心理学研究的重点内容，要掌握个体化原则，针对每个病人不同情境下的心理状态和特点施以相应的护理；要运用护理程序指导心理护理实践，逐步创建和完善科学的心理护理方法，加强临床心理护理的可操作性研究。

我们相信，随着社会的发展、人类的进步，以及人类健康观的发展，护理心理学在构建独特理论体系、明确学科发展目标的过程中，会逐渐走向成熟。

第四节　护理心理学相关的主要心理学理论

心理学史上曾经提出过很多理论流派，这些理论对心理研究的客观推动作用都是巨大的。每个流派都有自己独立的理论体系，下面介绍几个护理心理学中应用较为广泛的理论流派。

一、精神分析理论

精神分析理论（psychoanalysis），又称心理动力理论，19 世纪末由奥地利精神科医生弗洛伊德（Sigmund Freud，1856—1939）创立（图 1-1）。精神分析理论是现代心理学的奠基石，它的影响不仅局限于临床心理学领域，而且对于整个心理科学乃至西方人文科学的各个领域均有深远的影响。精神分析理论的主要内容包括潜意识理论、人格结构理论、性本能和性心理发展理论、释梦和心理防御机制理论。

（一）潜意识理论

弗洛伊德提出的潜意识理论是精神分析理论的基石，他把人的精神活动分为潜意识、前意识和意识三个意识层次。

1. 潜意识（unconsciousness） 潜意识又称无意识，是指个体无法直接感知到的那一部分心理活动，主要包括不被外部现实、道德理智所接受的各种本能冲动、需求和欲望。这些不愿被接受的心理活动如若保存在意识中，个体很难承受，于是通过压抑（repression）过程被排挤到潜意识中。潜意识虽然不被意识所知觉，但是，它是整个心理活动中最具动力性的部分，它是人类心理活动的原动力所在。正常人的大部分心理活动是在潜意识中进行的，大部分日常行为是受潜意识驱动的。弗洛伊德认为，如果把人的心理比作一座冰山，那么意识只是冰山露出海面的一小部分，大部分心理活动或过程则是潜意识的。

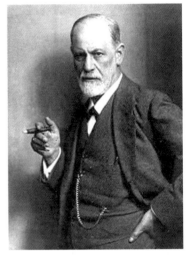

图 1-1　弗洛伊德（1856—1939）

2. 前意识（preconsciousness） 前意识是介于意识与潜意识之间，主要包括目前未被注意到或不在意识之中，但通过自己集中注意或经过他人的提醒又能被带到意识区域的心理活动和过程。前意识的作用就是保持对欲望的需求和控制，使其尽可能按照外界现实要求和个人道德来调节，是意识和潜意识之间的缓冲。

3. 意识（consciousness） 意识是人能知觉到的部分，与语言（即符号系统）有关，是心理活动中与现实联系的那部分，能被自我意识所知觉。意识是人们当前能够注意到的心理活动，如感知觉、情绪、意志、思维等。意识活动是遵循现实原则来行事的，只有合乎社会规范和道德标准的各种观念才能进入意识，意识保持个体对环境和自我状态的感知，对人的适应有重要的作用。

弗洛伊德认为，被压抑到潜意识中的各种欲望或观念，如果不能被允许进入到意识中，就会以各种变相的方式出现，表现为心理、行为或躯体的各种病态。

（二）人格结构理论

弗洛伊德认为人格结构由本我、自我和超我三部分构成。

1. 本我（id） 本我是与生俱来的动物式的活动，相当于潜意识内容，不被个体所觉察，是一切心理能量之源。本我是人格中最原始的部分，包含生存所需的基本欲望、冲动和生命力。它不理会社会道德和外在的行为规范，唯一的要求是获得快乐，避免痛苦。本我具有要求即刻被满足的倾向，遵循快乐原则（pleasure principle），不看条件、不问时机、不计后果地寻求本能欲望的即时满足和紧张的立即释放。

2. 自我（ego） 自我是现实化的本能，是个体出生后在现实环境中由本我分化、发展而产生的，代表着理性和审慎。大部分存在于意识中，小部分是无意识的。自我是人格结构中最为重要的部分，自我的发育及功能决定着个体心理健康的水平。一方面，自我的动力来自本我，是本我的各种本能、冲动和欲望得以实现的承担者；另一方面，自我又在超我的要求下，要顺应外在的现实环境，采取社会所允许的方式指导行为，保护个体安全。自我遵循现实原则（reality principle），配合现实和超我的要求，延迟转移或缓慢释放本我的能量，对本我的欲望给予适当的满足，调节和控制本我的活动。

3. 超我（superego） 超我是道德化了的自我，它是在长期社会生活过程中，将社会规范、道德观念等内化的结果，类似于良心、良知、理性等，大部分属于意识层面，是人格中最具理性的部分。超我的特点是能按照社会法律、规范、伦理、习俗来辨明是非，分清善恶，因而能对个人的动机行为进行监督管制，使人格达到社会要求的完善程度，超我按至善原则（principle of ideal）行事。

弗洛伊德认为，人格是在企图满足无意识的本能欲望和努力争取符合社会道德标准两者长期冲突的相互作用中发展和形成的。即"自我"在"本我"和"超我"中间起协调作用，使两者保持平衡。如果"自我"无法调节两者之间的矛盾冲突时，就会产生各种精神障碍和病态行为。

（三）性本能和性心理发展理论

弗洛伊德认为人的精神活动能量来源于本能，本能是推动个体行为的内在动力。人类最基本的本能有两类：一类是生本能，另一类是死亡本能或攻击本能。生本能包括性欲本能与个体生存本能，其目的是保持种族繁衍与个体生存。弗洛伊德是泛性论者，在他的眼里，性欲有着广义的含义，是指人们一切追求快乐的欲望；性本能是一切心理活动的内在动力，弗洛伊德将这种动力称作力比多（libido）。当这种能量积聚到一定程度就会造成机体紧张，机体就要寻求途径释放能量。正常情况下力比多可以在不同时期以不同的性活动方式发泄，但在失常时会走非正常途径，附着在表面看来与性无关的其他活动上。弗洛伊德将人一生的性心理发展划分为以下五个阶段：

1. 口腔期（oral stage, 0~1岁）　这一时期原始欲力的满足是通过口腔部位的咀嚼、吸吮或吞咽等活动来获得，婴儿的快乐也多来自口腔的活动。如果这一时期口腔的活动受到限制，就会给将来的生活带来不良影响。成年人中有些人被称为"口腔性格"，可能就是口唇期发展不顺利导致的，他们在行为上主要表现为贪吃、酗酒、吸烟、咬指甲等，甚至有些性格的表现，如自卑、依赖等也被认为是口腔性格的特征。

2. 肛门期（anal stage, 1~3岁）　这一时期原始欲力主要靠排泄和控制大小便时所产生的刺激快感获得满足。但这一时期也正是成人对婴儿进行大小便训练的时期，要求婴儿在找到适当的场所之前必须忍住排泄的欲望，这与婴儿的本能产生了冲突。弗洛伊德认为母亲在训练婴儿大小便时的情绪气氛对其未来人格发展影响重大。过分严格的训练可能会形成顽固、吝啬、冷酷的"肛门"性格；而过于宽松又可能形成浪费的习性。

3. 生殖器期（phallic stage, 3~6岁）　这一时期原始欲力的满足主要集中于性器官的部位，此时，儿童喜欢触摸自己的性器官，这不是心理上的性爱，没有成人的性意识和性交愿望，也没有成人的性生理反应。幼儿这个时期已经可以辨别男女性别，并且以父母中的异性作为自己的"性爱"对象。于是男孩以自己父亲为竞争对手而恋爱自己的母亲，这种现象被称为恋母情结（Oedipus complex）。同理，女孩以自己的母亲为竞争对手而恋爱自己的父亲的现象则被称为恋父情结（Electra complex）。男孩的欲望指向母亲时总是无意识地与父亲争夺爱，敌视父亲、害怕父亲；女孩也会因对父亲爱恋从而对母亲产生同样的敌视。在正常发展的情况下，恋母情结或恋父情结会通过儿童对同性父母的认同，吸取他们的行为、态度和特质进而发展出相应的性别角色而获得解决。这一时期超我开始发展，是人生发展的重要阶段。

4. 潜伏期（latency stage, 7岁至青春期）　在这个阶段，儿童的兴趣开始转向外部环境，渴求掌握适应环境所需的技能，不再通过躯体某一部位获得快感，这一阶段的儿童性心理比较平静，注意主要集中在对同伴、朋友和对外界事物的认识上，自由地将能量消耗在被社会所接受的具体活动当中去，如运动、游戏和智力活动。

5. 生殖期（genital stage，又称青春期）　一般女孩于11岁开始，男孩于13岁开始，生殖系统逐渐成熟，生理与心理上所显示的特征使两性差异开始变得显著。在这个时期以后，性的需要转向相似年龄的异性，并且有了两性生活的愿望，有了婚姻家庭的意识。至此，性心理的发展已趋于成熟。这一时期的心理能量主要投注在形成友谊、生涯准备、示爱及结婚等活动中，以完成生儿育女的终极目标，使成熟的性本能得到满足。

（四）释梦和心理防御机制理论

弗洛伊德认为没有一件事是偶然的，梦不是偶然形成的联想，而是欲望的满足。在睡眠时，超我的检查松懈，潜意识中的欲望绕过前意识的抵抗，并以伪装的方式，乘机闯入意识而成梦，可见梦是对清醒时被压抑到潜意识中的欲望的一种委婉表达。梦是通向潜意识的一条秘密通道，通过对梦的分析可以窥见人的内部心理，探究其潜意识中的欲望和冲突，通过释梦可以治疗神经症。

心理防御机制是自我的一种防卫功能。很多时候，当超我与本我之间、本我与现实之间出现矛盾和冲突时，人就会感到痛苦和焦虑。这时自我可以在不知不觉之中，以某种方式调整一下冲突双方的

Note:

关系,使超我的检查可以接受,同时本我的欲望又可以得到某种形式的满足,从而缓和焦虑、消除痛苦。这就是自我的心理防御机制,它包括压抑、否认、投射、退化、隔离、抵消、转化、合理化、补偿、升华、幽默、反向形成等各种形式。人类在正常和病态情况下都在自觉不自觉地运用心理防御机制,运用得当可减轻痛苦,帮助渡过心理难关,防止精神崩溃,运用过度就会表现出焦虑、抑郁等病态心理症状。

精神分析理论是最早的系统地解释人类心理及行为的心理学理论,它既可以解释正常的心理活动,又可以解释异常的心理现象,对理解人类的精神现象及规律有重要的贡献。精神分析理论与心理咨询与治疗有着密切的关系,它既是心理咨询的一个重要理论,又给心理咨询与治疗提供了具体的指导和实施的方法,学习和研究精神分析有重要的理论价值和实践意义,心理护理过程中必然有心理咨询和治疗相关的内容。

二、行为主义理论

行为主义理论(behaviorism theory)是 20 世纪 20 年代由美国心理学家华生(J.B.Watson,1878—1958)在苏联生理学家巴甫洛夫(I.P.Pavlov,1849—1936)经典条件反射理论的基础上创立的。美国心理学家斯金纳(B.F.Skinner,1904—1990)等人进一步完善了行为主义理论。

行为主义认为人的行为都可通过学习过程而形成,学习是支配行为和影响心身健康的重要因素。通过对行为学习各环节的干预,可以矫正问题行为,进而治疗和预防疾病。

与护理心理学相关的行为主义理论主要有经典条件反射理论、操作条件反射理论、社会观察学习理论及内脏操作条件反射。

(一)经典条件反射理论

20 世纪初,巴甫洛夫在研究消化的生理过程中通过实验发现条件反射现象,他创立了经典的条件反射理论。

1. 经典条件反射实验　巴甫洛夫用食物刺激狗的口腔产生唾液分泌反射。食物作为非条件刺激(unconditioned stimulus,UCS)所引起唾液分泌的反射过程称为非条件反射(unconditioned reflex,UR)。当非条件刺激(食物)与唾液分泌无关的中性刺激(如铃声)总是同时出现,经过一定时间结合以后,铃声成为食物的信号,转化为条件刺激(conditioned stimulus,CS)。此时,铃声引起唾液分泌的反射过程称为条件反射(conditioned reflex,CR)。

所以,经典条件反射就是指某一中性环境刺激(铃声、气味、语言等)通过反复与无条件刺激相结合的强化过程,最终成为条件反射,从而引起原本只有无条件刺激才能引起的行为反应。

条件反射是在非条件反射的基础上经过学习而获得的习得性行为,是大脑皮质建立的暂时神经联系。这种条件反射过程不受个体随意操作和控制,属于反应性的行为。

2. 经典条件反射的重要现象

(1)强化(reinforcement):是指中性刺激与非条件刺激(UCS)反复结合的过程。两者结合的次数越多,条件反射的形成就越巩固。一切来自体内外的有效中性刺激都可以成为条件刺激(CS),形成条件反射。例如,经常上医院打针的儿童就容易对注射器或药物产生条件反射性的恐惧反应。

(2)泛化(generalization):是反复强化的结果,指不仅条件刺激(CS)本身能够引起条件反射,而且某些与之相近似的刺激也可引起条件反射的效果,其主要机制是大脑皮质内兴奋过程的扩散。例如,长期打针的儿童,不仅看到注射器会产生条件反射性恐惧,而且看到穿白大衣的人也会出现害怕反应。

(二)操作条件反射理论

操作条件反射理论是桑代克(E.L.Thorndike)和斯金纳(B.F.Skinner)等行为心理学家通过实验建立起来的。

1. 操作条件反射实验　斯金纳用自制的"斯金纳箱"解释操作性条件反射的建立过程。在实验箱内装一个特殊装置,按压一次杠杆就会出现一些食物,然后在箱内放一只处于饥饿状态的老鼠,老

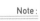

鼠在箱内乱窜时，偶尔按压杠杆获得了食物。经过强化，老鼠按压杠杆的次数逐步增加，逐渐"学会"了通过按压杠杆来获取食物，即操作性条件反射形成。按压杠杆是老鼠偶然的自发行为，行为后得到食物，食物又作为奖赏该行为的"强化物"强化了这一行为，斯金纳称之为强化训练。在实验中，行为反应后的结果可以是愉快的，也可以是痛苦的（如将食物换成电击）。刺激可以从无到有逐渐增强，也可以从有到无逐渐减弱。

2. 操作条件反射的类型 根据操作条件反射中个体行为之后的刺激性质以及行为变化规律的不同，将操作条件反射分为以下几种情况：

（1）正强化（positive reinforcement）：指个体行为的结果导致了积极刺激增加，从而使该行为增强。如用食物奖励，老鼠按压杠杆的行为增加。

（2）负强化（negative reinforcement）：指个体行为的结果导致了消极刺激减少，从而使该行为增强。如若将食物换成电击，老鼠避开按压杠杆的行为增加。

（3）消退（extinction）：指行为的结果导致了积极刺激减少，从而使行为反应减弱。例如，学生做了好事，受到老师表扬和同学的关注（积极刺激），会使这种行为得到加强；但如果大家熟视无睹，就可能会使积极刺激水平下降，导致这种行为逐渐减少。

（4）惩罚（punishment）：指行为的结果导致了消极刺激增加，从而使行为反应减弱。例如，个体出现酗酒行为时，立即给予电击等痛苦的刺激，可使酗酒等不良行为逐渐减少。

与经典条件反射的刺激与反应之间的关系不同，操作条件反射重视行为反应结果对行为本身的影响。这一理论显示，任何与个人的需要相联系的环境刺激，即各种理化的、生物的、心理的、社会的变化，只要反复出现在某一行为之后，都可能对某种行为产生影响；反过来，人类许多正常或异常的行为反应包括各种习惯或症状，也可以由操作性条件反射机制而形成或改变。这一理论在护理心理学中应用很广，例如用以解释个体不良行为如吸烟、依赖等行为的形成机制；用以指导各种行为治疗如刺激控制、系统脱敏疗法等。

（三）社会观察学习理论

社会观察学习理论（social learning theory）由美国心理学家班杜拉（A.Bandura）创立。班杜拉把依靠直接经验的学习（传统的学习理论）和依靠间接经验的学习（观察学习）综合起来说明人类的学习。观察学习是社会学习的一种最主要形式，人类的大量行为都是通过观察他人的所作所为以后进行模仿学习而学会的。通过对具体榜样（或示范者）行为活动的观察和模仿，可以使人学会一种新的行为类型。例如，某个儿童在幼儿园吃完饭后，主动把椅子摆放整齐，得到了老师的表扬，其他小朋友观察了他的表现，也学习他的样子，吃完饭后把椅子摆放好。

（四）内脏操作条件反射

1967年米勒（N.E.Miller）进行了内脏学习实验，证实了内脏反应也可以通过操作性学习加以改变，他的实验也称为内脏操作条件反射。

在内脏学习实验中，米勒用食物强化的方式，对动物的某一种内脏反应行为，例如，心率下降，进行奖励。经过这种选择性的定向训练之后，结果动物逐渐学会了"操作"这种内脏行为，使心率下降。采用实验方法，米勒还分别使动物学会了在一定程度内"操作"心率增加、血压升高或下降、肠道蠕动增强或减弱等反应。

虽然米勒的内脏学习实验还有待深入研究，但内脏操作条件反射理论对于护理心理学工作还是有一定意义的。根据这一理论，人类的各种内脏活动，似乎可以通过内脏学习过程获得有意识的控制。某些心身疾病症状的产生，如心跳加快、肠蠕动增加、哮喘等可能与个体的意识性条件操作有关；生物反馈、气功治病等的原理可能与内脏学习有关。

行为学习理论涉及范围很广，以各种学习理论为依据的行为治疗方法已成为目前国内外许多心理治疗者使用的重要方法。护理人员需学习一定的行为干预技术，如正强化法、松弛训练、示范法等，以提高科学化、程序化心理护理水平。

Note：

三、人本主义理论

人本主义理论（humanistic theory）于 20 世纪 50—60 年代兴起于美国，是美国心理学主要理论流派之一，创始人是美国心理学家马斯洛（A.H.Maslow，1908—1970）（图 1-2）和罗杰斯（C.R.Rogers，1902—1987），并规定了四项工作原则：①心理学的首要研究对象是具有经验的人；②研究的重点是人类的选择性、创造性及自我实现；③研究个人与社会有意义的问题；④注重人的尊严和提高人的价值。人本主义认为，人是具有潜能和成长着的个体，关心人的价值和尊严，主张研究对人类进步及社会文明有积极作用的问题，被称为心理学中的第三思潮。

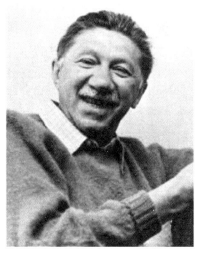

图 1-2 马斯洛（1908—1970）

（一）马斯洛的需要层次理论

马斯洛的需要层次理论认为需要是分层次的，由低到高依次是生理需要、安全需要、社交需要、尊重需要和自我实现需要；需要能够影响行为，但只有未满足的需要能够影响行为，满足了的需要不能成为激励工具；当人的某一级需要得到最低限度满足后，才会追求高一级的需要，如此逐级上升，成为推动继续努力的内在动力。

（二）罗杰斯的自我理论

罗杰斯认为，刚出生的婴儿并没有自我的概念，随着与他人、环境的相互作用，开始慢慢地把"我"与"非我"区分开来。当最初的自我概念形成之后，人的自我实现开始激活，在自我实现这一动力的驱动下，儿童在环境中进行各种尝试活动并产生出大量经验。通过机体自动评估过程，有些经验会使他感到满足、愉快，有些则相反；满足、愉快的经验会使儿童寻求保持、再现，不满足、不愉快的经验会促使儿童回避。

罗杰斯的以人为中心的治疗目标是为来访者提供"无条件积极关注"的环境，将原本内化而成的自我部分去除，找回属于他自己的思想情感和行为模式。用罗杰斯的话说是"变回自己""从面具后面走出来"，只有这样的人才能充分发挥个人的潜力和功能。

人本主义理论既不赞成精神分析学派把人看成是本能的牺牲品，认为人的行为是非理性过程所决定的，道德与善行是非自然的悲观看法；同时，它也反对行为主义把人视为"巨大的白鼠"，排斥道德、伦理和价值观念的机器人心理学。人本主义理论的贡献在于重视人的需要和自我实现，强调人的本性是善的，本质是向上的，强调研究正常人的心理。人本主义心理疗法强调咨询关系的建立及重要性，相信人有充分的潜力并自我实现，用"来访者"代替"病人"，增强了对来访者的尊重。

四、认知理论

认知理论（cognitive theory）是 20 世纪 50 年代在美国兴起的一种心理学理论。它不是由一个心理学家所独创，而是由许多心理学家共同努力发展起来的理论，其中美国临床心理学家埃利斯（A.Ellis，1913—2007）和美国精神病学家贝克（A.T.Beck，1921—）的理论在心理治疗领域较具代表性。认知理论的出发点在于确认思想和信念是情绪状态和行为表现的原因，并把纠正和改变不良认知作为理论研究和实践工作的重点。

（一）埃利斯的 ABC 理论

埃利斯认为，在环境刺激或诱发刺激 A 和情绪后果 C 之间有信念或信念系统 B（图 1-3）。A 代表与情感有关系的诱发事件（activating events）；B 代表当事人对此产生的信念（beliefs），包括理性或非理性的信念；C 代表个人对诱发事件所产生的情绪与行为的反应（consequence）。通常认为，激发事件 A 直接引起反应 C，事实上并非如此，在 A 与 C 之间有 B 的中介作用。A 对于个体的意义是否引起 C 受 B 的影响，即受到人们的认知态度和信念的影响。人天生具有歪曲现实的倾向，所以造成问题的不是事件，而是人们对事件的判断和解释。但人也能够接受理性，改变自己的不合理思考和自我挫败行为。由于情绪来自思考，所以改变情绪或行为要从改变思考着手。ABC 理论后来又进一步发展，增加了 D 和 E 两个部分，D（disputing）指对非理性信念的干预和抵制；E（effect）指干预效果。以辩论为主要手段，运用 D 来影响 B，使认知偏差得到纠正，对异常行为的转归起着重要的作用，是对 ABC 理论的重要补充。埃利斯的合理情绪疗法就是促使病人认识自己不合理的信念以及这些信念的不良情绪后果，通过修正这些潜在的非理性信念，最终作出理性的选择。

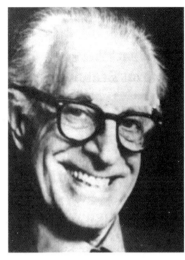

图 1-3　埃利斯（1913—2007）

（二）贝克的情绪障碍认知理论

贝克认为各种生活事件导致情绪和行为反应时要经过个体的认知中介（图 1-4）。情绪和行为不是由事件直接引起的，而是经由个体接受、评价、赋予事件以意义才产生的。贝克认为，情绪障碍者有独特的认知模式，并开辟了认知行为理论和相应的认知行为疗法。贝克的认知治疗接受了认知是情绪和行为反应的中介的观点，认为情绪和行为不是由事件直接引起的，而是与适应不良的认知有关。贝克提出了情绪障碍的认知模型，该模型包含两个层次，即浅层的负性自动想法和深层的功能失调性假设或图式。贝克还归纳了认知过程中常见的认知歪曲的五种形式，即任意推断、选择性概括、过度引申、夸大或缩小和"全或无"思维。贝克在情绪障碍认知模型的基础上，进一步发展出一套认知治疗技术，旨在改变病人的认知，获得了成功。

认知理论为有关人类情绪和行为问题的产生提供了理论解释，对于指导个体心理发展和保持心理健康具有积极意义。在此基础上形成的多种认知治疗以及结合行为治疗的认知行为治疗模式，更是现代心理干预最重要的方法之一。

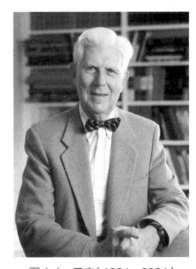

图 1-4　贝克（1921—2021）

五、积极心理学理论

20 世纪 60 年代，人本主义心理学和由此产生的人类潜能研究奠定了积极心理学发展的基础。20 世纪末西方心理学界兴起的一股新的研究思潮——积极心理学（positive psychology）的研究。这股思潮的创始人是美国当代著名的心理学家马丁·塞里格曼（Martin E.P. Seligman）、谢尔顿（Kennon M. Sheldon）和劳拉·金（Laura King），他们认为，积极心理学是致力于研究普通人的活力与美德的科学。积极心理学主张研究人类积极的品质，充分挖掘人固有的、潜在的、具有建设性的力量，促进个人和社会的发展，使人类走向幸福。积极心理学是利用心理学目前已比较完善和有效的实验方法，研究人类的力量和美德等积极方面的一个心理学思潮。

积极心理学主要研究内容集中在对积极情绪的研究、对积极人格特质的研究、对人性优点和价值的研究及对积极社会环境的研究。积极心理学一反以往的悲观人性观，转向重视人性的积极方面，目的是要帮助人们形成良好的心理品质和行为模式。

对心理疾患的预防，积极心理学认为主要来自于个体内部系统的塑造能力，而不是修正其缺陷。

Note：

人类自身存在着抵御精神疾患的力量,预防的大部分任务将是建造有关人类自身力量的一门科学,其使命是探究如何在个体身上培养出这些品质,通过挖掘困境中的个体的自身力量,就可以做到有效地预防。

目前,积极心理学的研究存在一些不足,且在中国的本土化研究尚存在困难。由于东西方社会文化价值的差异,东方集体主义与西方个人主义取向下对快乐、幸福等的理解不同,因此必须与我国的传统文化相结合。另外,由于积极心理学产生时间短,存在一些不足也是不可避免的,但是随其理论的发展与完善以及研究的进一步深入,这些不足是可以克服的。

知 识 链 接

积极情绪与记忆衰退呈负相关

随着年龄的增长,许多成年人会出现认知能力下降,其中以记忆力衰退现象尤为常见。研究使用大规模的美国中、老年人的全国样本,采用正负性情绪量表(Positive and Negative Affect Schedule, PANAS)、情绪平衡量表(Affect Balance Scale, ABS)对积极情绪进行测量,采用成人认知测验简版(Brief Test of Adult Cognition by Telephone, BTACT)评估客观的记忆表现,通过长达9年的纵向研究探究积极情绪与记忆之间的关联性。

结果发现,9年内个体的积极情绪与记忆衰退成负相关;个体的积极情绪中热情、骄傲、开朗等与记忆衰退成负相关,而专注、极度开心、感到满意等与记忆衰退负相关程度较弱;个体的消极情绪与记忆衰退相关不显著。研究证明,美国中、老年人在近10年内,个体的积极情绪与记忆衰退存在持续相关,积极情绪在健康老化中发挥一定作用。

知 识 链 接

进化心理学

进化心理学(evolutionary psychology)产生于20世纪80年代,主要代表人物有David M Buss、Jerome H Barkow、Ledaosmides 和 John Tooby 等人。它是综合了生物学、心理学和社会科学的研究思想的科学。进化心理学是现代心理学原则和进化生物学的结合,它试图用进化的观点对人的心理的起源和本质以及一些社会现象进行深入的探讨和研究。进化心理学认为,人类的心理(mind)就是一整套信息处理装置,这些装置是由自然选择而形成的,其目的是处理人类祖先在狩猎等生存过程中所遇到的适应问题。

进化心理学认为,过去是了解现在的钥匙。这里的"过去"不仅是指个体的成长史,更主要是指人类的种系进化史。当今人类的心理中,仍然带有漫长的历史所留下的痕迹。今天的每一个活着的人都是进化的产物,自然选择的作用在于通过重复遇到进化中反复出现的情境(长期存在的适应问题),从而对可供选择的心理设计进行检验,以决定哪些设计被选择并遗传给后代。

进化心理学主张要了解心理首先要弄清这些心理机制是用来解决哪些适应问题的。只有弄清了这些心理现象的功能,才能对它们的机制有清楚的了解。心理机制是解释人类社会行为极为重要的因素。进化心理学家反对环境决定论,环境的作用只在于作为背景因素来激活心理机制,从而使有机体表现出行为。所有的外显行为都是背景输入和心理机制相互作用的结果。另外,进化心理学认为人的心理具有模块性(modularity),心理包含许多领域特殊性的模块,一个模块只处理与其特定的功能相适应的内容特殊化的信息,每种心理模块都有特定的功能。

Note:

(杨艳杰)

本 章 小 结

　　本章主要介绍护理心理学的概念、研究对象与任务、发展概况，以及护理心理学的研究方法、相关的心理学理论等方面的内容。护理心理学是心理学和护理学相结合的学科，是将心理学的理论和技术应用于护理领域，研究病人及护士心理活动的规律及特点，以实施最佳护理的一门应用性学科。护理心理学的研究对象包括病人和护士两大部分。护理心理学的研究方法包括观察法、实验法、调查法、个案法。护理心理学相关的心理学理论包括精神分析理论、行为主义理论、人本主义理论、认知理论、积极心理学理论和进化心理学理论。

思 考 题

　　1．什么是护理心理学？

　　2．护理心理学的研究任务有哪些？

　　3．护理心理学有哪些研究方法？

　　4．试述护理心理学相关的心理学理论。

　　5．案例分析：22岁的艾某是位大学生，她饮食健康，热爱运动。13岁时母亲患乳腺癌去世，她的姐姐也刚被诊断出患有乳腺癌。筛查表明她携带乳腺癌的突变基因，这意味着她有患乳腺癌的高危遗传因素。作为预防措施，医生建议她切除两侧乳房，如果你是她的主管护士，应该运用哪些心理学理论对她进行心理护理？

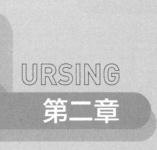

URSING

第二章

心理学基础

02章 数字内容

学 习 目 标

知识目标：

1. 掌握心理学的概念、心理的实质、心理现象的分类；感觉、知觉概念及特性；记忆的概念及分类；思维的概念、特性及分类；情绪、情感的概念与分类；意志的概念及特征；人格的概念、人格结构、需要层次理论、气质与性格的概念、气质的分类学说、性格的类型。

2. 熟悉记忆的过程；思维的基本过程及影响问题解决的因素；想象的概念与分类；注意的品质；情绪理论、情绪与健康的关系；人格形成的影响因素、人格的特点、能力发展与能力差异、动机冲突、自我意识的概念与结构。

3. 了解心理的发生发展过程、遗忘的规律、情绪的自我调节、自我意识的培养。

能力目标：

通过对知、情、意等心理过程的了解和自我意识的认识，不断提高自己在生活、工作、学习中对各种心理现象的识别和应用能力。

素质目标：

建立良好的心理素质，包括知情意的协调和人格的不断完善，要有意识地培养自己坚定的意志品质、良好的思维能力、乐观的情绪、不断形成具有家国情怀、职业精神等良好的人格品质。

心理学是一门古老而又年轻的科学,早期属于哲学范畴。1879 年,德国生理学家冯特(Wilhelm Wundt)在莱比锡大学建立了世界上第一个心理实验室,标志着科学心理学的开端。心理学有着丰厚的哲学渊源和科学思想土壤,经历了各种挑战和变革,逐渐形成了当代的繁荣和辉煌。本章我们从最基本的心理学基础知识学起,逐步走进心理学,领悟它奇妙的科学魅力。

第一节　心理现象及实质

一、心理现象

心理学(psychology)是一门研究心理现象发生、发展及变化规律的科学。如同高山流水和四季变化都是大自然的运作规律形成的自然现象一样,心理现象是心理活动的表现形式,包括心理过程和人格两个方面。

心理过程(mental process)是指心理活动发生和发展的过程,也就是人脑对客观现实的反映过程,心理过程着重探讨人的心理的共同性。

心理过程包括认知过程(cognitive process)、情绪情感过程(feeling process)和意志过程(will process),即人们常说的知、情、意。认知过程是人脑接受外界输入的信息经过头脑的加工处理转换成内在的心理活动,进而支配人的行为过程;情绪情感过程是人在认知输入信息的基础上所产生的满意、不满意、喜爱、厌恶等主观体验的过程;意志过程是推动人的活动并维持这些行为的内部动力。这三个过程既相互区别又相互联系,是统一的整体。认知过程是最基本的心理活动,情绪情感过程和意志过程都是在认知过程的基础上产生和发展起来的,同时,情绪情感和意志活动又促进了人的认知过程。

由于每个人的先天遗传基因不同,后天的环境及教育有别,各自从事的实践也各不相同,所以每个人的人格特征也各具特色。个体具有独特倾向性的总和就是人格(personality)。人格由三方面组成,即人格倾向性、人格心理特征和自我意识。人格倾向性包括动机、需要、兴趣和信念,是人对客观世界的态度和行为的内部动力。人格心理特征包括能力、气质和性格,是一个人稳定的、本质的内在特征。自我意识即人对自身的一种意识,由自我认识、自我体验和自我调控等组成,是一种自我调节系统。初生的婴儿没有自我意识,自我意识的产生和发展过程是一个人不断社会化的过程,也是人格形成的过程。

心理现象的两个方面互相制约、密不可分,一个人的人格是在心理过程的基础上形成和表现出来的,另一方面,人格也影响着一个人的心理过程。心理现象的构成见图 2-1。

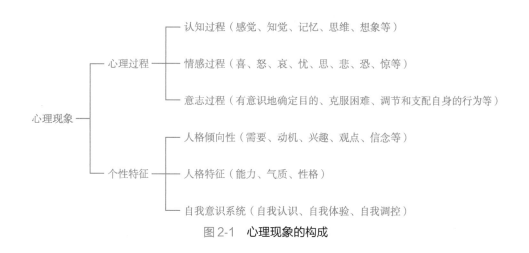

图 2-1　心理现象的构成

二、心理的发生和发展

（一）心理现象的发生

心理现象是长期进化的结果，经过不断演化，生物具备了神经系统后，才出现了心理。心理出现的标志是生物能够建立条件反射，也就是具有了信号性反应。当生物演化到一定阶段，不仅能对食物和危险有直接生物学意义的刺激进行反应，而且还能够把一个刺激变成别的刺激信号，对信号刺激物进行反应，就说明它有了心理。研究表明，可以建立信号性反应的最低等动物是扁虫，它们的神经系统出现了神经节（相当于脊椎动物的脑），而且神经之间有了单向传导的突触。随着生物的进化，神经系统前端逐渐发展形成脑，从而可以建立更为复杂的条件反射，心理也更为高级。动物神经系统的发生和发展是心理活动产生和发展的物质基础。

（二）动物心理的发展

虽然人的心理和动物心理相比具有本质的区别，但人与动物在发展进化上具有连续性，包括心理的发展。动物心理从低级到高级的发展过程可以划分为三个阶段：感觉阶段、知觉阶段和思维萌芽阶段。

1. 感觉阶段　感觉阶段是心理发展过程的最初阶段，无脊椎动物的心理发展基本处于此阶段。心理发展处于感觉阶段的动物只能形成对刺激的个别属性的稳定反应。比如蜜蜂、蚂蚁只依据物体的气味来分辨敌友。

2. 知觉阶段　脊椎动物出现了管状神经系统，已经形成了脑，并有了中枢神经系统和周围神经系统之分，心理发展能够进入到知觉阶段。心理发展处于知觉阶段的动物能够将复合刺激当作信号，也就是可以将刺激的各种属性综合起来，建立条件反射，作出整体性的反应。

3. 思维萌芽阶段　高等脊椎动物的神经系统高度发展，能够接受并分析内、外环境的刺激信息，并对信息进行加工和储存，形成条件反射和复杂行为。到了类人猿阶段，大脑在结构、外形和重量上已接近人类，大脑皮层在心理活动中起主导作用，动物心理发展到了最高水平。类人猿能够借助事物的表象及简单的概括能力，在一定程度上反映事物间的关系，解决一些相对复杂的问题，比如可以搬动木箱并站在木箱上去取挂在高处的香蕉，已经具有了思维活动的萌芽。

（三）人的心理的发生发展

人的心理与动物心理的本质区别在于人的心理活动中出现了意识（consciousness），意识是人所特有的反映客观现实的最高形式。意识是人对自身和周围环境的觉知，人的意识能够清醒地觉察周围环境和自我，并调节和控制自己的行为，从而能动地认识和改造世界。动物心理的发展为人的意识的产生创造了生物学前提，直立行走、劳动和语言的产生对人类意识的产生起了决定性作用。

直立行走使双手得以解放，能从事劳动，劳动是集体进行的，集体劳动要求人类必须互相协作。随着劳动的形成及劳动方式的发展，人类形成了社会集体。同时在劳动协作过程中，人类为了协调彼此的行动和交流思想，发展形成了语言，语言促进了人脑与言语器官的发展，丰富了人的心理。人类的意识就是在集体劳动的发生发展过程中随之出现的。

三、心理的实质

对于心理现象及其实质的理解一直是人类科学探究的重大问题，关于此问题，唯物论（一元论）和唯心论（二元论）的理解和观点是根本对立的。随着科学的发展，大量的事实及科学研究证明：脑是心理的器官，心理是脑的功能，心理是人脑对客观现实主观能动的反映。

（一）心理是脑的功能

1. 大脑功能研究的历程及方法　人类对大脑功能的认识过程是漫长而曲折的。早期的医学通过研究脑损伤或脑疾病的病人的人格、行为、感觉和能力的改变来了解脑的有关功能。心理学历史上著名的菲尼亚斯·盖奇（Phineas Gage）案例引导人们深入思考和研究大脑与人的心理之间的联系；

Note:

神经学科学家保罗·布洛卡（Paul Broca）通过研究失语症病人，发现大脑左前部的布洛卡区与人的语言活动有关。

20世纪40年代，加拿大神经外科医生怀尔德·潘菲尔德（Wilder Panfield）通过对进行脑手术的病人进行微电极刺激发现大脑的表面被分割成许多的区域，每个区域都有其独特的功能。后来，众多的科学家效仿潘菲尔德，运用电刺激法探寻大脑中引发各种感觉、情绪和行为反应的具体位置，为神经系统疾病的治疗提供指导。

现在生物心理学家已经不必揭开头骨就可以研究大脑功能了，比如可以利用脑电图仪来测量和分析大脑产生的电活动；利用功能性磁共振成像（fMRI）可以直观地看到人在进行各种心理活动时，大脑各部位的功能活动情况；还可以利用正电子发射断层扫描技术（PET）更为详细地呈现心理活动时大脑不同区域的激活程度。现在研究大脑活动的技术各有优势，但目前为止还没有一种非常完美的技术能够让生物心理学家直观而清晰地了解大脑，随着科学技术的进步和研究的深入，人类对于大脑及其心理活动功能的认识将会更加深刻。

2. 大脑的结构及功能 大脑是如何产生心理现象的？首先需要了解脑的结构及其各部分的功能。从解剖结构上看，大脑由大脑皮层、丘脑、下丘脑、脑垂体、边缘系统、脑干和小脑等组成；从进化角度看，可以将脑分成三个层次：大脑皮层、边缘系统、脑干及与脑干相连的结构（包括丘脑和小脑等）。下面将分别予以介绍。

（1）大脑皮层：人类拥有的智慧很大部分依赖于大脑皮层的存在，在这里产生了人类大部分的心理活动。人类各种心理活动的最高中枢在大脑皮层均有特定的功能区，各功能区之间有功能更为复杂的联合皮层。

大脑皮层由左右两个半球组成，每个大脑半球按皮层的沟裂或不同的功能分成四个脑叶：额叶、顶叶、枕叶、颞叶。

额叶位于大脑半球前部和顶部区域，高级心理功能（如计划、思维、决策）中枢位于此区域，额叶受损的病人进行推理时常会遇到困难；额叶还有一个区域可以控制身体的运动，称为初级运动区，值得注意的是运动中枢区域面积的大小与相应身体部位大小不成正比，而是与身体部位的使用程度和精细程度有关，使用越多，越精细的部位，其在运动皮层所占的面积越大。

顶叶位于大脑半球的顶部，额叶的后面，躯体感觉如温度觉、触觉、痛觉、压力觉等的中枢都位于此区域。初级躯体感觉区可以处理躯体的感觉信息，身体部位感觉的敏感度越高，其在感觉区所占的面积越大。

枕叶位于大脑半球的后部，初级视觉区存在于此区域，如果该区域某处发生病变，病人的视觉会出现盲点。

颞叶位于大脑半球的两侧，此区域有初级听觉中枢，如果用电极刺激颞叶的听觉区，人将会在没有声音刺激时"听到"声音。听觉中枢中有部分区域专门处理语音，该区域损伤会导致人的语言使用能力受损。

事实上，初级感觉区和运动区只占了大脑皮层很小的比例，剩下的区域，也就是占大脑皮层最大比例的部分称为联合皮层，负责解读和整合各个感觉中枢收集的信息。人类的意识和智慧超越其他动物的生理原因就在于人脑的联合皮层要多于其他生物物种。人脑中没有任何一个功能区域可以单独处理复杂的心理活动，比如意识、学习、记忆、注意、思维、情绪和语言等，每一个心理过程或行为过程都是脑中许多神经网络通力合作的结果。联合皮层可以帮助人类解读感觉信息，并制订相应的计划，进行决策并采取行动，但科学发展到现在，人类仍然不能确切知道这个过程是如何进行的。

（2）边缘系统：发育完善的边缘系统是生物进化到哺乳动物后才具有的，由下丘脑、部分丘脑及皮层下若干结构组成。边缘系统与人类的情绪、记忆、动机等有重要关联。

边缘系统中的海马体，与长时记忆的形成有关，是记忆系统的重要组成部分。海马体还能帮助人类记住空间位置，如果你现在正计划着如何穿过校园，那么你的海马体的活动就会变得更为活跃。

Note：

边缘系统中还有一个重要结构是杏仁核。曾有研究者将猕猴的杏仁核与周围脑组织的连接进行手术切断，结果原本脾气暴躁的猕猴手术后变得非常容易管教。此后的许多关于杏仁核的研究都表明：杏仁核与恐惧、愤怒情绪有关，对杏仁核进行刺激，可使人爆发出恐惧、愤怒情绪。

边缘系统中还存在几个"快乐中枢"，享用美食、听音乐等会刺激边缘系统的"快乐中枢"，让人感觉满足和愉快。

下丘脑也是边缘系统的重要组成部分，下丘脑中有一些与饥饿、口渴感和性有重要关联的区域，这些区域可以让大脑觉察到身体基本的生理需要，如口渴、饥饿等，从而调控人的饮食等行为，在动机和激励过程中有重要作用。另外下丘脑中也有一些能够引起满足感和快乐的区域，当人的食欲、性欲等得到满足时，这些"快乐中枢"也会让人感到满足和愉快，所以下丘脑也与人的情绪有关。另外，当人面对压力时，下丘脑可以向脑垂体发出指令，控制激素分泌，从而让身体对压力进行应对反应。

（3）脑干及其相连结构：从进化的角度看，脑干及其相连结构是原始的结构，存在于各级动物的脑中，包括延髓、脑桥、网状结构、丘脑和小脑等。该区域控制着最基本的生命活动及运动，如心跳、呼吸、睡眠、骨骼肌运动等，而且这些功能不需要意识的参与。

神经内分泌系统是心理学的生物学基础，随着科学的发展，我们对于与心理学密切相关的生物学基础虽已有了一些了解，但仍然存在许多谜团，尚待生物心理学进一步研究和发展。

知 识 链 接

微生物通过何种机制塑造大脑功能

中枢神经系统和肠道微生物群之间的关联已经成为一个重要的研究方向。目前研究表明，特定肠道细菌及其代谢物与神经疾病症状存在关联。《自然-微生物学》2019年发表的一项研究采用DNA测序分析了比利时弗兰德肠道菌群项目1 000多名参与者的排泄物菌群，并将分析得出的不同微生物种类与受试者的生活质量和抑郁症发病率进行关联。

研究发现，粪球菌属和小杆菌属细菌在抑郁症病人体内有所减少。此外，生活质量与肠道微生物群合成神经递质多巴胺的降解产物3,4-二羟苯酰乙酸的潜在能力之间具有正相关关系。以上研究结果是目前证明人体肠道菌群可以影响心理健康的最有力证据之一。不过，这些仍然只是关联关系，而非因果关系。目前，研究人员面临的挑战是明确这些微生物源分子能否与人体中枢神经系统相互作用，是通过什么方式产生相互作用的，以及这种相互作用是否会改变一个人的行为或患病风险。

（二）心理是人脑对客观现实主观能动的反映

1. 心理是客观现实的反映　心理活动是脑的功能，但并不是脑凭空产生的，是由周围客观现实刺激人的各个感觉器官，经由神经传入人脑，从而产生心理现象。心理现象是即时发生的和过往经历的客观现实在头脑中的映象，一切的心理活动都是大脑对客观现实的反映。

所谓的客观现实包括自然环境和社会环境。自然环境对大脑的刺激是心理活动的最根本来源，但社会环境，特别是人际交往，对人的心理发展起着决定性的作用。如果幼儿一直缺乏正常社会环境的刺激，心理就得不到正常发展，甚至停留在动物心理的层次。"兽孩"或者"狼孩"这种人类婴幼儿与动物共同生活的意外事例表明：由动物抚养长大的孩子，即使回到人类社会后得到了精心的抚育，其口头语言能力也无法恢复，感觉畸形发展，情绪贫乏，动作失调（特别是直立行走能力），回避与人的交往，智力低下，长期保留抚养其长大的动物的一些习性。同时人际交往的产物——语言，是抽象思维发展和其他心理活动的重要基础，一旦错过了语言发展期，即使大脑发育正常，心理活动的水平也会受影响。

人脑对客观现实的反映不限于当前的事物,还涉及过往的经历、未来的想象等。心理活动的内容虽然不限于当前的事物,但还是不能脱离客观现实。

2. 心理是对客观现实主观能动的反映 人脑对客观世界的反映并不是机械被动的,而是积极主动的、有选择性的。心理对客观世界的反映会随当时处境、主体的需求和经验而转移,即表现出选择性。反映的选择性取决于人的社会需要。这种社会性需要体现了人的主观能动性,也是为什么人有时会对同一个客观事物在不同条件下会有不同的反映,甚至产生错误的反映。在反映现实的过程中,人还会根据实践的结果、条件的变化来调整行为,改正错误,使得反映同客观世界进一步趋同。

3. 社会生活实践对人的心理起制约作用 人的心理也受到其社会性的制约。一个人在社会关系中的地位会影响其心理活动的内容。高度复杂的社会需求导致人的心理有高度复杂的主观能动性。人的心理活动会随着社会生活条件和社会关系的变化而不断发展变化,并通过行为来适应或者改变社会性制约的客观条件。

第二节 心理过程

一、认知过程

认知过程(cognitive process)是人们认识客观事物的过程,即是对信息进行加工处理的过程,由感觉、知觉、记忆、思维和想象等认知要素构成。

(一)感觉

1. 概念 感觉(sensation)是人脑对直接作用于感觉器官的客观事物个别属性的反映。日常生活中,外界的许多刺激物作用于人的感觉器官,经过神经系统的信息加工,在人脑中产生了各种各样的感觉。例如,感受到一定的温度、闻到某种气味、看到某种颜色、听到某种声音等。感觉是最简单的心理现象,但却十分重要。一切较高级的心理活动都在感觉的基础上产生,感觉是人们认识客观世界的基础。

知 识 链 接

感觉统合理论

感觉统合(sensory integration,SI)理论是由美国南加州大学临床心理学专家爱尔丝博士(Anna Jean Ayres)于1969年提出的。所谓感觉统合,是指机体在环境内有效利用自己的感官,以不同感觉通路(视觉、听觉、味觉、嗅觉、触觉、前庭觉和本体觉等)从环境中获得信息输入大脑,大脑再对其信息进行加工处理(包括解释、比较、增强、抑制、联系、统一),并采取适应性反应的能力,简称"感统"。简言之,感觉统合是指大脑和身体相互协调的学习过程,它是个体进行日常生活、学习和工作的基础。只有经过感觉的统合,人类才能完成高级而复杂的认识活动(包括注意力、记忆力、语言能力、组织能力、自我控制、概括和推理能力等)。感觉统合理论是由脑神经生理学基础发展而来的,感觉统合术语已广泛应用于行为和脑神经科学的研究。

---

2. 分类 根据刺激来自有机体外部还是内部,可将感觉分为外部感觉和内部感觉。

外部感觉感受来自外部世界的刺激和作用,反映外部客观事物的个别属性,其感受器位于身体表面或接近于身体的表面,有视觉、听觉、嗅觉、味觉和皮肤感觉等。

内部感觉感受身体位置和运动及内脏的不同状态,反映机体运动和内脏器官状态的信息,其感受器位于身体的内部器官和组织内,有运动觉、平衡觉和内脏感觉等。

3. 感受性与感觉阈限 机体对刺激的感觉能力的大小称为感受性;感受性的大小用感觉阈限

的大小来度量。要引起感觉，刺激必须达到一定的量，这种刚刚能引起感觉的刺激量就称为绝对感觉阈限；绝对感受性指刚刚能够觉察出最小刺激量的能力。要引起一个感觉变化，刺激必须增加或减少到一定数量，能觉察出两个刺激的最小差别量称为差别阈限。对两个刺激最小差别量的感觉能力，称为差别感受性。

4. 感觉的特性

（1）感觉适应：由于刺激物对感受器的持续作用而使感受性发生变化的现象。适应可引起感受性的提高，也可以引起感受性的降低。从亮处进入暗室时，开始什么也看不清楚，一会儿就能看清了，表明感受性升高了。温度觉、触压觉适应很快，例如，洗热水浴不久就不觉得烫，厚重的衣服久穿在身就不觉得重。嗅觉的适应速度也比较快，例如，入芝兰之室久而不闻其香，入鲍鱼之肆久而不闻其臭。听觉的适应不太明显。痛觉则很难适应，因此具有重要的生物学意义。

（2）感觉对比：同一感受器接受不同的刺激而使感受性发生变化的现象，包括同时对比和先后对比。①同时对比：即几个刺激物同时作用于同一感受器时产生的感觉对比。例如，将同一个灰色小纸片放在黑色的背景上看起来显得亮些，放在白色的背景上则显得暗些。②先后对比：即几个刺激物先后作用于同一感受器时产生的感觉对比。例如，吃水果时先吃酸的橙子再吃甜的苹果，觉得苹果更甜。

（3）感觉后像：当刺激停止作用以后，感觉并不立即消失，还能保持一个极短的时间，这种暂时保留下来的感觉印象称为后像。后像是由神经兴奋所留下的痕迹作用所引发的，存在于各种感觉之中。其中，视觉后像表现得最为明显。看电影、电视都是依靠视觉后像的作用。而医院手术室里医护人员的工作服多采用浅绿色，也是利用视觉后像原理以缓解手术中医护人员的视觉疲劳。

（4）联觉：当某种感官受到刺激时出现另一感官的感觉和表象称为联觉。例如，红、橙、黄等类似阳光或者火焰的颜色，使人有温暖的感觉，被称为暖色；而青、蓝、绿等与海水、蓝天、森林的颜色相似，使人有清凉的感觉，被称为冷色。不同的颜色还可以引起不同的心理效应，例如，蓝色使人镇静，常用作医院病房墙壁的颜色；淡蓝色有凉爽的感觉，对高热病人有好处；紫色可使孕妇感到镇静等等。

（5）感觉补偿：指某感觉系统的功能丧失后由其他感觉系统的功能来弥补。例如，盲人失去了视觉功能，其听觉、触摸觉较常人更敏锐，能通过声音辨别附近的建筑物、地形，通过触摸觉阅读盲文等。

（二）知觉

1. 概念　知觉（perception）是人脑对直接作用于感觉器官的客观事物整体属性的反映。

感觉和知觉的关系：都是客观事物直接作用于感觉器官产生的。感觉是对客观事物个别属性的反映，知觉是多种感觉器官协同活动，是对客观事物整体属性的反映。感觉是知觉的基础，没有感觉对事物个别属性的反映，人们就不可能获得对事物整体的反映。知觉不是感觉成分的简单相加，需要借助个体的知识经验，对感觉信息进行组织和解释，形成更高阶段的认识。

2. 分类　根据知觉的对象，可分为空间知觉、时间知觉和运动知觉。

（1）空间知觉：指对物体的形状、大小、深度、方位等空间特性的反映，上下台阶、穿越马路、驾驶汽车等，均需依靠空间知觉的判断。

（2）时间知觉：指对客观事物延续性、顺序性和周期性的反映。人的时间知觉与当时的情绪、态度、身心状态以及从事的活动性质有关。积极地参与紧张的工作，总感到时间过得很快；久病卧床的病人往往会产生"度日如年"的感觉。

（3）运动知觉：指对物体在空间位置移动的反映。参与运动知觉的有视觉、动觉、平衡觉等，其中视觉起重要作用。

3. 知觉的特性

（1）知觉的选择性：在知觉过程中，人们可根据自己的需要选择知觉对象。这种有选择地知觉外界事物的特性称为知觉的选择性（图2-2）。被选择出来的叫图形，即知觉的对象，其他部分叫背景。

知觉的对象和背景不是固定不变的,而是相对的,在一定条件下二者可以互相转换。由于知觉的选择性,才使人能够把注意力集中到少数重要的刺激物上,排除次要刺激的干扰,从而更有效地认识外界事物,适应外界环境。

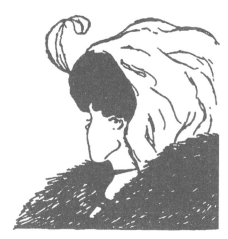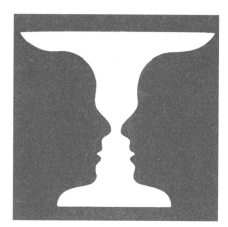

图2-2　知觉的选择性

(2)知觉的整体性(图2-3):人在过去经验的基础上,把事物的各个部分、各种属性结合起来,知觉成为一个整体的特性。人们在刺激不完备的情况下仍能保持完整知觉。这是因为事物的各个部分和属性分别作用于人的感觉器官,它们之间就形成了固定的联系。过去经验的累积使人能在大脑中把这种联系保存下来,当客观事物作用于人的感觉器官时,人脑会对来自感觉器官的信息进行加工处理,利用已有的经验对缺失的部分加以整合补充,从而把事物知觉为一个整体。知觉对象的各种属性和各个部分在整体知觉中所起的作用不同,对象的个别部分与整体部分既相互联系又相互制约,对象的关键性成分决定知觉的整体性。

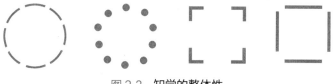

图2-3　知觉的整体性

(3)知觉的理解性:指在知觉外界事物时,人们用过去的经验对其加以解释,力图赋予知觉对象一定的意义(图2-4、图2-5)。人的知识经验不同,知觉的理解性也不同。

A,B,C,D,E,F
10,11,12,13,14

图2-4　知觉的理解性

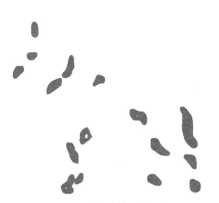

图2-5　知觉的理解性

Note:

（4）知觉的恒常性（图2-6）：当客观条件在一定范围内变化时，知觉映象在相当程度上仍保持其稳定不变的现象。例如，对物体形状的知觉不因它在视网膜上投影的变化而变化，称为形状恒常性。在不同的光线下，同一个物体反射到人眼中的光有很大的变化，但它们的颜色看起来好像没有变，这是颜色恒常性。

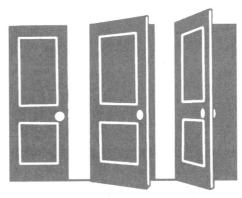

图2-6 知觉的恒常性

4. 感知觉与临床护理 从护理的角度看，感知觉的敏锐性会影响护理工作的效果。例如，感觉敏锐的护士可以及时闻到异常气味及察觉病人神色的细微变化，发现病情变化。另外，护士可以针对不同病情的病人设计相应的护理环境，增加病人的满意度。例如，利用冷暖色调产生的联觉设计病房。

（三）记忆

1. 概念 记忆（memory）是过去经历过的事物在人脑中的反映。从信息加工的观点来看，记忆就是人脑对所输入的信息进行编码、储存和提取的过程。记忆联结着人们心理活动的过去和现在，是人们学习、工作和生活的基本功能，作为一种基本的心理过程，对保证人的正常生活起着重要作用。

2. 分类 记忆可从不同角度进行分类。

（1）按记忆内容分类：可分为形象记忆、逻辑记忆、情绪记忆和动作记忆。

1）形象记忆：是以感知过的事物的具体形象为内容的记忆。例如，对面容、声音、气味等的记忆。医学生在学习解剖课时，到实验室学习人体骨架标本，就是利用事物的具体形象进行记忆。

2）逻辑记忆：是以概念、判断、推理等过程为内容的记忆。学生在学习医用数学、化学中的公式时，很多时候利用逻辑记忆。

3）情绪记忆：是以个体体验过的情绪或情感为内容的记忆。"一朝被蛇咬，十年怕井绳"就是情绪记忆。

4）动作记忆：是以人们操作过的动作为内容的记忆。很多的基础护理操作都利用动作记忆。

（2）按记忆时间分类：可分为瞬时记忆、短时记忆和长时记忆。

1）瞬时记忆（immediate memory）：也叫感觉记忆，是指刺激物停止作用以后，它的映象在头脑中持续一瞬间的记忆。其特点是储存时间极短，一般为0.25～2s。如果这些信息及时被加工，则进入短时记忆，否则就会被遗忘。其另一个特点是容量较大。一般来讲，凡是进入感觉通道的信息都可以被登记。

2）短时记忆（short-term memory）：也称操作记忆、工作记忆、初级记忆，是保持在1min以内的记忆。除了重要信息外，一般信息很快消失，例如，从电话簿上查到一个需要的电话号码后，立刻就能根据记忆去拨号，但事过之后，就记不清了。其特点是储存时间很短，如果不复述，很快就会遗忘。如果进行加工处理，就会转入长时记忆。另一个特点是容量有限，一般为（7±2）个组块。所谓组块是指一个熟悉的单元，如具有意义关联的一些汉字、词语、名称等。例如，数字191419391945，对许多人而言，它是12个组块，而对熟悉战争历史的人，可能只有3个组块，因为1914、1939和1945分别是两次世界大战开始和第二次世界大战结束的年份。

3）长时记忆（long-term memory）：也称二级记忆，是指信息储存超过 1min 直到多年，甚至保持终生的记忆。长时记忆的信息大部分来源于对短时记忆内容的加工，也可因印象深刻一次获得，是个体积累经验和心理发展的前提，对人的学习和行为决策具有重要意义。个体对社会的适应，主要就是靠长时记忆中随时可以提取出来的知识和经验。特点是容量没有限度，保持时间从 1min 以上到终生。

瞬时记忆、短时记忆和长时记忆的区分只是相对的，它们之间相互联系、相互影响。任何信息都必须经过瞬时记忆和短时记忆才能转入长时记忆，否则，信息就不可能长时间地存储在头脑中。

3. 记忆的过程　记忆过程可分为识记、保持、再现（再认或回忆）三个阶段。

（1）识记（memorization）：是通过反复感知、识别和记住事物的过程，即信息输入的过程，是记忆的初始环节。

根据有无明确的目的和努力程度，可将识记分为无意识记和有意识记。

1）无意识记：没有明确目的，不需要意志努力而形成的识记。

2）有意识记：有明确目的，需要意志努力而形成的识记。

根据是否理解识记的内容，可将识记分为机械识记和意义识记。

1）机械识记：依靠机械地重复进行的识记。

2）意义识记：在理解的基础上进行的识记。

（2）保持（retention）：识记过的事物在大脑中积累、加工、储存和巩固的过程。保持是识记和再现的中间环节，也是记忆的中心环节，在记忆过程中有着重要的作用。识记材料的保持是一个动态变化的过程，这种变化既会表现在质的方面，也会表现在量的方面，而记忆保持内容的最大变化就是遗忘。

（3）再现（recognition）：是记忆过程的最后一个环节，记忆好坏是通过再现表现出来的。它有两种基本形式，即再认和回忆。经历过的事物再度出现时能够确认叫做再认。经历过的事物不在眼前而在脑中重现称为回忆。

4. 遗忘及其规律　遗忘（forgetting）就是对识记过的事物不能再认或回忆，或是错误的再认或回忆。与保持相反的过程就是遗忘。遗忘的规律体现在以下几个方面：

（1）时间规律：德国心理学家艾宾浩斯（H.Ebbinghaus）最先研究了遗忘的规律，并绘制出了著名的"艾宾浩斯遗忘曲线"，该曲线揭示了遗忘"先快后慢"的时间规律。艾宾浩斯遗忘曲线图的纵轴表示学习中记住的知识数量，横轴表示时间（天数），曲线表示记忆量变化的规律（图 2-7）。根据艾宾浩斯的研究，遗忘在学习之后立即开始，而且遗忘的进程并不是均匀的。最初遗忘速度很快，以后逐渐缓慢。他认为"保持和遗忘是时间的函数"。该曲线对现在学习研究界已产生重大影响。人们可以从遗忘曲线中掌握遗忘规律并加以利用，从而提升自我的记忆能力。

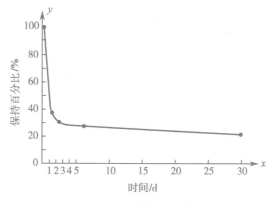

图 2-7　艾宾浩斯遗忘曲线

（2）材料的性质：一般来说，以形象、动作和情绪为内容的记忆保持时间较长，遗忘的较慢；以语词、逻辑为内容的记忆，遗忘的较快。

（3）学习程度：学习程度分为低度学习（识记尚未达到成诵的标准）、中度学习（识记后恰能成诵）和过度学习（识记超过恰能成诵的程度）。在一定程度内，学习程度越高，保持效果越好，当过度学习程度达150%时，保持效果最好。

（4）遗忘与位置的关系：中间材料容易遗忘，开头与结尾的内容容易记忆，这是因为前面识记的内容对后面识记的内容有抑制作用，称前摄抑制；后面识记的内容可影响前面识记内容的记忆效果，称倒摄抑制。

（5）对所识记内容的主体框架不容易遗忘，细枝末节容易遗忘。

5. 记忆与临床护理　护士要有良好的记忆品质，通过识记相关疾病的护理常规为病人提供可靠、准确的护理服务。还要善于记忆病人的诊断、治疗内容，病人病情变化时能迅速回忆和联系。

另外，临床不同病情病人的记忆能力不一样，对精神疾患、痴呆等记忆障碍的病人，护士在工作中要特别注意记忆力障碍对他们的影响，并提供相应的护理。

（四）思维

1. 概念　思维（thinking）是人脑对客观事物间接的概括的反映，即人们对感性材料进行分析和综合、作出判断、进行推理的认识活动过程。思维反映了客观事物的本质特征及事物之间的规律联系。例如，护士巡视病房，发现某病人面色苍白、呼吸急促、四肢湿冷、脉搏细速，判断病人可能休克了。虽然此时她并没有测血压，但她运用已有的知识经验（休克病人的典型表现），对感觉到的现象（面色、呼吸、脉搏、皮温）在头脑中进行了加工、处理，提出假设，检验假设，推断出病人可能处于休克状态，这个过程就是思维。

思维具有间接性和概括性两个主要特点。

（1）间接性：是指人们通过已有经验或借助一定的媒介对客观事物进行间接的认识。例如，医护人员根据病人主诉"转移性右下腹痛"，间接推测病人是否患有阑尾炎。

（2）概括性：是指人们对同一类事物的本质和规律的认识，可表现为两个方面：第一，反映一类事物共同本质的属性；第二，反映事物的内部联系和规律。例如，护士通过对同种疾病多个病人的护理，概括总结出某种疾病的最佳护理措施等。

2. 分类

（1）按思维的水平及凭借物分类：可分为动作思维、形象思维和抽象思维。

1）动作思维：又称实践思维，即思维依赖实际操作解决具体的问题。例如，在输液时，护士解决液体滴入不畅的问题，一边调整针头角度、挤压输液管等，一边思考，找出故障的原因，从而排除故障。这样一步步通过实际动作，运用已有的知识经验来发现问题、解决问题的思维，就是动作思维。

2）形象思维：即依赖具体形象和头脑中的已有表象解决问题。例如，护士为病人创造优美舒适的病室环境时，首先在头脑中构思许多布局图像，在实施中边观察边调整，离不开形象思维。

3）抽象思维：又称理性思维，主要是通过概念、判断、推理等形式，能动地反映客观世界的认识过程。例如，护士运用逻辑思维对护理对象进行护理评估与诊断，制订护理计划，拟定护理措施与评价方法，就是将医学、护理学、心理学、健康教育学等知识与思考相结合的逻辑思维过程。

（2）按思维探索答案的方向不同进行分类：可分为聚合思维和发散思维。

1）聚合思维：又称为集中思维、求同思维，即把问题提供的各种信息聚合起来得出一个正确答案的思维。例如，20世纪60年代研究人员用霉花生喂养大白鼠等动物，结果被喂养的动物大都患癌症死了，汇总这些资料得出的结论是：不同地区、不同种类的动物喂养霉花生后都易患癌症，因此霉花生是致癌物，这就是聚合思维的运用。

2）发散思维：又称为求异思维、逆向思维，是依据已有的信息向不同方向扩散，去探索符合条件的多样性答案的思维。例如，对复杂病例讨论时，提出的可能性越多，对病例的认识就越全面。发散思维的能力是衡量一个人创造力高低的重要标志之一。

（3）按解决问题的态度分类：可分为习惯性思维和创造性思维。

1）习惯性思维：又称常规思维、惰性思维，即运用已有的知识经验解决问题的程序化思维，较规范且节约时间。例如，护士发现病人高热，立即予以物理降温等。

2）创造性思维：指在思维过程中产生新颖、独特、具有社会价值的思维。例如，护理事业的创始人南丁格尔为护理学创造了一套较完整地理论和实践体系。创造性思维是在一般思维的基础上发展起来的，是后天培养与训练的结果，是智力水平高度发展的表现。

3.思维的基本过程　可分为分析与综合、分类与比较、抽象与概括、归纳与演绎等过程。

（1）分析与综合：分析是把客观事物的整体分解为各个要素、各个部分、各个属性，然后分别加以考察，从而认识其本质的思维方法。综合是把客观事物的各个要素、各个部分分别考察后的认识联结起来，然后从整体上加以考察的思维方法。例如，学习人体的各个系统后，将其结合起来，搞清楚各系统间的相互关系，形成对人体的整体认识。

分析与综合是同一思维过程的两个方面，任何学科都是分析综合而成的体系。没有分析就不可能有正确的结论，没有综合就只能感知事物的各个部分。例如，急性炎症就综合了红、肿、热、痛、功能障碍这五个共同特征。

（2）分类与比较：分类是在比较的基础上，根据研究对象的共性和特性将若干现象区分为不同种类的思维方法。例如，发热可分为稽留热、弛张热、间歇热等。比较是认识对象间的相同点或差异的逻辑方法。要区分事物，就要进行比较。通过比较鉴别可以找出事物的独有特征。例如，稽留热和弛张热是两种高热类型，前者温差一日之内不超过1℃，后者则在1℃以上。

分类和比较是两种基本的逻辑思维方法。分类是比较的前提，比较是分类的依据。例如，研究医患纠纷这一复杂现象，可以先对其发生的原因进行分类再做研究。

（3）抽象与概括：抽象是抽出事物的一般的、共同的、本质的属性与特征，舍弃非本质特征的思维过程。例如，苹果、香蕉、梨、葡萄等，它们共同的特性是带有甜味的植物的果实，故将这一类果实称为水果。概括是把同类事物的本质特征加以综合并推广到同类其他事物上，使之普遍化的过程。例如，护士通过护理实践得出"长期卧床病人容易发生压力性损伤、营养不良等并发症"的结论，并把这个结论推广到昏迷、截瘫等各类长期卧床病人护理中的思维过程就是概括。

抽象和概括的过程是一个裁剪的过程，不同的、非本质性的特征全部裁剪掉了。二者密切联系，抽象与概括的结果形成了概念和理论，实现了认识过程的飞跃。例如，局限性红肿硬结是炎症的本质属性，而部位则是炎症的非本质属性，通过概括本质属性而形成炎症诊断的依据。

（4）归纳与演绎：归纳是从个别事实中推演出一般原理，获得规律性的本质认识的逻辑思维方法。归纳法可帮助整理护理现象和事实，并从中概括出一般护理原理，也可以在概括护理经验的基础上形成护理研究的假设，还可以通过归纳法进行逻辑论证，获得新的研究成果。例如，护士通过调查统计重型颅脑创伤病人早期的摄食情况，归纳出"重型颅脑创伤病人早期营养供应不足"的结论，提出了营养支持方案。

演绎是从一般到个别的推理方法。和归纳法相反，演绎是从已知的某些一般原理、定理或科学概念出发，推断出个别或特殊结论的一种逻辑推理方法。例如，已有研究和资料表明，对新生儿进行抚触可促进消化，解除新生儿便秘；而解除便秘有助于改善新生儿黄疸。护士由此演绎出结论：对新生儿抚触可降低新生儿黄疸的发生率，并据此结论做了有关临床试验，获得了成功。

4.问题解决的思维　思维过程体现在问题解决的过程中，问题解决是思维活动的动力。所谓问题解决（problem solving），是由一定情境引起的、有特定目的、需要运用各种认知活动、技能等解决问题的过程。

（1）问题解决的思维过程：包括4个阶段，即发现和提出问题、分析问题、提出假设、检验假设。在护理工作中，需要运用问题解决的思维来处理许多问题。

Note：

1）发现和提出问题：问题解决首先必须发现和提出问题，只有善于发现问题又能抓住问题的核心，才能正确地解决问题。例如，护士对新入院病人进行入院评估就是为了发现问题。

2）分析问题：即寻找问题的主要矛盾、分析问题的原因和性质，找出问题的关键。分析越透彻越有利于解决问题。分析问题在很大程度上取决于个体的知识经验，知识经验越丰富，在分析问题时就越容易抓住问题的实质。例如，在新入院病人的诸多问题中最常见的有不适应新环境等问题，只有全面系统地分析有关资料，才容易发现问题的关键。

3）提出假设：是解决问题的关键，即提出解决问题的方案、策略，确定解决问题的原则、方法和途径。假设的提出是从对当前问题的分析出发的，同时也依靠已有的知识经验。例如，对新入院病人，护士作出"可能不适应新环境"的假设，针对此假设，护士采取热情接待、自我介绍与环境介绍、同室病友情况的介绍等措施来帮助病人解决这一问题。

4）检验假设：通过直接的实践（直接检验法）或智力活动（间接检验法）来检验假设是否正确，是解决问题的最后一步。通过检验，如果假设正确，问题便得以解决；如果假设错误，那么需要寻找新的解决方案，重新提出假设。例如，上述措施使新病人迅速适应医院环境，就证明这些措施是有效的。否则，就需要采取新的措施。

（2）影响问题解决的因素

1）心理定势：是心理活动的一种准备状态，指个体在过去经验的影响下，在解决相似的新问题时有心理活动倾向性，容易习惯地运用和以前同样的方式进行处理。

心理定势最早是德国心理学家缪勒发现的。他曾经通过大量实验来证明心理定势的存在。例如，一个人连续10～15次手里拿着两个质量不相等的球，然后再让他拿两个质量完全相等的球时，他也会感知为质量不相等。心理学上一般将心理定势解释为"过去的感知影响当前的感知"，思维定势也可以解释为"过去的思维影响现在的思维"。定势对问题的解决有正面影响，也有负面影响。在学校里，老师经常会鼓励同学准确而迅速地形成学习上的思维定势。但思维定势不利于创新思考。

2）功能固着：指个体在解决问题时，容易看到某个物体的通常功能和用途，而难以看出此物体的其他新功能和用途，从而影响问题解决。功能固着影响人的思维，不利于新假设的提出和问题的解决。例如，铅笔的主要功能是书写、绘画，但还可以利用它来做武器、玩具等。在护理工作中也常常要克服功能固着的影响，例如，在野外急救的时候，常常用木板当担架用，将衣服或被单撕成一条条当绷带用等。

3）迁移：指已获得的知识、经验、技术对学习新知识、新技能和解决新问题的影响。如起到积极作用、有利于问题的解决，称为正迁移；起到消极作用、不利于问题的解决，称为负迁移。例如，毛笔字写得好的人，钢笔字往往也会写得不错。一般来说，新旧情境间共同的因素越多，越易于促使问题解决，产生正迁移；相反，知识经验片面、概括水平低或使用不当，会妨碍问题的解决，导致负迁移。护士在学习和工作时，要注意利用正迁移的积极作用。

4）动机强度：动机是解决问题的内部动力，动机强度与问题解决的效率有关。心理学家耶基斯和多德森的研究证实，动机强度与工作效率之间并不是线性关系，而是倒U形的曲线关系。耶基斯-多德森定律表明，在一定范围内，动机增强，解决问题的效率也随之增加，但当动机过度强烈时，会给个体造成很大的心理压力，使个体处于过度焦虑的心理状态，干扰记忆、思维等心理过程的正常活动，反而影响解决问题的成效。所以，适中的动机强度最有利于问题解决。

5）人格特征：解决问题的效率也受人格特征的影响。人格品质中的自信力、灵活性、意志力、情绪稳定、毅力等会提高解决问题的效率；反之，则妨碍问题解决。

5. 思维与临床护理 思维与临床护理的关系密切。科学的护理行为要以科学的思维作为前提，护理质量的优劣既取决于护士本人的经验、知识和技术，也取决于护士的临床思维水平和深度。如果护士的临床思维是混乱、错误、主观的，其后果将十分严重，因为这种思维的结果将作用于病人。因此，临床护士要特别注意培养自己的临床思维能力、评判性思维能力和创新思维能力。

另外，护士还要注意观察病人的思维特点，一些病人有思维障碍，护士要给予特殊关注和护理。

（五）想象

1. 概念　想象（imagination）是人脑对已有表象进行改造，形成事物新形象的心理过程。人在反映客观现实时，不仅能感知当前作用于人脑的事物或回忆过去经历过的事物，而且还能根据人的口头语言或文字描述形成从未见过的事物形象，甚至形成闻所未闻的事物新形象。

2. 分类　根据想象产生时有无预定目的，可分为无意想象和有意想象。

（1）无意想象（involuntary imagination）：指无预定目的、不由自主地产生的想象，是一种自发、简单、缺乏自我调节控制的心理现象。例如，触景生情、浮想联翩，将蓝天上的朵朵白云看成某种景象或动物都属于无意想象。梦是无意想象的一个极端例子，它是一种无目的、不由自主的奇异想象。

（2）有意想象（voluntary imagination）：指根据一定的目的自觉进行的想象。根据想象的独立性、新颖性和创造性的不同，可将有意想象分为再造想象、创造想象和幻想。

1）再造想象（reproductive imagination）：是根据语言、文字的描述或图表、模型的示意，在头脑中形成相应的事物新形象的心理过程。形成正确再造想象的基本条件是能正确理解词与符号、图形标志的意义，并有丰富的表象储备。

2）创造想象（creative imagination）：是不依据现成描述而在头脑中独立创造出事物新形象的心理过程。创造想象比再造想象有更大的独立性、新颖性和创造性，比再造想象更复杂、更困难。

3）幻想（fantasy）：是一种与生活愿望相结合并指向未来的想象，它是创造想象的一种特殊形式。幻想有积极幻想和消极幻想之分。积极幻想指健康、有社会意义的幻想；消极幻想指完全脱离现实生活，违背事物发展规律，并且毫无实现可能的幻想。

（六）注意

1. 概念　注意（attention）是人的心理活动对一定对象的指向和集中。指向性和集中性是注意的两大特性。所谓指向性是指心理活动有选择性地针对某一事物；所谓集中性是指心理活动投入到所选择的事物中去。

注意是心理活动的一种积极状态，能使心理活动具有一定的方向，并且能够清晰地反映周围现实中某一特定的对象，离开其余的对象。注意本身不是一种独立的心理过程，而是伴随感知、记忆、思维等心理过程的一种心理状态，贯穿于心理活动的始终。个体在注意着什么的时候，就必然在感知着什么，记忆着什么，思考着什么，要想顺利完成一个认知活动，必须有注意的参与。

2. 分类　根据注意有无目的性和意志努力的程度，可将注意分为无意注意和有意注意。

（1）无意注意：又称为不随意注意，指事先没有预定的目的，也不需要意志努力的注意。例如，在安静的病房里，突然有一病人发出大声呼叫，病房里的人都会把目光投向呼叫的病人，看发生了什么。一般说来，刺激从无到有或从有到无，都可引起人的无意注意；对象与背景间的对比强度很大，对象很新异、很奇特也可引起无意注意。

（2）有意注意：又称为随意注意，指有预定目的，需要意志的努力而产生的注意。有意注意是一种主动的、服从一定活动任务的注意，它受个体的意识调节和支配。例如，学生有学好护理心理学的主动意识，尽管在学习中遇到难懂的问题或枯燥的理论，但仍能做到聚精会神地听课、专心致志地阅读、深入细致地思考，这就是有意注意。

（3）有意后注意：人们一般先要通过一定的意志努力才能把自己的注意保持在某项工作上，经过一段时间后，对这项工作逐渐熟悉或发生了兴趣，就可以不需要意志努力而保持注意，但这时的注意仍然是自觉的、有目的的，只不过不需要意志努力，这一现象称为"有意后注意"。

3. 注意的品质　可以从以下几个方面衡量个体注意品质的好坏：

（1）注意的广度：又称为注意的范围，指在单位时间内注意到事物的数量。注意的广度受知觉对象的空间排列、个体的知识经验、任务的难度等影响。

（2）注意的稳定性：指注意集中于某一事物所持续的时间，它是保证顺利完成某项活动所必需

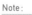

的。但这并不意味着注意总是指向同一对象，而是指虽然当注意的对象和行动有所变化，但注意的总方向和总任务不变。例如，护士在给病人评估时，既要听病人自述，又要察看病人外显症状，还要记录病情，但所有这些活动都服从于评估这一项任务。

（3）注意的分配：指同时进行两种或两种以上活动的时候，把注意指向不同的对象。例如，学生上课时一边听讲、一边记笔记；歌手自弹自唱，边歌边舞。注意的分配是有条件的。首先，同时进行的两种活动，其中一种必须是熟练的；其次，几种活动之间必须具有紧密的联系；否则，注意的分配就比较困难。

（4）注意的转移：指根据任务的要求，主动地把注意从一个对象转移到另一个对象上。例如，要求护理学生根据教学内容的变化，从注意内科护理学转到注意护理心理学上来。注意的转移与分散不同：注意转移是有目的的、主动的；而注意的分散是无目的的、被动的。

二、情绪与情感过程

人的一生时时刻刻伴随着波动起伏的情绪和情感，如与亲朋好友相聚时的快乐，欣赏动听美妙音乐时的愉快，面临巨大挑战时的紧张，生离死别时的痛苦……临床护理工作中，护士会因为第一次给病人做静脉穿刺而焦虑紧张，也会因为病人在自己的照护下逐渐康复而充满喜悦。

（一）概述

1. **概念**　情绪（emotion）和情感（feeling）是人对客观事物是否符合自己的需要而产生的态度体验。这种体验反映着客观事物与人的需要之间的关系。根据是否符合需要可能采取肯定的态度，也可能采取否定的态度。当采取肯定的态度时，就会产生满意、喜悦等积极的内心体验；当采取否定的态度时，就会产生悲哀、愤怒等消极的内心体验。

2. **情绪与情感的区别与联系**　情绪和情感既紧密联系又有区别：①情绪发生早，情感产生晚。②情绪通常是在有机体的生理需要是否获得满足的情况下产生的，是人与动物所共有的，情感则与社会需要是否满足相联系，是人所特有的。③情绪具有情景性、激动性和暂时性，它往往随情境改变和需要的满足而减弱或消失；情感则具有稳定性、深刻性和持久性，是对人对事稳定态度的反映。④情绪是感情的外在表现形式，情感则是感情的内容，情感的表达会伴随情绪反应。

3. **情绪和情感的维度与两极性**　情绪的维度是指情绪所固有的某些特征，主要指情绪的动力性、激动性、强度和紧张度等方面，这些特征的变化幅度又具有两极性。

（1）从性质上看，有肯定的和否定的情绪情感。需要得到满足时产生肯定的情绪情感，例如高兴、满意等；需要不能得到满足时则产生否定的情绪情感，例如烦恼、忧愁等。

（2）从动力性上看，情绪有增力和减力两极。对个体而言，需要得到满足时产生的肯定情绪是积极的、增力的，可提高人的活动能力；需要得不到满足时产生的否定情绪是消极的、减力的，会降低人的活动能力。

（3）从激动性上看，情绪有激动与平静两极。激动是一种强烈的、外显的情绪状态，如激怒、狂喜、极度恐惧等。平静则是一种平稳安静的情绪状态，是人们正常生活、学习和工作时的基本情绪状态。

（4）从强度上看，各类情绪情感的强弱不一，在强弱之间又有各种不同的程度。例如，从好感到酷爱的发展过程是：好感—喜欢—爱慕—热爱—酷爱。

（5）在紧张度上，情绪有紧张和轻松之别。通常紧张状态可导致人们的积极行动，但过度紧张则会令人不知所措，甚至使人的精神瓦解、行动终止。

（二）分类

情绪和情感复杂多样，从不同的角度、方面可分成不同的类别。

1. **原始情绪**　快乐、悲哀、愤怒、恐惧是4种基本情绪或称原始情绪。需要得到满足或盼望的目的达到时产生快乐情绪；失去所盼望、追求的东西和目的时产生悲哀情绪；由于目的和愿望不能达到，一再地受到阻碍，造成紧张的积累时产生愤怒情绪；企图摆脱、逃避某种危险情境时产生恐惧情绪。

2. 情绪状态 最典型的有心境、激情和应激3种情绪状态。

（1）心境：是一种具有感染性的，微弱而持久的情绪状态。所谓"情哀则景哀、情乐则景乐"指的就是心境。它不是对某一事物的特定体验，而是以同样的态度对待一切事物。生活的顺逆、工作的成败、个人的健康状况、自然环境的变化都可以成为引起某种心境的原因。

心境对人的生活、工作、学习、健康有很大影响。积极乐观的心境，可提高人的活动效率，增强信心，对未来充满希望，有益于健康；消极悲观的心境，会降低人的活动效率，使人丧失信心和希望，经常处于焦虑状态，有损健康。

（2）激情：指一种强烈的、暴发性的、短暂的情绪状态。例如，重大成功后的狂喜，惨遭失败后的绝望，亲人猝死所致极度悲愤，突如其来的危险造成的异常恐惧等都是激情。激情状态往往伴随生理变化和明显的外部行为表现，例如，盛怒时的怒发冲冠、咬牙切齿；狂喜时的眉开眼笑、手舞足蹈。

激情具有积极和消极的两极性。积极的激情可促进个体工作的积极性，例如，天宫一号成功发射时全国人民兴高采烈的爱国主义情感，是激励人上进的强大动力；消极的激情则使人出现"意识狭窄"现象，即认识活动范围缩小，理智分析能力受到抑制，控制能力减弱，进而使人的行为失去控制，采取鲁莽的行为或动作。

（3）应激：指个人对出乎意料的紧急情况或环境刺激作出的适应性反应。出现应激状态时，有的人急中生智、当机立断、集中全部精力去应付突变，从而化险为夷，而有些人则张皇失措、目瞪口呆、手足无措。关于应激的内容将在第三章中详细阐述。

3. 情感的分类 根据性质和内容，可分为道德感、理智感和美感。

（1）道德感：是根据一定的道德标准评价人的行为、举止、思想、意图时所产生的情感体验。它直接体现了客观事物与主体的道德需要之间的关系。道德感是在人的社会实践中发生和发展的，并受社会生活条件和阶级关系的制约。

（2）理智感：是人在智力活动过程中认识和追求真理的需要是否得到满足而产生的情感体验。它是在认识过程中发展起来的，同时又对人们的认识和实践起着重要的推动作用。

（3）美感：是按照一定的社会美和自然美的标准评价事物时所产生的情感体验。美感具有强烈的现实性和社会性，不仅物质形态美使人有美的体验，行为美、语言美、心灵美也都使人产生美的感受与体验。

（三）情绪的外部表现和生理变化

1. 外部表现 与情绪状态相联系的身体外部变化称为表情，包括面部表情、身段表情、言语表情。

2. 生理变化 主要包括循环系统、呼吸系统、皮肤电、脑电波以及内外分泌腺等方面的变化。例如，伴随情绪发生的心跳加快、血压升高、瞳孔扩张、呼吸加速和脸色变化等。

（四）情绪理论

1. 詹姆斯 - 兰格理论 美国心理学家威廉•詹姆士（W.James）和丹麦生理学家卡尔•兰格（C.Lange）分别于1884年和1885年提出相同的情绪理论，后被称为詹姆士 - 兰格情绪外周学说。该学说认为使人激动的外部事件所引起的身体变化是情绪产生的直接原因，情绪是对身体变化的感觉，即刺激引起生理反应，进而引起情绪体验。先有机体变化，再有情绪。"我们因为哭，所以悲伤；因为动手打，所以生气；因为发抖，所以怕。并不是我们悲伤了才哭，生气了才打，害怕了才发抖"。

该理论最先认识到了情绪与机体变化的直接关系，强调了自主神经系统在情绪产生中的作用，但片面强调自主神经系统的作用，忽视了中枢神经系统的调节与控制作用，存在一定的片面性。

2. 坎农 - 巴德理论 美国生理学家坎农（W.Cannon）和巴德（Bard）强调丘脑在情绪形成中起重要作用。1927年，坎农提出了丘脑说，后得到巴德支持并加以扩充。该学说认为，情绪并非外周变化的必然结果，情绪产生的机制不在外周神经系统，而在中枢神经系统的丘脑。情绪过程是大脑皮层对丘脑的抑制解除后丘脑功能亢进的结果。所有的情绪过程都遵循同样的活动链条，即外界刺激引起感觉器官的神经冲动,通过传入神经传到丘脑,再由丘脑同时向上向下发出神经冲动。向上反馈至大脑皮层,产生情绪体验;向下激活交感神经系统,引起一系列生理变化。人的情绪体验与生理反应是同时发生的。

该理论唤起了人们对丘脑的重要性和对情绪的神经生理方面的注意。后来的很多实验证明,下丘脑在情绪的形成中起重要作用。有些学者进一步提出了网状结构和边缘系统与情绪的关系,对深入探讨情绪的生理机制具有很大意义。

3. 沙赫特的认知理论 美国心理学家沙赫特(S.Schachter)提出了情绪受环境刺激、生理唤醒和认知过程3种因素所制约,其中认知因素对情绪的产生起关键作用。其基本观点是,生理唤醒与认知评价之间的密切联系和相互作用决定着情绪,如在深山老林中遇到一只虎,肯定会引起恐惧,而在动物园中观赏虎,则不一定会感到恐惧,甚至还有观赏老虎的开心和兴奋。这正是由于对刺激情境的认知评价不同而引起的截然不同的情绪体验。

沙赫特的研究缺乏对实验的效度分析,实验设计复杂,后人难以重复得出相同的结果。但为情绪的认知理论提供了最早的实验依据,对认知理论的发展起到了一定的推动作用。

4. 阿诺德的"评估 - 兴奋"学说 美国心理学家阿诺德(M.B.Arnold)于20世纪50年代提出了情绪的评估 - 兴奋学说,强调情绪的产生是来自外界环境的刺激,通过人的评估产生的,这种评估是在大脑皮层发生的。阿诺德给情绪下的定义:情绪是趋利避害的一种体验倾向,即我们总是直接地、自动地并且几乎是不由自主地评价着遇到的任何事物,情绪就是一种朝向评价为好(喜欢)的东西或离开评价为坏(不喜欢)的东西的感受倾向。她认为,评价补充着知觉并产生去做某种事情的倾向,任何评价都带有感情体验的成分。情绪反应包括机体内部器官和骨骼肌的变化,皮层兴奋是情绪的主要机制。整个评价的复杂过程几乎是在瞬间发生的。

阿诺德的学说接受了詹姆士 - 兰格学说的外周反馈观点,而不同意坎农关于丘脑抑制的观点。她认为整个情绪过程均为大脑皮层兴奋的结果,同时强调对外部环境刺激的评价过程是发生在生理反应、情绪体验和行为变化之前。

以上第三、四种情绪理论都不同程度地突出了认知过程对情绪活动的影响,对于认识和解决护理心理学中遇到的各种情绪问题有一定的指导意义。

(五)情绪与健康

早在两千多年前,我国古代医学就肯定了情绪与健康的关系,把喜、怒、忧、思、悲、恐、惊这七情看成重要的致病因素,例如,《内经》记载:怒则气上、喜则气缓、思则气结、悲则气消、恐则气下、惊则气乱。

情绪分为积极情绪和消极情绪两大类。积极的情绪治病,消极的情绪致病。例如,二战期间,英国伦敦不断遭受德国飞机的空袭,当时人们经常处于精神紧张的状态中,许多人都患有消化性溃疡。著名科学家法拉第年轻时,由于工作十分紧张,导致精神失调,身体虚弱,经过长期药物治疗却毫无起色。后来一位名医对他进行了仔细的检查,但未开药方,只说了一句话:"一个小丑进城胜过一打医生"。法拉第对这句话仔细琢磨,终于明白了其中的奥秘。从此以后,他经常抽空去看马戏、滑稽剧与喜剧,经常高兴得开怀大笑,愉快的心情使他恢复了健康。情绪消极、低落或过于紧张的人,往往容易患各种疾病。因此保持乐观的情绪,才有利于身体健康。

(六)情绪与临床护理

临床护理工作中,护士保持良好的情绪状态是做好护理工作的前提,也能对病人的情绪产生积极的影响。反之,护士不能自我调节好情绪,甚至把不良情绪转移发泄到病人身上,会加重病人的消极情绪,导致护患关系紧张,不利于病人康复。因此,掌握一定的情绪调节方法对临床护士十分重要。

常用的情绪调节方法有:

1. 认知调节 认知调节指当个人出现不适度、不恰当的情绪反应时,理智地分析和评价所处的情境,冷静地应对。例如,当人非常愤怒时,常会采取过激行为,如果此时能够告诫自己冷静分析一下动怒的原因、可能的解决办法,可使过激的反应平静,找到恰当的方式解决问题。

2. 转移调节　转移调节指把时间、精力从消极情绪体验中转向有利于个人未来发展的方向。研究证明,音乐、美术和书法是调控情绪的最佳方式之一。体育和旅游活动也是转移调控情绪的良好方法。当情绪状态不佳时,游山玩水、打球下棋都是极好的情绪调控手段。

3. 建立社会支持系统　当个体陷入较严重的情绪障碍时,有必要向社会支持系统寻求帮助,如亲人、朋友,或者是专业的社会工作者、心理医生。

4. 放松训练　放松训练包括呼吸放松、肌肉放松、音乐放松和意念放松等。放松训练可以缓解紧张情绪,减低心理压力;提高肌肉的感觉能力,使头脑清晰敏感,消除疲劳,加快恢复过程。

5. 增加幽默感　幽默感会使人得到生活中最珍贵的礼物——笑。笑是一剂良药,可以消除抑郁,对不良情绪起到调节作用,使不良情绪得到有效控制。

6. 适度宣泄　宣泄指舒散、吐露心中的积郁。适度宣泄,对人的生理和心理健康都有益处。宣泄的形式很多,该说就说、该哭就哭、该喊就喊……把埋在心中的委屈、忧郁、牢骚、怨恨、苦恼等宣泄出来,达到心理平衡。

三、意志过程

意志是推动一个人积极主动地进行活动的强大动力。它是人类心理过程的重要组成部分。

（一）概述

1. 概念　意志（will）是人们自觉地确立目的,并根据目的支配、调节行动,通过克服困难和挫折,实现预定目标的心理过程。在人们的实践活动中,凡是基于某种愿望或需要,确定一个奋斗目标,通过自我调节其生理、心理活动,克服困难,努力实现预定目标的心理过程就是意志。

2. 特征　人的意志离不开行动,它总是要通过行动表现出来,并支配和调节着人的行动,故将受意志支配的行动称为意志行动。意志行动的基本特征有以下几个方面:

（1）以随意运动为基础:意志行动以随意运动为基础,根据实践的目的去组织、支配和调节一系列的动作,组成复杂的行为,从而实现预定的目的。

（2）与克服困难相联系:目的的确立与实现过程中总会遇到各种困难,所以战胜和克服困难的过程,也是意志行动的过程。

（3）有自觉目的的行动:意志行动的目的性特征是人与动物的本质区别。人在活动之前,活动的结果已作为行动目的以观念的形式存在于人脑中。在活动中,方法选择、步骤安排等始终从属于目的,并以预先所确定的目的作为标尺评价自己的活动结果。因此,没有目的,就不会有意志行动。

（二）意志品质

意志品质是一个人奋发前进的内部动力,其诸多方面并非孤立,而是有着内在联系的有机整体。

1. 自觉性　自觉性指人对行动的目的及其意义有明确的认识,并能主动地支配和调节自己的行动使之符合该目的的要求。自觉性主要表现为有理智的行动,既不轻易接受外界的影响,又不拒绝任何有益的建议,在行动中不畏艰险,一往无前。

与自觉性相反的品质是盲目性（也叫受暗示性）和独断性。盲目性表现为对自己的行动目的缺乏认识,缺乏坚定的信心和决心,没有主见,人云亦云,易受他人影响。独断性则表现为固执己见,不管自己的目的愿望是否合理,有无实现的可能,也不管各种条件是否具备,一意孤行,刚愎自用。二者都是意志品质不良的表现。

2. 坚韧性　坚韧性指人能以充沛的精力和百折不挠的精神克服一切困难和挫折,坚决完成既定目的任务,不达目的誓不罢休的品质。所谓"富贵不能淫,贫贱不能移,威武不能屈"说的就是坚韧性。具有坚韧性的人,有顽强的毅力,能战胜各种困难,胜不骄,败不馁,锲而不舍,百折不回。

与坚韧性相反的品质是顽固执拗和动摇。顽固执拗是不能正确地估计自己,也拒绝采纳别人建议,有时明知有错,还要一意孤行,固执己见,执迷不悟,实际是意志薄弱的表现;动摇性是指遇到困

Note:

难就畏缩不前甚至妥协，或怀疑自己预定目的是否恰当，不断改变或放弃自己的决定，知难而退，见异思迁，虎头蛇尾，半途而废。顽固执拗和动摇性都属于消极的意志品质。

3. 果断性 果断性指人能迅速、有效、不失时机地采取决断的品质。表现为对自己的行为目的、方法及可能的后果都有深刻的认识和清醒的估计，能在矛盾冲突中迅速权衡利弊，分析判断，明察是非，并能当机立断，敢作敢为，即使面临危险甚至危及生命，也能挺身而出，大义凛然。果断性在护理工作中有重要意义，例如，医护人员在急救时的当机立断，能及时地帮助病人化险为夷，转危为安。

与果断性相反的意志品质是优柔寡断和鲁莽草率。优柔寡断者的显著特征是无休止的动机冲突，一事当前，犹豫不决，患得患失，顾虑重重；执行决定时，常出现动摇，怀疑自己的决定是否正确。鲁莽草率者对事物不加分析和思索，贸然草率作出决定，既不考虑实际情况，也不顾及后果，是一种无理智的表现。

4. 自制力 自制力指善于克制情绪并能有意识地调节和支配自己的思想和行动的意志品质。意志的自制力主要表现在两个方面：一是善于迫使自己去执行所采取的决定；二是善于抑制与自己目的相违背的一切愿望、动机、情绪和行为。自制力强的人，顺利或成功时不忘乎所以，逆境或失败时不消沉气馁，情绪稳定，善于克己忍耐，为了理想能够忍受痛苦和磨难。自制力表现在意志行动的全过程中，是人的坚强意志的重要标志。

与自制力相反的品质是任性和怯懦。前者不能约束自己的行为，我行我素，自我放纵，易冲动，意气用事，有任意而为的倾向；批评与自我批评是预防任性的有效方式。后者胆小怕事，遇到事情时惊慌失措，畏缩不前。

第三节 人 格

一、概述

（一）定义

人格（personality）一词源于拉丁语"persona"，原指演员戴的面具，类似于中国京剧中的脸谱，后来心理学借用这个术语用来说明在人生舞台上，人也会根据社会角色的不同来更换面具，这些面具就是人格的外在表现。面具后面还有一个实实在在的真我，即真实的人格。

一般来说，人格就是人格心理的简称。由于人格的复杂性，我国心理学界对人格的概念和定义尚未有一致的看法。我国第一部大型心理学词典——《心理学大词典》中的人格定义反映了多数学者的看法，即"人格，又称为个性，指一个人的整个精神面貌，即具有一定倾向性的心理特征的总和"。

（二）人格结构

从构成方式上讲，人格是一个系统，由三个子系统组成。

1. 人格倾向性 人格倾向性是个体对客观环境的态度和行为积极性的特征，包括需要、动机、兴趣、信念和世界观等。人格倾向性是人格系统的动力结构，是人格结构中最活跃的因素，以积极性和选择性为特征，决定着人对周围世界认识和态度的选择和趋向。人格倾向性中的各个成分互相联系、互相影响和互相制约。其中，需要是人格倾向性的源泉；动机、兴趣和信念等都是需要的表现形式；世界观处于最高指导地位，它指引和制约着人的思想倾向和整个心理面貌。

2. 人格心理特征 人格心理特征是个体在其心理活动中经常、稳定地表现出来的特征，主要是指人的能力、气质和性格。它集中反映了人的心理面貌的独特性。例如，能力就是指人顺利完成某种活动的一种心理特征。人格心理特征在结构中并非孤立存在，它受到人格倾向性的制约。例如，能力和性格是在动机、理想等推动作用下形成、稳定或者再变化，也需要依赖于动机和理想等动力机制才能表现出来。

3. 自我意识　自我意识是个体对所有属于自己身心状况的意识,包括自我感知、自我认识、自我分析、自我评价、自我体验、自我调控等。自我意识是人格系统的自动调节结构,如果自我意识失调,会导致人格障碍。

（三）人格的特点

1. 独特性与共同性　人格的表现千差万别,具有独特性,正所谓"人心不同,各如其面"。独特性并不排斥人与人之间心理上的共同性,诸如某一个群体、某一个阶级或某一个民族具有共同的典型的人格特征,这种心理上的共性是在一定的群体环境、社会环境、自然环境中逐渐形成的,并具有稳定性和一致性,它制约着个人的独特性特点。

2. 稳定性与可变性　人一旦形成一定的心理特征后,就会在适应或改变客观世界的过程中经常表现出来。正是人格的稳定性特点,才将一个人与另一个人从心理面貌上区别开来。人格的稳定性特点并不排斥人格的可变性。人的现实生活是十分复杂多变的,因此,作为由人的生活历程所形成的人格特征,也必然随着现实的多样性和多变性而发生或多或少的变化。

3. 生物制约性与社会制约性　马克思说:"'特殊的人格'的本质不是人的胡子、血液、抽象的肉体本性,而是人的社会特质","人的本质并不是单个人所固有的抽象物,实际上,它是一切社会关系的总和"。由此可见,人格是自然性与社会性的统一。人的生物属性是人格形成的基础,而如果只有生物属性,脱离人类社会实践活动,不可能形成人的人格。"狼孩"的例子就充分说明了这一点。

4. 整体性　虽然人格是由许多心理特征组成的,但这些成分或特性错综复杂地交互联系、交互制约而组成了整体。这种整体性表现为人格内在的统一,使人的内心世界、动机和行为之间保持和谐一致,否则就会导致人格分裂。

（四）人格形成的影响因素

影响人格形成和发展的因素,一是遗传,二是环境。二者的交互作用决定了人格的形成和发展。换言之,人格是在生物遗传的基础上,在一定的社会环境影响下,通过实践活动逐渐形成和发展起来的。

1. 生物遗传因素　是人格形成和发展的自然基础。遗传基因携带父母的生物特征,并传递给子女,影响人的体态、体质和容貌。遗传对人格各部分的作用不完全相同,例如,气质和智力受其影响明显,而对价值观影响少。另外,神经系统的特性不同,高级神经活动的类型不同,内分泌系统分泌激素的水平不同,会使人的人格形成和发展显示出不同的特点。此外,人的体态、体质和容貌,也是影响人格形成和发展的生物因素。例如,有人因容貌出众而自负,有人因先天不足而自卑。总之,生物因素只为人格的形成和发展提供了一种可能性,不能决定人格的发展。

2. 环境因素　环境是影响人格形成和发展的决定因素,这里所说的环境主要指社会环境,包括家庭、学校和社会文化环境等。

（1）家庭环境:家庭是个体最早接触的环境,包括家庭气氛、家庭经济条件和社会地位、父母的教养态度与方式。父母对子女的教养方式是最重要的家庭因素。父母是孩子最早的教师,父母的言行对儿童的性格形成有潜移默化的作用。父母对孩子持有民主、平等的态度,容易建立良好融洽的亲子关系,有利于儿童保持稳定的情绪,形成自尊、自信、友善等人格特点。父母之间关系和睦,互相尊敬和理解,形成支持性的家庭气氛,也对孩子的人格形成有积极影响。出生顺序会影响到兄弟姐妹在家庭中的地位和角色,对人格也有影响。例如,长子易有较强的责任感,但是可能偏于保守;排行最小者往往在能力发展上快,但容易任性。

（2）学校环境:学校课堂教学的内容、班集体的气氛、师生之间的关系和教师的管理教育方式、教师的作风、态度以及思想品质等,对个体人格的形成和发展有着深刻的影响。其中,管理教育方式的影响尤为深刻,民主的管理教育方式,使个体易形成情绪稳定、积极、友好的人格特征。

（3）社会文化环境:人不是孤立的,而是社会中的一员。人与社会相互影响,社会文化环境也是影响人格形成和发展的一个重要环境因素。古代的"孟母三迁",讲述的是孟子的母亲为了孟子成长,寻找良好成长环境的故事。现代的电视、电影和文艺读物等对人格潜移默化的影响也十分明显。

3. 实践活动　个人从事的实践活动是制约人格形成和发展的一大要素。例如，登山活动锻炼人的顽强性；救护活动锻炼人的机敏性；常年在田间劳作，使人懂得勤俭。某一特定的实践活动，要求人反复地扮演某种与这一活动相适应的角色，久而久之，便形成和发展了这一活动所必需的人格特点。不同的实践活动要求不同的人格特点，同时又造就和发展了个体的人格。

4. 自我教育　人在实践活动中，在接受环境影响的同时，个人的主观能动性也在起着积极的作用，环境因素必须通过个体的自我调节才能起作用。个体人格的形成过程中，从环境中接受什么，拒绝什么，或希望成为什么样的人，不希望成为什么样的人，是有一定自主权的，这取决于每个人对自己采取怎样的自我教育。因此，人格也是自己塑造的。

（五）人格理论

长期以来，各种学派的心理学家从不同角度对人格的形成进行了讨论，提出了各自的人格理论。

1. 人格特质论　美国心理学家奥尔波特（G.W.Allport）于 1937 年最先提出了特质理论，认为人格理论必须具有能代表"生活综合"的测量单元，这种单元就是特质。特质分为共同特质和个人特质，共同特质是某一文化背景下的人所共有的特质，个人特质则是个人区别于他人的特质。奥尔波特更强调个人特质，强调人与人之间的人格差异。另一位美国心理学家卡特尔（R.B.Cattel）把特质分成表面特质和根源特质。表面特质是从外部可以观察到的行为；根源特质则隐藏在表面特质的后面，是制约表面特质的潜在基础和人格的基本因素。卡特尔提出了 16 种基本的人格因素，并根据这 16 个特质编制了人格问卷——卡特尔 16 项人格因素问卷。

2. 人格类型论　按某种标准将人划分为不同类型加以研究，称为类型论。瑞士心理学家荣格（Jung）1913 年首次提出人类心理的两种类型：内倾和外倾。后来又提出了兼具两种类型特点的中间型。英国心理学家艾森克（H.J.Eysenck）分析人格采用两个维度：内外向维度与情绪稳定性维度。他以这两个维度作为分类标准，将人分成四种类型：稳定外向型、稳定内向型、不稳定外向型、不稳定内向型。

二、人格倾向性

（一）需要

1. 概念　需要（need）是有机体感到某种缺乏而力求获得满足的心理倾向，是人脑对生理和社会需求的反映。

（1）需要是内外环境的客观需求在人脑中的反映。这种要求可以来自内部，如饥渴的需要；也可以来自机体外部，如父母对子女的严格要求。

（2）需要是有机体内部的一种不平衡状态，常以一种"缺乏感"体验着，以意向、愿望的形式表现出来。例如，血液中缺乏水分会产生喝水的需要；病人进入陌生的医院环境会产生安全的需要。当需要得到满足时，这种不平衡状态暂时得到消除，而当新的不平衡产生时，又会产生新的需要。

（3）需要是人的活动的基本动力，是个体积极性的源泉。人的各种活动，从饥渴饮食到从事物质资料的生产、文艺的创作、科技的发明等，都是在需要的推动下进行的，需要使人产生进行活动的动机，从而指引人的行为。

2. 种类

（1）按需要的起源分类：可分为生理性需要和社会性需要。生理性需要是个体为了维持生命和种族的延续所必需的一些需要，是与生俱来的，体现了需要的自然属性，例如，个体具有充饥解渴、避暑御寒、睡眠及性的需要等等。生理性需要对有机体维持生命、延续后代有重要意义。人与动物都有自然需要，但需要的内容、对象和满足的手段都不同。社会性需要是个体在成长过程中，通过各种经验的积累所获得的一种特有的需要，是后天形成的人的高级的需要，体现了需要的社会属性，例如，人们对劳动、人际交往、获得成就的需要、爱的需要、求知的需要，等等。

（2）按需要指向的对象分类：可分为物质需要和精神需要。物质需要是指以占有物质产品而获得满足的需要，例如，人们对衣、食、住、行的需要，对工作和劳动条件的需要。物质需要大多属于生理性需要，有的也包括社会性需要的成分。精神需要指以占有社会精神产品而获得满足的需要，例如，人们通过阅读文艺作品、报刊、杂志、观看电视电影获得精神需要的满足。精神性需要基本上属于社会性需要。

3. 需要层次理论 由美国人本主义心理学家马斯洛（Abraham Harold Maslow,1908—1970）提出。他认为个体的需要可以分为 5 个层次：即生理、安全、归属与爱、尊重和自我实现（图 2-8）。

（1）各层次的涵义：生理需要是人的需要中最基本、最强烈、最具有优势的一种需要，是对生存基本条件的需要，例如，人们对衣食住行的需要。生理需要是推动人们行动的强大动力，如果没有得到满足，那么除了食物外，一个人对其他东西会毫无兴趣，所谓"仓廪实而知礼节""衣食足而知荣辱"就是这个道理。

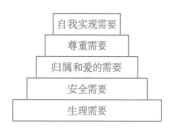

图 2-8 需要层次理论

安全需要是在满足生理需要的基础上出现的需要，表现为人们对秩序、稳定、工作与生活保障的需要，例如，大家都需要生命安全、财产安全、劳动安全、职业安全、心理安全等，以求免受威胁、免于孤独、生活稳定。

当上述需要基本满足后，就会产生进一步的社会性需要——归属与爱的需要，是个人渴望得到家庭、团体、朋友、同事的关爱、理解，是对友情、信任、温暖、爱情的需要。社交的需要比生理和安全需要更细微、更难以捉摸，表现为需要参加一定的组织、依附于某个团体，对友谊、情感和爱的需要，给别人爱和接受别人的爱。

尊重的需要包括自我尊重和他人尊重。一方面指渴望有成就、有实力、独立和自由，对环境有施加影响的能力；另一方面指渴望威望与名誉，需要别人的尊重、赞许和对自己工作成绩的认可。尊重的需要得到满足，会使人充满自信，否则容易产生自卑、虚弱和无能感。

自我实现的需要位于需要层次之巅，是人类需要发展的高峰，指人们能最充分地发挥自己的潜在能力，实现个人的理想与抱负，成为所期望的人物。简而言之，是一个人自我进步的愿望，"一种想要变得越来越像人的本来样子、实现人的全部潜力的欲望"。自我实现意味着充分地、活跃地、忘我地、集中全力地、全神贯注地体验生活。这是一种创造的需要。人在自我实现的创造性过程中，产生一种所谓的"高峰体验"的情感，是人类存在的最高、最完美、最和谐的状态，使人具有一种欣喜若狂、如醉如痴的感觉。

（2）各层次的关系：马斯洛认为 5 个层次的需要是由低向高的，层次越低，力量越强。需要的满足过程逐级上升，当低一级的需要获得满足之后，个体才向高一级的需要发展。越是高级的需要，就越为人类所特有。层次越高，越难满足。人的行为是由优势需要决定的。同一时期内，个体可存在多种需要但只有一种占支配地位。各层次需要互相依赖，彼此重叠。较高层次需要发展后，低层次的需要依然存在，只是对人行为的影响比重降低而已。不同层次需要的发展与个体年龄增长相适应，也与社会的经济与文化教育程度有关。高级需要的满足比低级需要的满足要求更多的前提条件和外部条件。对大多数人来说，满足自我实现的需要是一个终生奋斗的目标，只有少数人才能达到真正的自我实现。

马斯洛的需要层次理论系统地探讨了需要的实质、结构和发生发展的规律。这不仅对建立科学的需要理论具有一定的积极意义，而且在实践上也产生了重要影响。护理管理者可以依据这个理论，制订满足护士需要的措施，以调动护士的工作积极性。但该理论也有其不足之处：①关于需要是按阶梯逐渐实现的观点带有机械主义的色彩，忽视了高级需要对低级需要的调节作用。马斯洛也承认，他"并不完全了解殉道、英雄、爱国者、无私的人"。②忽视了个人主观能动性和各种需要间的复杂联系，没有反映人的理想、信念、世界观对需要的调节作用。③认为需要的发展是一种自然成熟的

Note：

过程,这严重低估了环境和教育对需要发展的影响,忽视了社会存在对人的成长的重要影响。④忽视了个体在同一时间往往存在多种需要,容易产生动机斗争。

(二)动机

1. 概念　动机(motive)是指由特定需要引起的,欲满足各种需要的特殊心理状态和意愿。动机是在需要的基础上产生的,是推动人活动、并使活动朝向某一目标的内部动力。在同一时间、空间内会存在好几种动机,但这些动机在强度上是各不相同的。决定人们行为并实际发挥作用的动机是主导动机或称优势动机。

动机产生的原因:①内在条件,即需要,包括生理性需要和社会性需要;体内失衡的匮乏状态→需求→驱力→行为。②外在条件,即诱因,包括物质的和精神的。动机是由需要与诱因共同组成的。因此,动机的强度或力量既取决于需要的性质,也取决于诱因力量的大小。

动机的功能:①始动的功能,引发人的活动。②维持调节功能。③指向功能,引导这一活动向某一目标进行。

2. 种类　按照不同的划分标准,动机可有多种分类。

(1)根据动机的性质分类:可分为生理性动机和社会性动机。生理性动机也称生物性动机,是以有机体自身的生物性需要为基础推动人们去活动,例如,饥、渴、疼痛、性欲、睡眠等。社会性动机也叫心理性动机,以人的社会文化需要为基础。人有社会交往的需要、成就的需要、认识的需要,因而产生了相应的交往动机、成就动机和认识动机。

(2)根据动机的来源分类:可分为外在动机和内在动机。外在动机是指人在外界的要求与外力的作用下所产生的行为动机。例如,儿童为得到父母或老师的奖赏而学习或为避免惩罚而遵守纪律。内在动机是指由个体内在需要引起的动机,例如,护理专业学生因为对护理学的浓厚兴趣而自觉主动地学习。

3. 动机冲突　现实生活中常同时存在多种动机,这些动机的强度在随时变化,而驱动人行动的主导动机的确立又常常不那么顺利,这样,当动机结构中同时存在性质和强度非常相似或相互矛盾的动机时,个体就会难以决定取舍,表现为行动上犹豫不决,这种相互冲击的心理状态,称为动机冲突。

(1)双趋冲突:两个事物有同样的吸引力,产生同等强度的动机,而由于条件限制,只能选其中的一个目标,此时个体表现出难于取舍的矛盾心理,就是双趋冲突。"鱼与熊掌不可兼得"描述的就是双趋冲突。

(2)双避冲突:两个事物同时对个人造成威胁、厌恶感,使人产生同样的逃避动机,但由于条件和环境的限制,不得不选择其中的一个,这种称为双避冲突。"前有狼,后有虎""前遇大河,后有追兵"描述的正是这种处境。

(3)趋避冲突:指某一事物对个体具有利与弊的双重意义,使人产生两种动机态度:好而趋之和恶而远之。所谓"想吃鱼又怕鱼刺"就是这种冲突的表现。再如,学生想参加校足球队为学校争光,又怕耽误时间影响自己的学业成绩;青年人想为社会做好事又怕别人不理解;病人为了治愈疾病必须手术但又害怕做手术等。

(4)多重趋避冲突:指在实际生活中,人们面对着两个或两个以上的目标,而每个目标又分别具有吸引和排斥两方面的作用,人们必须进行多重的选择而左顾右盼,难以抉择的心态即为多重趋避冲突。例如,大一新生想选修一些有吸引力的课程,但又害怕考试失败;想参加校足球队为学校争光,但又害怕耽误时间太多;想参加学校的公共协会学习公共关系学,但又怕不能被接受而面子上不好看。这种复杂的矛盾心理,就是多重趋避冲突。

动机冲突可以造成个体不平衡、不协调的心理状态,严重的心理冲突或持续时间较长可以引起个体的心理障碍。

Note:

三、人格心理特征

（一）能力

1. 概念 能力（ability）是指个体成功地完成某项活动所必需的心理特征，它直接影响人的活动效率。

能力有两层含义：①实际能力，指已经表现出来的实际能力，例如，会讲英语，会开车，可以做开胸手术；②潜在能力，指尚未表现出来的能力，它是通过学习、训练后发展起来的能力。实际能力和潜在能力是不可分割的。

能力与活动是紧密联系的。一方面，人的能力在活动中发展并在活动中得到体现。例如，一位护士长的管理能力，是在长期的护理管理实践中锻炼出来的，也只有在管理活动中才能施展她的管理能力。另一方面，从事任何活动都必须有一定的能力作为条件和保证。例如，一个人要从事绘画活动，他必须具备色彩鉴别、形象思维等能力。离开活动，人的能力不仅无法形成与发展，而且也失去它存在的作用和意义。

要成功地完成某种复杂的活动，只具备一种能力是不够的，通常需要多种能力相结合。多种能力的有机结合称为才能。例如，一位优秀的护士要有扎实的护理操作能力、敏锐的病情观察能力、准确的语言表达能力和灵活的临床思维能力，这些能力的有机结合就构成了护士的才能。一个人某方面的才能有高度的、杰出的、创造性的发展称为天才。天才并非天生的，它是在良好素质的基础上，通过后天环境、教育的影响，加上自己的主观努力发展起来的。

2. 种类 按能力的倾向性可将能力分为一般能力和特殊能力。

（1）一般能力：指个体从事一切活动所共同需要的能力，也就是我们平时所说的智力，例如，观察、记忆、思维、想象等能力，它们都是人们完成任何活动所不可缺少的。心理学界对智力问题的研究形成了较多的相关理论，并以各种理论为依据研制出许多智力测验工具。

（2）特殊能力：指个体完成某项专门活动、从事特殊职业或专业所需要的能力，例如，数学能力、音乐能力、绘画能力、体育能力。

人们从事任何一项专业性活动既需要一般能力，也需要特殊能力。二者的发展也是相互促进的。一般能力是特殊能力的重要组成部分。特殊能力的发展又有助于一般能力的发展。

3. 能力发展与能力差异

（1）能力的发展规律：在人的一生中，能力发展的趋势大致如下：童年期和少年期是某些能力发展最重要的时期。从 3 岁到 13 岁，智力的发展与年龄的增长几乎是同步的。以后随着年龄的增长，智力的发展趋于缓和；在 20 岁左右，人的智力发展达到顶峰并保持水平状态直到 35 岁；以后智力开始缓慢下降，到 60 岁以后智力迅速衰退。

（2）能力的差异：是指人与人之间在智力、体力及工作能力等方面的差异，是由性别、年龄、文化背景等因素造成的。

1）能力水平的差异：在一般能力方面，能力的水平差异主要指智力发展水平的差异。心理学家通过大量研究得到一个共同的结论，即就人群总体来说，能力的个体差异呈正态分布：两头小，中间大。根据韦氏智力测验结果，将智力商数（intelligence quotient，IQ，智商）超过 130 的人称为智力超常，智商低于 70 的人称为智力低常，普通人的智商在 100 左右，称为中常（表 2-1）。

2）能力类型的差异：指能力在质的方面的差异，表现在知觉、记忆、表象、思维等方面。在知觉能力方面有分析型、综合型、分析 - 综合型、情绪型；在记忆能力方面有视觉型、听觉型、运动型、混合型；在表象方面有视觉型、听觉型、动觉型、综合型；在思维能力方面有形象型、抽象型、中间型。另外，人的特殊能力的差异也很明显。例如，有文学才能的人具有敏锐而又深刻的观察自然和社会的能力、丰富的想象力、较强的语言表达能力；具有音乐才能的人，则具有敏锐的音乐感觉能力、较强的听觉表象记忆能力。

表2-1　智力的分布

智商	分类	占人口百分数/%
130 以上	智力超常	1
110～129	智力偏高	19
90～109	智力中等	60
70～89	智力偏低	19
69 以下	智力低常	1

3）能力发展早晚的差异：即能力的年龄差异。有的人能力发展较早，在儿童时期就显露出非凡的智力和特殊能力，属于才华早露或称早慧。古今中外能力早慧者不胜枚举，例如，王勃 10 岁能赋；李白 5 岁通六甲，7 岁观百家；奥地利作曲家莫扎特 5 岁开始作曲，8 岁试作交响乐，11 岁创作歌剧。另一种是"大器晚成"，指智力的充分发展在较晚的年龄才表现出来。这些人在年轻时并未显示出众的能力，但到中年才崭露头角，表现出惊人的才智。例如，我国明代医学家李时珍，61 岁时才写成《本草纲目》。就多数人来说，能力突出表现在中年，中年是成才和创造发明的最佳年龄。

4）能力的性别差异：关于智力的性别差异研究较多，但结论各异，而基本一致的结论有两方面：第一，男女智力的总体水平大致相等，但男性智力分布的离散程度比女性大；第二，男女的智力结构存在差异，各自具有自己的优势领域。例如，男性的空间知觉能力明显优于女性，女性的听觉能力特别是对声音的辨别和定位明显优于男性；女性比男性口语发展早，在语言流畅性及读、写、拼等方面均占优势，男性在语言理解、言语推理等方面又比女性强；男性偏于抽象思维，女性长于形象思维。男女的特殊能力及职业选择有明显的差异，表现为有些职业适合于男性，有的适合于女性，主要原因是男女在身体结构、生理特性上的差异，也受传统观念与习俗的影响。

（二）气质

1. 概念　气质（temperament）是个体生而具有的典型的、稳定的心理特征，是个体心理活动动力特征的总和。所谓心理活动的动力特征是指个体在心理活动的强度和稳定性（如情绪的强弱、注意力集中时间长短等）、速度和灵活性（如知觉的速度、思维的灵活程度）、指向性（如是倾向于外部事物还是倾向于内部体验）等方面的特征。气质为人的全部心理活动表现染上了一层浓厚的色彩，它与日常生活中人们所说的"脾气""秉性""性情"等含义接近。可以从以下几方面理解气质：

（1）人的气质具有明显的先天性，受神经系统活动过程的特性所制约。例如，孩子刚一落生时，最先表现出来的差异就是气质差异，有的总是喜吵闹、好动、反应灵活；有的却比较平稳、安静、反应缓慢。气质是人的天性，无好坏之分。

（2）气质不能决定人的社会价值，也不直接具有社会道德评价含义。任何一种气质类型的人既可以成为品德高尚、有益于社会的人，也可以成为道德败坏、有害于社会的人，所以它不具有社会评价意义。

（3）气质不能决定个人的成就。任何气质的人只要经过自己的努力都能在不同实践领域中取得成就，也可能成为平庸无为的人。

（4）气质与性格、能力等其他人格心理特征相比，更具有稳定性。所谓"江山易改，本性难移"即指气质具有稳定、不易改变的特点。气质的可塑性小，但在生活环境和教育的影响下，在一定程度上也会发生某些变化。

2. 气质的生理基础与分类学说

（1）希波克拉底的体液学说：最著名的气质学说是由古希腊著名医生和学者希波克拉底（约公元前 460—公元前 377 年）提出的体液说。他认为人体内有四种体液：血液、黏液、黄胆汁和黑胆汁，根据这四种体液的不同配合比例，将人的气质划分为四种不同类型，即多血质（血液占优势）、黏液质

Note:

（黏液占优势）、胆汁质（黄胆汁占优势）和抑郁质（黑胆汁占优势），这四种体液的不同配合使人们有不同的体质，机体的状况取决于四种液体的正确配合，当配合恰当时，身体便健康，否则就会出现疾病（表2-2）。

1）胆汁质：反应速度快，具有较高的反应性和主动性。情绪易激动，脾气暴躁，有一种强烈而迅速燃烧的热情，不能自制；不稳重、好挑衅，但态度直率、精力旺盛。在克服困难上有坚韧不拔的劲头，但不善于考虑能否做到，工作有明显的周期性，能以极大的热情投身于事业，当精力消耗殆尽时，便失去信心，容易意志消沉、心灰意冷。代表人物为张飞和李逵。

表2-2　气质类型的行为表现特征

类型	行为特征
多血质	活泼易感好动，敏捷而不持久，注意易转移，兴趣易变换，情绪体验不深刻、外露
黏液质	安静沉着，注意稳定，善于忍耐，情绪反应慢、持久、不外露
胆汁质	精力充沛，动作有力，性情急躁，情绪易爆发，外露且强烈，冲动
抑郁质	反应迟钝，敏感怯懦，情绪体验深刻、持久、不外露，易伤感，善于观察小事细节

2）多血质：行动有很高的反应性，会对一切有吸引力的东西作出兴致勃勃的反应。行动敏捷，容易适应新环境，善于结交新朋友。情感易发生，表情生动，言语具有表达力和感染力。具有较高的主动性，在工作、学习中精力充沛而且效率高，有较强的坚定性和毅力等。但情感兴趣易于变化、易骄傲，受不了一成不变的生活。代表人物为韦小宝和王熙凤。

3）黏液质：反应性低，情绪不易激动，也不易流露感情。态度持重，交际适度，自制力强，遇事不慌不忙，能克制冲动。严格恪守既定的工作制度和生活秩序。可塑性差，表现为不够灵活，能有条理地、冷静地、持久地工作，固定性有余而灵活性不足，容易因循守旧、缺乏创新精神。对外界的影响很少作出明确的反应。代表人物为林冲和薛宝钗。

4）抑郁质：具有较高的感受性和较低的敏捷性，心理反应速度缓慢，动作迟钝。多愁善感，情绪容易发生，但表现微弱而持久，不善于与人交往。在困难面前常优柔寡断，遭受挫折以后常常心神不安。但往往富于想象，比较聪明，对力所能及的任务表达出较大的坚韧精神。代表人物为林黛玉。

古代所创立的气质学说用体液解释气质类型虽然缺乏科学根据，但人们在日常生活中确实能观察到这四种气质类型的典型代表。现实生活中属于某一种类型的人很少，多数人是介于各类型之间的中间类型，即混合型。

（2）巴甫洛夫的高级神经活动类型学说：俄国生理学家巴甫洛夫提出了气质的高级神经活动学说，对气质形成的生理机制做了较为科学的解释。

巴甫洛夫对条件反射的实验研究发现，高级神经活动过程是兴奋和抑制的过程，具有以下三种基本特性：

1）神经过程的强度：是指神经细胞兴奋和抑制的工作能力和耐力。兴奋过程的强度表现在忍受强烈刺激的能力上；抑制过程的强度表现在忍受持续抑制状态的能力上。

2）神经过程的平衡性：是指兴奋过程与抑制过程的相对力量。两者力量大体相等，是平衡；否则，就是不平衡。

3）神经过程的灵活性：即兴奋过程与抑制过程相互转变的速度。兴奋与抑制相互转变迅速，为灵活；否则，为不灵活。

根据神经过程的这三种基本特性，巴甫洛夫得到了动物高级神经活动的四种基本类型：兴奋型、活泼型、安静型和抑制型。

巴甫洛夫认为，从动物研究划分出的这四种基本类型同样适应于人类，人类的高级神经活动类型就是人类气质类型的生理基础。恰巧，这四种高级神经活动类型与传统划分的胆汁质、多血质、黏液质和抑郁质四种气质类型相互对应（表2-3）。

表2-3 四种气质类型的高级神经活动类型对照表

气质类型	神经类型	神经过程的基本特征		
		强度	平衡性	灵活性
胆汁质	不可遏制型	强	不平衡	—
多血质	活泼型	强	平衡	灵活
黏液质	安静型	强	平衡	不灵活
抑郁质	弱型	弱	—	—

3. 气质的意义

（1）气质是人格赖以形成的条件之一，它体现了人格的生物学内涵。

（2）气质本身无好坏之分，气质类型也无好坏之分。每一种气质都有积极和消极两个方面。例如，胆汁质的人可成为积极、热情的人，也可发展成为任性、粗暴的人；多血质的人具有工作能力强、易适应新的环境、注意力不够集中、无恒心等特性。

（3）气质不能决定一个人活动的社会价值和成就的高低。气质使人的心理活动染上某些独特的色彩，却并不决定一个人性格的倾向性和能力的发展水平。相同气质的人可以成为品德高尚或低劣的人，反之，气质极不相同的人也都可以成为某一职业领域的高手或专家。例如，俄国的四位著名作家就是四种气质的代表，普希金具有明显的胆汁质特征，赫尔岑具有多血质的特征，克雷洛夫属于黏液质，而果戈理属于抑郁质，气质类型虽然不同，但是并不影响他们同样在文学上取得杰出的成就。

（4）气质不影响活动的性质，但可以影响活动的效率。例如，在护理工作中，急诊室的护士要求作出迅速灵活的反应，那么多血质和胆汁质的人较为合适；反之，要求持久、细致的工作对黏液质、抑郁质的人较为合适，而多血质、胆汁质的人又较难适应。

（5）不同的职业，对从业者的气质有不同的要求。例如，在一些特殊职业中（飞机驾驶员、宇航员或运动员），要经受高度的身心紧张，对人的气质提出特定的要求，气质的特性影响着一个人是否适合于从事该种职业。因此测定人的气质特性成为职业选择和淘汰的根据之一。

（6）教育工作中必须根据气质因材施教。例如，教师严厉的批评对于胆汁质或多血质的学生会促使他们遵守纪律，改正错误，但对抑郁质的学生则可能产生不良后果，这就要求教育工作者根据学生的气质特点进行教育。

总之，气质在人的实践活动中也具有一定的意义，它是构成人们各种人格品质的一个重要基础。

（三）性格

古语云：积行成习，积习成性，积性成命。西方名言：播下一个行为，收获一种习惯；播下一种习惯，收获一种性格；播下一种性格，收获一种命运。东西方对性格的看法基本一致。

1. 概念 性格（character）是指个体对客观现实的稳定的态度和与之相适应的习惯化了的行为方式。可以从以下几方面进行理解：

（1）性格是具有核心意义的心理特征：人格的差异主要不是表现为气质、能力的差异，而是表现为性格的差异。性格具有直接的社会价值，不同性格特征的社会价值是不一样的。例如，诚实、善良等性格对社会有积极作用，而虚伪、残忍等性格对社会有消极作用。性格的核心意义还表现在它对能力、气质的影响上。性格决定着能力的发展方向，一个品德高尚的人，才能对社会的贡献越多；一个心术不正的人，能力越强对社会的危害越大。性格可以改造气质，例如，一个在严酷的生活环境中养成高度自制力的人，会善于控制自己易于冲动、脾气暴躁的气质特征。

（2）性格是一个人比较稳定的心理特征：人的性格不是一朝一夕形成的，但一经形成就比较稳定，并且表现在他的日常行动之中。因此，人的一时性的、偶然性的表现不能代表他的性格特征。例如，一个人经常表现得很勇敢，偶尔表现出胆怯，不能由此认为他是怯懦者；同样，一个人平时总是前怕狼后怕虎，在某种情况下也可能作出冒失的举动，也不能因此认为他是一个勇敢的人。只有当一个人的态度及其相应的行为方式不是偶然发生的，而是经常性、习惯性的表现时，才能认为是他的性格特征。性格是稳定的，但也不是一成不变的，性格是在主体与客体的相互作用过程中形成的，同时又在主体与客体的相互作用过程中慢慢地变化着。

（3）性格表现在一个人对现实的态度和他的行为方式中：一般来说，人对现实稳定的态度和人的习惯化的行为方式是统一的。人对现实稳定的态度决定着他的行为方式，而人的习惯化的行为方式又体现了他对现实的态度。正是人对现实的态度和与之相应的行为方式的独特结合，构成了一个人的独特性格。

2. 性格和气质的关系 性格和气质相互联系、相互渗透。气质是性格形成的基础，并影响性格的表现方式，例如，同样是助人为乐的性格特征，多血质者在帮助别人时，往往动作敏捷，情感表露在外；黏液质者则可能动作沉着，情感内敛。在生活实践过程中所形成的稳定的态度和行为方式，在一定程度上可掩盖或改造气质，使它服从于生活实践的要求。例如，从体质上和操作速度上来说胆汁质和多血质的人适合当外科护士，但前者易轻率，后者缺乏耐心。不同气质类型的人可以形成同样的性格特征，而相同气质类型的人，又可以带有同样动力色彩而性格却互不相同。性格和气质又有一定区别，二者区别可见表2-4。

表2-4　性格与气质的区别

性格	气质
后天，受社会环境因素的制约	先天，受高级神经活动类型制约
变现较广，反映稳定的心理特征	变现较窄，反映心理活动的动力特征
决定人的行为有核心意义	决定人的行为具有从属意义
可塑性大，变化快	可塑性小，变化慢
有好坏之分	无好坏之分

3. 性格的特征 性格具有非常复杂的结构，它包含许多特征，这些特征大体可以概括为以下四个方面：

（1）性格的态度特征：指人在处理各种社会关系方面的性格特征。主要有：对待社会、集体和他人的态度，公而忘私还是损公肥私；对待工作、学习和生活的态度，例如，认真负责还是敷衍了事；对待自己的态度，例如，自尊还是自卑。

（2）性格的理智特征：指人在感知、记忆、想象和思维等认知过程中所表现出来的特征。①感知中的性格特征，如主动观察型与被动观察型；②记忆中的性格特征，如快速识记型与精确识记型；③想象中的性格特征，如幻想型与现实型等；④思维中的性格特征，如分析型与综合型、全面型与片面型。

（3）性格的情绪特征：指人在情绪活动的强度、稳定性、持续性以及主导心境等方面表现出来的特征。例如，有的人情绪表现强烈，对情绪的控制能力较弱，受情绪影响较大；而有的人情绪体验比较微弱，对情绪的控制能力较强，受情绪影响较小。有的人朝气蓬勃、心情开朗、积极乐观；有的人郁郁寡欢、多愁善感、消极悲观。

（4）性格的意志特征：指人在意志过程方面的性格特征。主要包括对行为目标的明确程度，有目的性还是盲目性；在实现目标中的性格特征，坚定不移还是知难而退，主动还是被动；在紧急情况下的性格特征，勇敢还是怯懦，沉着镇定还是惊慌失措。

4. 性格的类型 性格类型是指一类人身上所共有的性格特征的独特结合。目前还没有一种有充分科学根据的为心理学界所公认的性格分类理论。下面介绍几种比较有代表性的分类学说：

（1）功能优势学说：英国心理学家培因（A.Bain）等人根据理智、情绪和意志三种心理功能在性格结构中何者占优势，把人的性格划分为理智型、情绪型和意志型三种性格类型。①理智型性格的人：通常以理智看待事物，并以理智支配自己的行为，理智功能在性格结构中占优势。②情绪型性格的人：情绪体验深刻，言行举止易受情绪左右，情绪功能在性格结构中占优势。③意志型性格的人：具有明确的行动目的，行为自制、坚定而持久，意志功能在性格结构中占优势。

（2）内外倾向学说：瑞士心理学家荣格（C.G.Jung）依据"心理倾向"来划分性格类型，兴趣和关注点指向外部客体为外向型，兴趣和关注点指向主体自身则为内向型。荣格认为，任何人都具有外向和内向这两种特征，其中一种可能占优势，因而可以确定一个人是内向还是外向。①外向型的人：感情外露，自由奔放，当机立断，不拘小节，独立性强，善于交际，勇于进取，容易适应环境的变化，但也有轻率的一面。②内向型的人：感情深沉，处事谨慎，深思熟虑，缺乏决断能力，但一旦下定决心总能锲而不舍，交际面窄，适应环境不够灵活。

（3）独立顺从学说：美国心理学家魏特金（H.A.Witkin）提出一种构想，认为有一种连续体，属于连续体一端的人往往倾向于更多地利用内在参照标志，对外来信息主动加工，这种人称为独立于场的人，又称为独立型人；而属于另一端的人则往往倾向于更多地利用外在参照标志，对外来信息不那么主动地加工，这种人称为依存于场的人，又称为顺从型人。每个人在场依存性-场独立性连续体上都处于一定的位置。①独立型的人：有主见，不易受外来事物的干扰，具有坚定的信念，能独立地判断事物，发现问题，解决问题，易于发挥自己的力量。②顺从型的人：缺少主见，易受外界事物的干扰，常不加批判地接受别人的意见，对朋友和群体的依赖性较强，容易与人相处。

四、自我意识

在希腊一座古老的神殿上，镌刻着这样一句话：认识你自己。中国古语也教导我们：人贵有自知之明。人从出生到死亡，都在寻找自我，实践自我，超越自我，从而获得心理的发展和人格的成熟。

（一）概念

自我意识（self-awareness）是指个体对自己作为主体和客体存在的各方面的意识。自我意识是衡量个体人格成熟水平的标志，是一种多维度、多层次的复杂心理现象，是人的心理区别于动物心理的一大特征。

（二）自我意识的结构

从知、情、意三方面分析，自我意识的结构是由自我认知、自我体验和自我调节（或自我控制）三个子系统构成，三者相互联系，相互制约，统一于个体的自我意识之中。

1. 自我认识 自我认识是自我意识的认知成分，是个体对自己身心特征的认识，解决"我是一个什么样的人"的问题，是主观自我对客观自我的认识与评价，表现为自我感觉、自我观察、自我分析和自我批评。自我认识在自我意识系统中具有基础地位，进行客观的自我认知并在这一基础上对自己作出正确的自我评价，这是一个极为复杂的过程。

2. 自我体验 自我体验是主体对自身的认识而引发的内心情感体验，是主观的我对客观的我所持有的一种态度，解决"对自己是否满意""能否悦纳自己"等问题。客观的我满足了主观的我的要求，就会产生积极肯定的自我体验，即自我满足；反之，客观的我没有满足主观的我的要求，则会产生消极否定的自我体验，即自我责备。由此自我体验表现为自尊心与自信心、成功感与失败感、自豪感与羞耻感等。自我体验往往与自我认知、自我评价有关，也和自己对社会的规范、价值标准的认识有关，良好的自我体验有助于自我监控的发展。

3. 自我调节 自我调节是自己对自身行为与思想言语的控制，解决"如何有效地调控自己""如何改变现状，使自己成为理想的人"的问题，表现为自我检查、自我监督、自我控制等。自我调节是自

Note:

我意识中直接作用于个体行为的环节,它是一个人自我教育、自我发展的重要机制,是自我意识的能动性的表现。进行自我认知、自我体验的训练目的是进行自我行为的调节,使之符合群体规范,符合社会道德要求。

（三）自我意识在人格发展中的作用

自我意识在个体发展中有十分重要的作用。首先,自我意识是认识外界客观事物的条件。一个人如果还不知道自己,也无法把自己与周围相区别时,他就不可能认识外界客观事物。其次,自我意识对自我教育有推动作用。人只有意识到自己是谁,意识到自己的长处和不足,才有助于他发扬优点,克服缺点,取得自我教育积极的效果。再次,自我意识是改造自身主观因素的途径,它使人能不断地自我监督、自我修养、自我完善。

（四）自我意识的培养

1. 树立正确的自我观 树立正确的自我观包括正确认识自我,多角度评价自我并经常反省自我。要正确认识自己所处的地位、身份,以及社会、群体对自己的期望和要求。通过听取他人对自己的评价,积极地将获得的信息进行分析、综合和比较。通过反省、分析自己成功或失败的原因,调整自我评价。

2. 积极悦纳自我 悦纳自我就是对自己的本来面目持肯定、认可的态度,悦纳自我是发展健康的自我体验的关键和核心,包括接受自己、喜欢自己、保持乐观性情、全面看待自己的优缺点、有远大的追求和理想等。

3. 有效控制自我 有效控制自我是健全自我意识的根本途径,有效进行自我调控是为了保证自我的健康发展。一般来说,要控制自我,应该注意培养顽强的意志力、建立合乎自身实际的目标、培养自信心等。

4. 不断超越自我 健全自我的过程也是一个塑造自我、超越自我的过程。对于护理学生而言,超越自我更是终生努力的目标。在行动上,无论对人对事,均全力以赴,使自己的能力品行得到最大限度发挥。

（陈　瑜）

本 章 小 结

本章是心理学的入门章,主要介绍心理学的概念、心理的实质、各种心理现象等普通心理学范畴最基础的知识和理论。在普通心理学中,心理学基本原理与心理现象一般规律的研究是两个重要方面。心理学基本原理以心理实质为核心,涉及心理与客观现实的关系,心理与脑、心理与社会、心理与实践的关系以及心理活动的规律性等等。另一类是以心理结构为核心,涉及心理活动的层次组织、心理现象的分类和各种心理现象的联系。其中,心理现象的分类尤为重要,它包括心理过程和人格两大部分。心理过程又包括认知过程（包括感觉、知觉、记忆、思维、想象等）、情绪情感过程和意志过程。人格又包括人格倾向性（需要、动机、兴趣等）、人格心理特征（能力、气质、性格）和自我意识。以上这些都以正常成人的心理活动为研究对象。

通过本章的学习,希望同学们能对奇妙复杂的心理现象产生浓厚的兴趣,同时又注意养成科学的心理观,牢固掌握心理学的基本概念、基本理论和基本规律,并能理论联系生活、工作和学习的实际,活学活用,为继续攀登心理学的高峰打下坚实的基础。

思 考 题

1. 如何理解心理是脑的功能?

2. 遗忘规律对你有何启示?如何针对性增强自己的记忆力?

Note:

3. 阐述情绪与健康的关系，并结合实际谈谈如何调节自己的情绪。

4. 联系实际谈谈如何培养自己的意志品质。

5. 联系实际谈谈如何进行人格完善。

URSING

第三章

心理应激与心身疾病

03章 数字内容

学 习 目 标

知识目标：

1. 掌握应激、应激源、应对、社会支持、心身疾病的概念及一般适应综合征；应激源分类及应激的心理社会影响因素。

2. 熟悉应激的生理反应、心理反应、行为反应；常见心身疾病（冠心病、原发性高血压、糖尿病、肿瘤等）。

3. 了解应激的理论模型及心身疾病分类。

能力目标：

1. 能结合应激的理论模型分析病人面临的主要应激源及出现的应激反应。

2. 能根据临床案例分析病人的心理应激与疾病发生、发展的关系。

素质目标：

1. 建立生物-心理-社会整体护理的意识，关注病人的心理应激。

2. 增强识别和帮助病人应对常见应激反应的意识，促进病人全面康复。

第一节　概　　述

一、应激的概念

应激（stress）也被称为压力，是多学科关注的概念。下面简单介绍在应激研究方面具有代表性的学者及其对应激的界定。

1. **坎农的稳态与应激**　20世纪20年代，生理学家坎农提出稳态学说和应激概念，是应激研究的起点。

人体每一部分（细胞、器官、系统）的功能活动都是在一定范围内波动，并通过各种自我调节机制，在变化着的内、外环境中保持着动态平衡。坎农将这种机体在面对环境变化时保持内环境稳定的过程称为内稳态或自稳态。当个体遇到严重的内外环境干扰时，自稳态被打破，个体的生理机制会出现以下变化：①交感-肾上腺髓质系统激活，交感神经兴奋性升高。②心率加快，血压升高，心肌收缩力增强，心输出量增加。③呼吸频率加快，潮气量增加。④脑和骨骼肌血流量增加，而皮肤、黏膜和消化道血流量减少。⑤脂肪动员，肝糖原分解。⑥凝血时间缩短。坎农将这种面对严重刺激时机体出现的整体反应，称之为应激，即战或逃反应。

坎农的自稳态、应激概念，涉及了内外环境刺激与机体功能反应稳定问题，这与后来的应激研究密切相关。

2. **塞里的"一般适应综合征"与应激**　在坎农稳态学说的影响下，1936年，塞里（Selye）提出"一般适应综合征"和应激概念，标志着现代应激研究的开始。

塞里从20世纪初开始，就一直研究各种刺激因素对人体的影响。他发现，不同性质的外部刺激如冷、热、缺氧、感染及强制性约束等引起的机体反应都是非特异性的，即各种各样的不同因素都可以引起同样的反应，都可以产生同样的应激症状群，称之为一般适应综合征（general adaptation syndrome）。其作用在于维持有机体功能的完整，它的产生一般经历警戒期、抵抗期和衰竭期三个阶段。

（1）警戒期：是机体为了应对有害环境刺激而唤起体内整体防御能力的动员阶段。此时机体的主要生理变化为肾上腺素分泌增加、血压升高及呼吸心率加快，全身的血液集中供应到心、脑、肺和骨骼肌系统，使机体处于最好的准备阶段（准备战斗或逃跑）。

（2）抵抗期：如果持续暴露在有害环境之中，机体就会转入抵抗或适应阶段，通过增加合成代谢以增强对应激源的抵抗程度。这个阶段某些警戒期反应发生改变甚至逆转。

（3）衰竭期：如果继续处于有害刺激之下或有害刺激过于严重，机体会丧失所获得的抵抗能力而转入衰竭阶段。此时动员阶段的症状会再次出现，而且成为不可逆的，也可以造成疾病状态，产生所谓适应性疾病甚至造成死亡。

塞里的主要贡献在于探索了应激导致的肾上腺皮质的反应，是20世纪生物学与医学上的重大进展，但由于塞里过分地强调了人体对紧张刺激的生理反应，而忽略了心理因素在应激中的中介作用，所以具有局限性。

3. **拉扎勒斯的应激、认知评价与应对**　20世纪60—80年代，以拉扎勒斯（Lazarus）为代表的心理学家提出认知评价及应对方式在应激中的重要中介作用。拉扎勒斯认为应激刺激或生活事件虽然是应激源，但应激反应是否出现以及如何出现，决定于当事人对事件的认知。此后，拉扎勒斯等进一步研究应对方式在应激中的中介作用，从而将应激研究逐渐引向应激、认知评价和应对方式等多因素的关系方面。

如上所述，应激是不断发展着的概念，对应激的界定，不同学科、学者持各自见解。综合各种观点，本章将应激界定如下：应激是个体"察觉"各种刺激对其生理、心理及社会系统威胁时的整体现象，所引起的反应可以是适应或适应不良。此定义把应激看作一个连续的动态过程，它既非简单刺激,也非简单反应,而是受多种中介/调节因素影响的动态过程。该过程既包括作为应激源的刺激物,也包括应激反应,更重要的是还包括有机体与刺激物或环境之间的互动作用。

二、应激理论模型

应激的理论模型是用来解释应激发生、发展过程的理论体系。借助于应激理论模型,人们可以更好地理解应激。下面介绍两种主要的应激理论模型。

1. 应激过程模型 该模型认为应激是由应激源到应激反应的多因素作用的过程(图 3-1)。

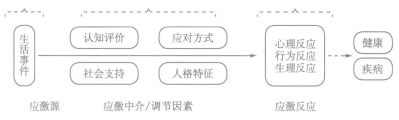

图 3-1　应激过程模型示意图

根据应激过程模型,应激是个体对环境威胁或挑战的一种适应过程;应激的原因是生活事件,应激的结果是适应的和不适应的心身反应;从生活事件到应激反应的过程受个体的认知、应对方式、社会支持等多种因素的影响。

应激过程模型基本上还是单维的,只是反映应激各有关因素之间的部分关系,其中心点是指向应激反应。

2. 应激系统模型 该模型认为应激有关因素之间不仅仅是单向的从因到果或从刺激到反应的过程,而是多因素相互作用的系统(图 3-2)。应激系统模型具有以下特征:①应激是多因素作用的系统。②各因素相互影响,可能互为因果。③各因素之间动态的平衡或失衡,决定个体的健康或疾病。④认知因素在平衡和失衡中起关键作用。⑤人格因素起核心作用。

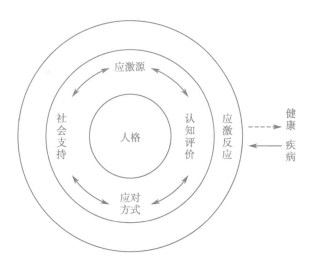

图 3-2　应激系统模型示意图

根据应激系统模型,个体可以对刺激作出不同的认知评价,从而采用不同的应对方式和利用不同的社会支持,导致不同的应激反应;反过来,应激反应也影响社会支持、应对方式、认知评价直至生活事件。同样,认知评价、应对方式、社会支持、人格特征等也分别或共同影响其他因素或者反之受其他因素的影响。它们既可以是因,也可以是果。

Note:

第二节　应　激　源

一、应激源的概念

应激源（stressor）指能够引起个体产生应激的各种刺激。在动物实验中，常见的应激源包括电击、水浸、捆绑、拥挤、恐吓等。在人类社会中，应激源就是各种生活事件，包括来自生物的、心理的、社会的和文化的各种事件。目前在心理应激研究领域，一般将生活事件和应激源作为同义词来看待。

二、应激源的分类

1. 根据应激源的来源分类

（1）内部应激源：指产生于有机体内部的各种需求或刺激，包括生理方面和心理方面。生理方面如头痛、发热、肢体伤害；心理方面如期望过高、追求完美、悔恨。

（2）外部应激源：指产生于有机体外部的各种需求或刺激，包括自然环境和社会环境两方面。自然环境方面有空气污染、噪声、天气炎热，社会环境方面有人际关系不良、工作不顺心、夫妻感情不和。

2. 根据应激源的生物、心理、社会、文化属性分类

（1）躯体性应激源：指由于直接作用于躯体而产生应激的刺激物，包括理化因素、生物因素和疾病因素等。例如，冷、热、噪声、机械损伤、细菌、病毒、放射性物质等均属于躯体性应激源。

（2）心理性应激源：指导致个体产生焦虑、恐惧和抑郁等情绪反应的各种心理冲突和心理挫折。心理冲突是一种心理困境，其形成是由于个人同时有两种动机而无法同时获得满足而引起的。心理冲突的形式常见的有 3 种。①双趋式冲突：两样东西都想要，但是两样东西又无法同时得到。例如，既想升学，又想工作就属于双趋式冲突。②双避式冲突：两样东西都不想要，但又必须接受其一时，形成双避式冲突，即所谓"前怕狼，后怕虎"。例如，患病既不想吃药，又不想开刀就属于双避式冲突。③趋避式冲突：对某样东西既想要，又害怕，如想吃葡萄又怕酸，即属于趋避式冲突。

心理挫折指个体在从事有目的的活动过程中，遇到无法克服的障碍或干扰，致使个人动机无法实现、个人需要不能满足的一种情绪状态。日常生活中，人们随时随地都可能遭遇困境，因而产生挫折感。例如，因患重病而不能工作，婚事遭到父母反对，经济困难而不能上学。

（3）社会性应激源：社会性应激源范围极广，日常生活中大大小小的事，诸如家庭冲突、子女生病、亲人去世、天灾人祸、动乱、战争等都属于此类。社会性应激源是人类生活中最为普遍的一类应激源，它与人类的许多疾病有密切的联系。

（4）文化性应激源：指一个人从熟悉的环境到陌生环境中，由于生活方式、语言环境、价值观念、风俗习惯的变化所引起的冲突和挑战。文化性应激源对个体的影响持久且深刻。

3. 根据应激源的可控制性分类

（1）控制性应激源：指个体可以对其进行控制如预防、减弱、消除等的应激源。日常生活中此类应激源很多。例如，由于粗心造成的工作失误，朋友太少，与上级关系紧张等。

（2）不可控制性应激源：指个体不能对其进行控制的应激源。此类应激源难以预防，而且一旦出现作为一个普通人无法消除甚至减少其影响。例如，死亡、交通拥挤、利益分配不公等。

需要说明的是，这两类应激源的划分是相对的，两者不存在绝对的界限。在一些人看来是可控制的应激源，或许在另外一些人看来则是不可控制的。

此外，根据应激源的强度还可将其分为危机性应激源、重大应激源和日常应激源。其中危机性应激源的强度最大，日常应激源的强度最小。根据应激的现象学分类，还可把它分为工作中的应激源、恋爱、婚姻和家庭中的应激源、人际关系应激源、经济问题应激源等。由于应激源种类繁多，许多应激源还存在交叉，因此较难对其进行严格的分类。

Note：

第三节　应激的心理社会影响因素

一、认知评价

认知评价（cognitive evaluation）指个体对遇到的生活事件的性质、程度和可能的危害等情况的认知估计。认知评价在生活事件到应激反应的过程中起重要的中介作用。对同样的应激源，认知评价不同，所引起的应激反应也截然不同。例如，一位便衣武警路遇一个强盗，他会认为强盗未对他造成任何威胁，而且他还可趁机抓捕强盗。此情况下，出现强盗几乎未引起武警的应激反应。但若普通人遇到强盗，其应激反应就会比较强烈，原因在于他会自认势单力薄，可能会被强盗抢走财物，甚至危害其安全，他必须迅速作出战斗、逃跑或屈服的决定。

认知评价分为初级评价和次级评价。

1. 初级评价　初级评价指个体在某一事件发生时立即通过认知活动判断其是否与自己有利害关系。如果初级评价与己无关，则个体进入适应状态；如果初级评价与己有关，则进入次级评价。

2. 次级评价　次级评价指一旦初级评价得到事件与己有利害关系的判断，个体立即会对事件的可改变性即对个体的能力进行估计，这就是次级评价。但随着次级评价，个体会同时进行相应的活动。如果次级评价事件是可以改变的，采用的往往是问题关注应对；如果次级评价事件是不可改变的，则往往采用情绪关注应对。

认知评价既受其他因素的影响，又影响其他因素。首先，个体人格特征会在一定程度上影响其认知评价。例如，对同样的生活事件，乐观者往往比悲观者作出更积极的认知评价。其次，社会支持也在一定程度上影响个体的认知评价。应激反应同样影响认知评价。例如，等待手术期间因过分紧张导致失眠，后者可能使手术当日病人的认知趋向于消极。受认知评价影响较为明显的因素是应对方式。例如，当人们认为某件应激源可控制时，往往采用问题应对的方式应对应激源；而如果认为某件应激源不可控制时，往往采用情绪应对的方式应对应激源。

知 识 链 接

认知评价的经典实验

Speisman、Lazarus、Mordkoff（1964 年）进行了一个经典的应激试验。试验过程如下：让大学生观看一个部落首领的任职仪式，其中包括阉割生殖器的情节。在观看电影之前，把大学生分成4 个试验组：第一组学生听一个人类学家对这个仪式进行理性的描述；第二组学生听关于这个仪式的讲座，讲座的内容主要强调这个仪式给首领带来的兴奋，而不是他所遭受的痛苦；第三组学生听一个专门强调首领所承受痛苦的描述；第四组学生不给予任何知识背景的介绍，他们观看的电影也没有声音。研究者采用自主神经唤醒水平的测量（皮电、心率）和自我报告法评估被试的应激反应强度。

研究结果发现，前两组学生体验的应激强度明显比第三组学生的应激强度轻。此试验说明，应激不仅取决于应激源本身，也取决于个体对它的认知评价。

二、应对方式

应对（coping）又称为应对策略或应付，是个体对应激源以及因应激源而出现的自身不平衡状态所采取的认知和行为措施。应对与心理防御机制不同。前者是精神分析理论的概念，是潜意识的；后者是应激理论的概念，主要是意识和行为的。但两者也存在一定联系，例如，两者都是心理的自我保护措施。

Note:

应对的分类方法有很多。1985 年，Zimbardo 提出，根据应对的目的将应对分为两类：一类是通过直接的行动改变应激源或个体与应激的关系，如抗争（fight）、逃避（flight）和妥协（compromising）。另一类是通过麻痹自我感觉的活动改变自我，而不是改变应激源，如使用药物、放松治疗、分散注意和幻想。1980 年，Bililings 和 Moss 提出应对方式的 3 种类型。

1. 积极的认知应对　个体希望以一种自信有能力控制应激的乐观态度评价应激事件，以便在心理上有效地应对应激。

2. 积极的行为应对　个体采取明显的行动，希望以行动解决问题。

3. 回避应对　个体企图回避主动对抗或希望采用间接方式如过度饮食、大量吸烟等方式缓解与应激有关的情绪紧张。

Lazarus 和 Folkman 的应对分类被人们广泛认可。他们将应对分为问题为中心的应对（problem-focused coping）和情绪为中心的应对（emotion-focused coping）。问题为中心的应对是通过获取如何行动的信息，改变自己的行为或采取行动以改善人与环境关系的努力。情绪为中心的应对是调节自己由外界的伤害、威胁引起的不良情绪的努力。从应对是否有利于缓冲应激的作用，从而对健康产生有利或者不利的影响来看，应对分为积极应对和消极应对。

应对方式既受其他因素的影响，又影响其他因素。生活事件属性的不同，应对方式往往不同，连续的负性生活事件也可能使个体的应对方式倾向消极。认知评价直接决定个体采用问题为中心的应对或者情绪为中心的应对，且个体的认知策略如再评价本身就是一种应对。社会支持在一定程度上可以改变个体的应对方式，如在遇到危急情况时，是否有熟悉的人伴随可以影响个体的应对策略。人格特征也间接影响个体对特定事件的应对方式。例如，具有爆发性人格特征的人在紧急事件面前容易失去有效的应对能力。应激反应同样影响应对方式，如长期慢性应激可以使个体进入失助状态，失去积极应对环境的能力。

知 识 链 接

心理防御机制

防御机制（defense mechanism）的概念最初由弗洛伊德（Freud）提出，后由他的女儿安娜·弗洛伊德（Anna Freud）对防御机制进行了系统的研究。本章将心理防御机制界定为"人们面对应激情境时，无意识采取的手段"。它具有三个主要特点：①防御机制属于精神分析理论的内容，是个体无意识采取的应付应激情境的手段。②防御更多地取决于个体自身的心理特点（特别是人格）。③对同一个体，所使用的防御机制具有相对稳定的特点，较少随情境而发生大的变化。

根据发展过程中出现的早晚，心理防御机制分为以下四类：

1. "精神病性"防御机制　婴幼儿常常采用这种防御机制，正常成人多暂时使用，因精神病病人常极端地采用此种防御机制，故称为精神病型，包括否认、歪曲和外射等。

2. 不成熟的防御机制　多发生于幼儿期，也常被成年人采用，包括内向投射、倒退和幻想等。

3. 神经症性防御机制　少年期得到充分采用，成年人常采用，但神经症病人常极端地采用，故称神经症型，包括合理化、转移、反向、抵消、补偿、隔离、压抑等。

4. 成熟的防御机制　出现较晚，是一种有效的心理防御机制，成熟的正常成人经常采用，包括幽默、升华、理智化等。

三、社会支持

社会支持（social support）指个体与社会各方面包括亲属、朋友、同事、伙伴等社会人以及家庭、单位、党团、工会等社团组织所产生的精神上和物质上的联系程度。社会支持可分为客观支持和主观支持。客观支持指个体与社会所发生的客观的或实际的联系程度,包括得到的物质上直接援助和社会网络关系。主观支持指个体体验到在社会中被尊重、被支持、被理解和满意的程度。

许多研究已证实,社会支持是影响应激反应结果的重要因素。它具有减轻应激反应的作用,与应激引起的身心反应成负相关。目前学术界对社会支持影响个体心理健康的机制存在着两种不同的观点和假设模型。一种观点是独立作用假说,也称为主效应模型(main-effect model)。该理论认为,无论生活事件存在与否,个体是否处在压力状态下,社会支持始终具有一种潜在的维护心身健康的作用。由于此结论源自研究的统计结果,即统计结果仅发现社会支持对个体身心反应症状的主效应,而未出现社会支持与不良生活事件之间的交互作用,故称为主效应模型。另一种观点是缓冲作用假说,也称为缓冲器模型(the buffering model)。这种观点认为社会支持对健康的影响表现在其能缓冲生活事件对健康的损害,但其本身对健康无直接影响。这种缓冲主要体现在两个方面:其一,社会支持会影响个体对潜在应激事件的认知评价,即由于个体认识到社会支持的存在,不会把潜在的应激源评价为现实的应激源。其二,应激源产生后,足够的社会支持可帮助个体消除或减弱应激源,并对应激源进行再评价,从而缓解应激反应症状。

社会支持既受其他因素的影响,又影响其他因素。生活事件可以直接导致社会支持的问题,例如,临床发现,夫妻经常争吵(生活事件),会导致家庭支持减少。认知因素影响个体社会支持的获得,例如,由于不能正确认识和理解周围朋友的关心,降低了主观社会支持水平。某些应对方式本身就涉及社会支持的问题,如求助、倾诉,因此成功的应对能增加社会支持。人格特征可以影响个体的客观社会支持程度,也可影响其主观社会支持程度。应激反应同样影响社会支持,例如,慢性疼痛综合征病人,后期的社会支持水平会变得很低。社会支持同样也影响认知评价、应对方式和应激反应。

四、人格特征

人格影响应激过程一般通过两种机制。

1. 暴露差异假设(differential exposure hypothesis)　即人格因素影响个体暴露于应激源的程度,从而导致应激反应不同。这种情况发生在应激源是人格与应激反应的中介因素的情形下。例如,A 型人格的个体期望较高,往往对自己提出不切实际的要求,从而使其更多地暴露于应激源;敌意较高的个体往往也更多地遭受人际冲突应激源。这种效应可称为人格的直接效应。

2. 反应差异假设(differential reactivity hypothesis)　即人格因素影响个体对应激源的反应。这种情况发生在人格影响应激源与应激反应的关系的情形下,可称之为调节效应。例如,韧性(hardness)较强的个体在同样应激情境下较少出现应激反应。在此机制中,人格不但可直接影响应激反应,还通过人格影响包括认知评价、应对方式、社会支持等在内的其他应激因素发挥作用。

人格特征也受其他应激有关因素的影响。过多过重的生活事件、负性自动思维、消极应对方式、社会支持缺乏和严重应激反应等情况的长期存在,可以影响个体的人格健全,尤其对青少年更为明显。

第四节　应 激 反 应

一、应激的生理反应

当个体经认知评价而察觉到应激情况的威胁后,就会引起个体生理、心理、行为和社会的变化,这些变化就是应激反应(stress reaction),又被称为应激的心身反应(psychosomatic response)。应激的发生,一般都会导致生理、心理和行为的一系列反应,它们经常作为一个整体出现。

应激的生理反应涉及到神经、内分泌、免疫三个调节系统,以下做简单介绍。

(一) 应激反应的心理 - 神经中介途径

应激反应的心理 - 神经中介途径主要通过交感神经 - 肾上腺髓质轴。当机体处在急性应激状态

Note :

时，应激刺激被中枢神经接收、加工和整合，后者将冲动传递到杏仁核，通过第四脑底的蓝斑，使交感神经 - 肾上腺髓质轴被激活，释放大量儿茶酚胺，引起肾上腺素和去甲肾上腺素的大量分泌导致中枢兴奋性提高，从而导致心理、躯体和内脏功能改变，即上述非特应性系统功能增强，营养性系统功能降低。

应激反应的具体变化包括网状结构的兴奋增强了心理的警觉性和敏感性；骨骼肌系统的兴奋导致躯体张力增强；交感神经的激活，会引起心率、心肌收缩力和心输出量增加，血压升高，瞳孔扩大，汗腺分泌增多，血液重新分配，脾脏缩小，皮肤和内脏血流量减少，心、脑和肌肉获得充足的血液，分解代谢加速，肝糖原分解、血糖升高，脂类分解加强、血中游离脂肪酸增多等，为机体适应和应对应激源提供充足的功能和能量准备。但是，如果应激源刺激过强或时间太久，也可造成副交感神经活动相对增强或紊乱，表现为心率变缓、心输出量和血压下降、血糖降低造成眩晕或休克。

（二）应激反应的心理 - 神经 - 内分泌中介途径

应激反应的心理 - 神经 - 内分泌中介途径主要通过下丘脑 - 腺垂体 - 靶腺轴。腺垂体是人体内最重要的内分泌腺，而肾上腺皮质是腺垂体的重要靶腺之一。塞里曾用全身适应综合征（GAS）来概括下丘脑 - 腺垂体 - 肾上腺皮质轴被激活所引起的生理反应，并描述了 GAS 三个不同阶段生理变化的特点。当应激源作用强烈或持久时，冲动传递到下丘脑引起促肾上腺皮质激素释放激素（CRH）分泌，通过脑垂体门脉系统作用于腺垂体，促使腺垂体释放促肾上腺皮质激素（ACTH），进而促肾上腺皮质激素特别是糖皮质激素氢化可的松的合成和分泌，从而引起一系列生理变化，包括血内 ACTH 和皮质醇增多，血糖上升，抑制炎症，蛋白质分解，增加抗体等。

如果将由上述交感神经系统激活的儿茶酚胺系统和这里的肾上腺皮质激素系统称为两大应激激素，则应激刺激还可以通过下丘脑 - 垂体系统激活甲状腺和性腺。研究发现，当人在飞行跳伞、阵地作战、预期手术、参加考试等应激情况下，都有肾上腺髓质和肾上腺皮质被激活。实验也证明，应激状态下分解代谢类激素如肾上腺皮质激素、髓质激素、甲状腺素和生长激素分泌都增加，而合成代谢类激素如胰岛素、睾丸素等分泌减少；在恢复阶段这些变化正好相反。这些生理变化对个体适应环境提供了一定的物质基础。

（三）应激反应的心理 - 神经 - 免疫中介途径

心理应激通过神经系统、内分泌系统和免疫系统来影响心身健康。神经、内分泌及免疫系统相互影响，双向反馈调节，构成一个整体。心理应激可激活下丘脑 - 垂体 - 肾上腺轴（HPA 轴），释放糖皮质激素、促肾上腺皮质激素释放激素、促肾上腺皮质激素，参与免疫调节，其中糖皮质激素可与淋巴细胞浆内的皮质醇受体结合，使淋巴细胞数目减少，自然杀伤细胞活性降低。心理应激还可激活交感神经系统（SNS），研究已证实中枢和外周的免疫器官均受交感神经纤维支配，且所有种类的免疫细胞上几乎都有肾上腺素受体的存在。

一般认为，短暂而不太强烈的刺激不影响或略增强免疫系统，例如，研究发现轻微的应激对免疫应答呈抑制趋势，中等程度的应激可增强免疫应答，强烈的应激则显著抑制细胞免疫功能。但是，长期较强烈的应激会损害下丘脑，造成皮质激素分泌过多，使内环境严重紊乱，从而导致胸腺和淋巴组织退化或萎缩，抗体反应抑制，巨噬细胞活动能力下降，嗜酸性细胞减少和阻滞中性白细胞向炎症部位移动等一系列变化，从而导致免疫功能抑制，降低机体对抗感染、变态反应和自身免疫的能力。例如，对澳大利亚一次火车失事死亡者的配偶进行研究，发现丧亡后第 5 周，这些配偶的淋巴功能抑制十分显著，比对照组低 10 倍。另一项研究使老鼠先接触能引起乳房肿瘤的 Bittner 病毒，然后将其分成两组，一组生活于强烈应激的拥挤环境中，另一组不给予应激刺激，结果前者发生肿瘤者占 92%，后者仅为 7%。

二、应激的心理反应

应激的心理反应可以涉及心理现象的各个方面，以下重点介绍应激的认知反应和情绪反应。

（一）认知反应

轻度应激刺激如面临考试，可以使人适度唤起，此时个体的认知能力，如注意力、记忆力和思维想象力增强，以适应和应对外界环境的变化。这是积极的认知性应激反应。但强烈的应激刺激由于唤起水平过高，也可使个体产生负面的认知性应激反应，表现为意识障碍如意识模糊、意识范围狭小；注意力受损如注意集中困难、注意范围变窄；记忆、思维、想象力减退等。以下简介几种负面的认知性应激反应：

1. 偏执　当事人表现为认识上的狭窄、偏激或认死理，平时很理智的人，此时会变得固执、钻牛角尖、蛮不讲理。也可表现出过分自我关注，即注重自身的感受、想法、信念等内部世界，而不是外部世界。

2. 灾难化　灾难化是一种常见的认知性应激反应。当事人表现为过度强调应激事件的潜在和消极的后果，导致整日的不良情绪反应。

3. 反复沉思　反复沉思是对应激事件的反复思考（反刍），从而影响适应性应对策略如宽恕、否认等机制的出现，导致适应受阻。值得注意的是，这种反复思考不是意识所能控制的，具有强迫症状特性，与某些人格因素有关。

4. 闪回与闯入性思维　人们遭遇严重灾难性应激事件以后，在生活里经常不由自主闪回（flashback）灾难的场景，或者脑海中突然闯入（intrusion）既往的一些灾难性痛苦情景或思维内容，表现出挥之不去的特点。这也是创伤后应激障碍的重要症状之一。

5. 否认、投射、选择性遗忘　这些是心理防御机制的表现形式，在某些重大应激后出现，具有一定保护作用，但过度使用也有其不利的一面。

（二）情绪反应

个体在应激时产生什么样的情绪反应以及其强度如何，受很多因素的影响，差异很大。这里介绍几种常见的情绪反应。

1. 焦虑　焦虑是最常出现的情绪性应激反应。焦虑是个体预期将要发生危险或不良后果时所表现出的紧张、恐惧和担心等情绪状态。在心理应激条件下，适度的焦虑可提高人的警觉水平，伴随焦虑产生的交感神经系统的被激活可提高人对环境的适应和应对能力，是一种保护性反应。但如果焦虑过度或不适当，就是有害的心理反应。

2. 恐惧　恐惧是一种企图摆脱已经明确有特定危险的，可能对生命造成威胁或伤害情境时的情绪状态。伴有交感神经兴奋，肾上腺髓质分泌增加，全身动员，但没有信心和能力战胜危险，只有回避或逃跑。过度或持久的恐惧会对人产生严重不利影响。

3. 抑郁　抑郁表现为悲哀、寂寞、孤独、丧失感和厌世感等消极情绪状态，伴有失眠、食欲减退、性欲降低等，常由亲人丧亡、失恋、失学、失业、遭受重大挫折和长期病痛等原因引起。严重抑郁会导致自杀，故对抑郁反应的人应该深入了解有无消极厌世情绪，并采取适当的防范措施。

4. 愤怒　愤怒是与挫折和威胁有关的情绪状态。由于目标受到阻碍，自尊心受到打击，为排除阻碍或恢复自尊，常可激起愤怒，此时交感神经兴奋，肾上腺分泌增加，因而心率加快，心输出量增加，血液重新分配，支气管扩张，肝糖原分解，并多伴有攻击性行为。病人的愤怒情绪往往成为医患关系紧张的一种原因。

5. 敌意　敌意是憎恨和不友好的情绪。有时与攻击性欲望有关，多表现为辱骂与讽刺。怀有敌意的个体可能提出不合理或过分的要求。

6. 无助　无助又称为失助，是一种类似于临床抑郁症的情绪状态，表现为消极被动、软弱、无所适从和无能为力。它发生于一个人经重复应对，仍不能摆脱应激源影响的情况下。

上述应激负性情绪反应除了直接通过情绪生理机制影响健康外，还对个体其他心理功能如认知能力和行为活动产生交互影响。

知 识 链 接

习得性无助

1967 年,著名的心理学家 Seligman 做了一个经典的心理学实验。他把 24 只狗分成 3 组,第 1 组在遭受电击时通过学习挤压鞍垫可以中止电击;第 2 组在电击时无法中止电击;第 3 组对照。结果发现,第 1 组用于挤压鞍垫中止电击所需时间越来越短,而且在此后的情境中依然保持这种逃脱行为;第 2 组则在一定次数的尝试后放弃中止电击的行为,并在以后即使可以逃脱的情境中也放弃尝试逃脱,这种现象称为"习得性无助"。这一实验此后在其他动物和人类的实验心理学研究中也得到同样的结果。

Seligman 认为人类的抑郁发展就相当于动物的习得性无助,二者都表现为被动、消极、坐以待毙、放弃任何控制局面的尝试、体质量减少、社会性退缩等。这一经典的实验心理学研究从科学角度证明:环境应激可以导致抑郁。

三、应激的行为反应

伴随应激的心理反应,机体在外表行为上也会发生改变,这是机体为缓冲应激对个体自身的影响摆脱心身紧张状态而采取的行为策略。

1. **逃避与回避** 逃避指已经接触到应激源后而采取的远离应激源的行为;回避指事先知道应激源将要出现,在未接触应激源之前就采取行动远离应激源。两者都是远离应激源的行为。其目的都是为了摆脱情绪应激,排除自我烦恼。

2. **退化与依赖** 退化是当人受到挫折或遭遇应激时,放弃成年人应对方式而使用幼儿时期的方式应对环境变化或满足自己的欲望。退化行为主要是为了获得别人的同情支持和照顾,以减轻心理上的压力和痛苦。退化行为必然会伴随产生依赖心理和行为,即事事处处依靠别人关心照顾而不是自己去努力完成本应自己去做的事情。退化与依赖多见于病情危重经抢救脱险后的病人以及慢性病病人中。

3. **敌对与攻击** 敌对是内心有攻击的欲望但表现出来的是不友好、谩骂、憎恨或羞辱别人。攻击指在应激刺激下个体以攻击方式作出反应,攻击对象可以是人或物,可以针对别人也可以针对自己。两者共同的心理基础是愤怒。

4. **无助与自怜** 无助是一种无能为力、无所适从、听天由命、被动挨打的行为状态,通常是在经过反复应对不能奏效,对应激情景无法控制时产生,其心理基础包含了一定的抑郁成分。无助使人不能主动摆脱不利的情景,从而对个体造成伤害性影响,故必须加以引导和矫正。自怜即自己可怜自己,对自己怜悯惋惜,其心理基础包含对自身的焦虑和愤怒等成分。自怜多见于独居、对外界环境缺乏兴趣者,当他们遭遇应激时常独自哀叹,缺乏安全感和自尊心。倾听他们的申诉并提供适当的社会支持可改善自怜行为。

5. **物质滥用** 个体在心理冲突或应激情况下会以习惯性饮酒、吸烟或服用某些药物的行为方式来转换自己对应激的行为反应方式。尽管这些物质滥用对身体没有益处,但这些不良行为能达到暂时麻痹自己摆脱自我烦恼和困境的目的。

四、心理应激与健康

(一)心理应激对健康的影响

每个人一生中都会遇到各种各样的应激,一般来说,高强度的、持续时间过长的应激对个体的健康有较大的不良影响。

Note:

1. 躯体方面 研究证实,在应激状态下,机体免疫系统的功能会降低,使机体对疾病的易感性增加。由于个体心身反应表现为持续的病理性改变,会形成心身疾病,包括原发性高血压、消化性溃疡、溃疡性结肠炎、支气管哮喘、偏头痛、类风湿关节炎、荨麻疹等。

2. 心理方面 对儿童和青少年来说,高强度的、持续时间过长的应激会影响个体的心理健康发展,导致发展缓慢或停止,如认知功能障碍,人格发展异常,甚至出现发展危机,导致适应不良行为(如吸毒、攻击)和精神障碍的发生;对成人来说,应激会打破原有的心理平衡,出现心理功能失调,如神经症、性心理异常、精神活性物质滥用等,严重的会导致精神崩溃,发生精神障碍(如精神分裂症、反应性精神病等);对老年人而言,则可能会出现老年痴呆症。

(二)影响心理应激与健康关系的因素

1. 应激源的性质

(1)应激源的强度:即应激源本身的性质是轻还是重。例如,护士患感冒与护士出现医疗事故这两种应激源相比,前者相对程度更轻,一般不会对个体造成太大影响,而后者属于相对较重的应激源,可能会对个体产生较大的影响。

(2)应激源波及的范围:应激源范围越广泛,应激反应就越强烈,对健康的影响就越大。

(3)应激源持续时间的长短:例如,感冒的病人可能仅经历短期应激,而需要长期卧床的偏瘫病人,其应激源持续时间长,病人的心身反应也更大。

(4)合并应激源的数量:当个体面对单个应激源时,可以集中精力去应对,但个体如果同时要面对几种应激源。如刚刚失去工作、家里老人又得了重病、妻子还闹离婚,在这种情况下,个体会感觉心力交瘁,甚至有即将崩溃的强烈反应。

总之,越强烈的、持续时间越长的应激,以及合并应激源的数量越多越强烈,越有可能对个体的心身健康造成影响。

2. 个体差异 应激对个体健康的影响是因人而异的。即使同一应激源对不同的个体来说,每个人的人格特征、认知评价、应对方式、社会支持可能不同,产生的应激反应强度可能不同,应激持续的时间也可能不一样,因而对个体健康的影响也存在差异。例如,有的人采用建设性应对策略,激发自身内在的潜能和积极性;有的人却出现了严重的身心功能障碍。个体差异主要与个体自身的身体条件、心理状态和社会文化背景有关。

知 识 链 接

认知评价与心理健康

认知评价的概念和构成由 Lazarus 和 Folkman 于 1984 年确定。对于认知评价的构成,除了 Lazarus 提出的初级评价和次级评价外,针对不同的应激事件和人群也有较为具体的构成。例如,生活事件的认知评价由威胁、挑战、信息需求、熟练、接纳构成,考试压力认知评价包括社会影响因素、自身相关情况、考试价值及应试情境。

研究发现,认知评价与情绪有关,损失或感到责备的认知评价会引起愤怒,威胁评价易引起焦虑,损失评价可引起悲伤和抑郁。将疾病评价为威胁个人身体健康、限制个人发展、失去控制,对于疾病适应起消极作用。一项对黑色素瘤病人的研究发现,主观认知评价与病人的心理应对有关,积极的认知评价,如将疾病评价为挑战,有助于病人保持良好的心理状态,减少抑郁情绪。进一步研究发现,认知评价可能在应激源与应对结局之间起中介作用。例如,儿童对于父母婚姻冲突的认知评价在儿童感知到的婚姻冲突与内化行为问题之间起中介作用。

第五节　心身疾病

 ────────────── 导入情境与思考 ──────────────

　　张先生是某公司高管,对工作有强烈责任感,经常熬夜工作。1年前,张先生无明显诱因出现胸闷、心悸,于当地医院就诊,被诊断为冠状动脉硬化性心脏病。此后,张先生十分注意调整工作压力,规律作息。1年间,张先生在劳累时偶有几次胸痛发作,均可较快缓解。最近两周,张先生自觉症状较前加重,反复出现心前区疼痛、心慌、气喘,伴左背部疼痛。

　　当医生询问其工作、生活近况时,张先生自述单位领导考虑到他的身体状况将他负责多年的重点项目交给了其他同事,且同事因此获得升职。他心情极差,整晚睡不着觉,既害怕疾病加重,又不甘心错失这一事业发展的机会,他开始不想去公司上班,害怕面对这件事情,有时还会借酒消愁。

　　请思考:

　　1. 本案例中张先生面临的主要应激源是什么?

　　2. 张先生会出现哪些应激反应?

　　3. 分析心理应激与疾病发生、发展的关系。

一、心身疾病概述

　　1. 心身疾病概念　　心身疾病(psychosomatic diseases)又称心身障碍(psychosomatic disorders)或心理生理疾病(psychophysiological diseases),指心理社会因素在发病、发展过程中起重要作用的躯体器质性疾病和功能性障碍。心身疾病对人类健康构成严重威胁,成为当今死亡原因中的主要疾病,日益受到人们的重视。

　　心身疾病的概念在不断修改完善中。1952年的美国精神疾病诊断治疗手册(DSM-Ⅰ)设有"心身疾病"一类;DSM-Ⅱ(1968)将"心身疾病"更名为"心理生理性植物神经与内脏反应";DSM-Ⅲ(1980)及DSM-Ⅲ-R(1987)将心身疾病划归为"影响身体状况的心理因素"分类;DSM-Ⅳ又将其更名为"影响医学情况的心理因素";DSM-5(2013)将其单独列为一类,称为"躯体症状及相关障碍"。

　　理解心身疾病的概念需要注意以下几方面:①生物或躯体因素是心身疾病发生和发展的基础,心理社会应激往往起到"扳机"的作用。②人格特征与某些心身疾病密切相关。③心理社会因素在疾病的发生、发展及预后中起重要的作用。④以躯体的功能性或器质性病变为主,一般有比较明确的病理生理过程。⑤心身疾病通常发生在自主神经系统支配的器官上。⑥同一病人可有几种心身疾病存在或交替发生。⑦病人常有相同或类似的家族史。⑧疾病经常有缓解和反复发作的倾向。

　　2. 心身疾病的患病率及人群特征　　关于心身疾病的患病率,由于各国对心身疾病界定的范围不同,导致心身疾病的流行病学调查结果差异甚大,国外调查人群患病率为10%~76%;国内心身疾病的患病率为16%~80%。

　　心身疾病病人具有以下特征:

　　(1)性别特征:总体上女性高于男性,两者比例为3:2,但个别病种男性高于女性,如冠心病、溃疡病、支气管哮喘等。

　　(2)年龄特征:65岁以上及15岁以下的老少人群患病率最低;从青年期到中年期,患病率呈上升趋势;更年期或老年前期为患病高峰年龄。

　　(3)社会环境特征:不同的社会环境,心身疾病患病率不同。以冠心病为例,患病率最高为美国,其次为芬兰、南斯拉夫、希腊及日本,最低为尼日利亚。一些学者认为,这主要取决于种族差异、饮食习惯、全人口的年龄组成、体力劳动多寡等社会环境因素的影响。

 Note:

（4）人格特征：一些心身疾病与特定的人格类型有关，如冠心病及高血压的典型人格特征是 A 型人格（type A behavior pattern，TABP）。癌症的典型人格特征是 C 型人格，C 型人格癌症的患病率是非 C 型人格的 3 倍。

二、心身疾病的范围

传统上，典型的心身疾病包括消化性溃疡、溃疡性结肠炎、甲状腺功能亢进、局限性肠炎、类风湿关节炎、原发性高血压病及支气管哮喘。目前，将糖尿病、肥胖症和癌症也纳入了心身疾病范围。下面介绍公认的心身疾病分类。

1. 内科心身疾病

（1）心血管系统心身疾病：原发性高血压病、冠心病、阵发性心动过速、心率过缓、期前收缩、雷诺病、神经性循环衰弱症（neurocirculatory asthenia）。

（2）消化系统心身疾病：胃、十二指肠溃疡，神经性呕吐、神经性厌食症、溃疡性结肠炎、过敏性结肠炎、贲门痉挛、幽门痉挛、习惯性便秘、直肠刺激综合征。

（3）呼吸系统心身疾病：支气管哮喘、过度换气综合征、心因性呼吸困难、神经性咳嗽。

（4）神经系统心身疾病：偏头痛、肌紧张性头痛、自主神经功能失调症、心因性知觉异常、心因性运动异常、慢性疲劳。

（5）内分泌代谢系统心身疾病：甲状腺功能亢进、垂体功能低下、糖尿病、低血糖。

2. 外科心身疾病
全身性肌肉痛、脊椎过敏症、书写痉挛、外伤性神经症、阳痿、过敏性膀胱炎、类风湿关节炎。

3. 妇科心身疾病
痛经、月经不调、经前期紧张综合征、功能性子宫出血、功能性不孕症、性欲减退、更年期综合征、心因性闭经。

4. 儿科心身疾病
心因性发烧、站立性调节障碍、继发性脐绞痛、异食癖。

5. 眼科心身疾病
原发性青光眼、中心性视网膜炎、眼肌疲劳、眼肌痉挛。

6. 口腔科心身疾病
复发性慢性口腔溃疡、颌下关节紊乱综合征、特发性舌痛症、口吃、唾液分泌异常、咀嚼肌痉挛。

7. 耳鼻喉科心身疾病
梅尼埃病（Ménière disease）、咽喉部异物感、耳鸣、晕车、口吃。

8. 皮肤科心身疾病
神经性皮炎、皮肤瘙痒症、斑秃、多汗症、荨麻疹、银屑病、湿疹、白癜风。

9. 其他
癌症、肥胖症。

随着心身医学研究的不断深入，人们越来越重视心理社会因素在疾病的发病、诊断、治疗和预后中发挥的作用，新的心身疾病不断被人们提出。例如，过去被认为是纯生物学病因的疾病——乙型肝炎，现在发现与心理社会因素关系密切。

三、常见的心身疾病

（一）冠状动脉硬化性心脏病

冠状动脉硬化性心脏病（以下简称冠心病）指由于冠状动脉粥样硬化、管腔狭窄，导致心肌缺血、缺氧的心脏病。冠心病是威胁人类健康最严重和确认最早的一种心身疾病，发病率呈逐年上升趋势，多见于中、老年人。冠心病的确切病因还不十分清楚，近年来研究发现，冠心病的发生、发展与许多生物、心理和社会因素有关，包括遗传、高血压、糖尿病、高血脂、肥胖等生物因素，心理应激、人格特征、焦虑、抑郁等心理因素，吸烟、饮酒、缺少运动、社会关系不协调等社会因素。

1. 人格特征
世界心肺和血液研究协会（NHLBI）于 1978 年确认 A 型行为属于一种独立的冠心病危险因素。A 型行为指好胜心强、雄心勃勃、努力工作而又急躁易怒，具有时间紧迫感和竞争敌对倾向等特征。西方协作组研究计划（WCGSP）在 20 世纪 60 年代对 3 000 多名中年健康男性雇员进行了近十年的追踪观察，结果发现 A 型行为者在整个观察期间冠心病总发生率以及各种临床症状包括心肌梗死、心绞痛等的发生率是 B 型行为者（无竞争压力、不争强好斗、办事慢条斯理、工作有主见）的 2 倍。此研究说明，A 型行为类型是冠心病的一种危险因素，故有人将 A 型行为类型称为"冠心病人格"。

20 世纪末，荷兰学者 Denollet 提出另外一种与冠心病相关的人格因素，即 D 型人格，通常表现为消极情感和在社会交往中的社会抑制，具有负面情绪和抑制情感表达的倾向。研究发现，具有 D 型人格的人，其冠心病的患病率高于一般人群；具有 D 型人格的冠心病病人死亡率、二次心梗发病率以及药物洗脱支架治疗后的危险性明显增加。大量研究也显示 D 型人格可预测冠状动脉疾病的患病率和病死率，严重影响病人的生活质量和幸福感。在冠心病病人中相比于非 D 型人格的病人，D 型人格的病人往往会感知较严重的疾病程度和较低的对抗疾病的斗志，面对疾病采用更少的对抗并且更多地采用消极应对的方式。

2. 心理应激 来自生活不同领域（如财务、工作和人际关系等）的心理应激被认为在冠心病的发生、发展中起重要作用。美国国家心脏、肺和血液研究所发起的一项长期的、全国性的女性健康研究经过平均 14.7 年的随访发现，相较于经历低或中等水平压力性生活事件的女性来说，经历高水平压力性生活事件的女性冠心病的发生风险增加 12%；相较于经历低或中等水平社会关系紧张的女性来说，经历高水平社会关系紧张的女性冠心病的发生风险增加 9%。此外，丹麦一项基于人群的队列研究显示，有职业压力的人群在平均 9.71 年随访期间冠心病的发生率高于没有职业压力的人群。

3. 情绪因素 系统综述和荟萃分析结果显示，在基线没有被诊断为冠心病的个体中，抑郁是突发冠心病的危险因素，且研究发现，即使在没有被确诊为抑郁症的情况下，自我报告的抑郁症状也会增加心血管疾病事件的发生风险。美国心脏协会于 2014 年指出，抑郁症状与急性心肌梗死后的不良预后结局密切相关。另外，焦虑症也被认为是冠心病的危险因素。瑞典对 4 万多名年轻男性进行了37 年的全国性追踪观察，结果显示被诊断为焦虑症的人患冠心病和心肌梗死的风险分别是没有被诊断为焦虑症人群的 2.17 倍和 2.51 倍。

4. 社会环境与生活方式 冠心病发病率与社会结构、社会分工、经济条件、社会稳定程度有一定相关性。研究证实，社会发达程度高、脑力劳动强度大、社会经济地位低、社会稳定性差等均为冠心病的危险因素。另外，吸烟、饮酒过量、高脂与高胆固醇饮食、缺乏运动、肥胖也是冠心病的易感因素。

（二）原发性高血压病

原发性高血压病是危害人类健康的最严重的心身疾病之一，也是最早被列为心身疾病的疾病之一。它是一种多因素疾病，除遗传因素外，心理社会因素有着很重要的影响。

1. 人格特征 一般认为原发性高血压病人的人格特征表现为求全责备、刻板主观、容易激动、具冲动性、过分谨慎、压抑情绪但又难以控制情绪。A 型行为者的血浆肾上腺素活性较高，对应激呈现高反应性，可引起血压升高。研究表明，未经治疗的轻度高血压从业人员中 A 型行为个体所占的比例显著高于职业相匹配的正常血压人群。

2. 心理应激 职业压力是常见的慢性心理应激，与高血压的发生密切相关。系统综述和荟萃分析结果显示，个体工作中高水平的付出 - 回报不平衡与高血压的发生风险增加有关。一项加拿大的大样本队列研究显示，相比于每周工作时间小于 35h 的人群，每周至少工作 49h 的人群持续性高血压的发生风险增加了 66%。

3. 情绪因素 不良情绪如愤怒、焦虑、抑郁等被认为是原发性高血压发生、发展的危险因素。研究表明，高血压病人相比于对照组有更高水平的愤怒情绪，且更倾向于压抑自己的愤怒情绪。一项对澳大利亚中年女性的前瞻性、大样本纵向调查显示，焦虑症状、抑郁症状分别与患高血压的风险增加 24%、30% 有关。

4. 社会经济地位与社会联结 许多研究表明，收入、职业和受教育程度多指标反映的社会经济地位较低的人群发生高血压的风险高于社会经济地位高的人群，这种关系在高收入国家尤为显著。

美国国家健康与营养调查（NHANES）发现，受教育程度低的人患高血压的风险高于受教育程度高的人群，长期处于较低职业阶层或在随访期间转变成较低职业阶层的男性患高血压的风险高于长期处于较高职业阶层的人群。研究表明，相比于高水平社会融合的老年人，低水平社会融合的老年人发生高血压的风险显著增高。对中老年人孤独感与收缩压的随访研究显示，中老年人的孤独感可以预测第2年、3年、4年收缩压的升高，初始的高孤独感水平与随访期内较大的收缩压升高有关。

（三）糖尿病

糖尿病是一种典型的内分泌系统疾病，也是被公认为最易伴发精神心理疾病的慢性病之一。糖尿病的病因和发病机制十分复杂，目前尚未完全清楚，一般认为是多因素综合作用的结果，其中，心理社会因素具有重要的作用。

1. 人格特征　妇女健康倡议（WHI）——一项针对绝经后妇女的大样本、前瞻性队列研究显示，乐观水平较低、敌意水平较高、倾向于表达负性情绪的女性糖尿病的发病风险较高。基于5项队列研究的合并分析显示，较低的责任心（如缺乏计划性和条理性、粗心、缺乏自控力）与糖尿病的发病风险及死亡风险升高有关。

2. 心理应激　生活事件与糖尿病的发生密切相关。一项对我国50万成年人的大样本调查研究显示，经历单一或多种压力性生活事件的人群更有可能患2型糖尿病。此外，生活事件还会影响糖尿病的代谢控制。一些糖尿病病人在饮食和治疗药物不变的情况下，由于生活事件的突然袭击，病情在一夜之间迅速加剧，甚至出现严重的并发症。为期5年的纵向研究显示，青少年糖尿病病人经历压力性生活事件与更差的代谢控制有关。

3. 情绪因素　糖尿病的发生与情绪也有密切关系。调查发现，糖尿病病人中焦虑的发生率为32%～68%，抑郁的发生率为27%～78%，显著高于一般人群。许多前瞻性研究表明，有焦虑、抑郁情绪的人患2型糖尿病的风险显著高于没有焦虑、抑郁情绪的人群。另外，不良的情绪对糖尿病的代谢控制和病情转归会产生消极的影响。研究表明，有抑郁症状的糖尿病病人疾病症状负担是没有抑郁症状病人的1.93～4.96倍，有焦虑症状的糖尿病病人血糖控制不良的风险显著高于无焦虑症状的病人。

4. 社会、经济因素　糖尿病发病率与歧视、暴力侵害、贫穷等社会、经济因素有关。众多研究证据表明，中低收入国家低收入人群糖尿病发病率较高，且无论是生命早期还是当前的低社会经济地位均会增加个体患糖尿病的风险。遭受歧视、暴力侵害的人群患糖尿病的风险显著高于没有遭受暴力侵害的人群。

（四）消化道溃疡

消化道溃疡包括胃、十二指肠溃疡、溃疡性结肠炎等，是较早被公认的常见的心身疾病。人群患病率可达10%以上，男性是女性的2～4倍。随着女性社会活动的增多，女性患病率也有逐步增加的趋势。我国流行病学调查显示，有60%～84%的初患或复发的消化道溃疡病人，在症状出现前1周受过严重的生活刺激，如人际关系紧张、事业受挫等。

1. 人格特征　近年来，国外通过严格的对照研究发现，消化道溃疡病人具有内向及神经质的特点，表现为孤独、缺少人际交往、被动拘谨、顺从、依赖性强、缺乏创造性、刻板、情绪不稳定、遇事过分思虑、容易焦虑、紧张、易怒，对各种刺激的反应性过强。消化道溃疡病人习惯于自我克制，情绪得不到宣泄，从而使迷走神经反射强烈，胃酸和胃蛋白酶原水平明显增高，易诱发消化道溃疡。人格特征一方面通过情绪的中介作用引起生理变化，出现消化性溃疡；另一方面也可直接引起个体对疾病的不同反应，情绪不稳定的病人可能出现人格→不良情绪→疾病→不良情绪的恶性循环，造成溃疡迁延不愈。

2. 心理应激　众多队列研究结果显示，在基线高的心理应激水平与5～15年间消化性溃疡的发生风险增加有关。与消化性溃疡关系密切的主要心理应激因素有：①严重的精神创伤，特别是在毫无思想准备的情况下，遇到重大生活事件和社会的重大改变，如失业、丧偶、失子、离异、自然灾害和战争等。研究显示，相比于匹配的对照组，消化性溃疡病人报告经历过更多的生活事件。②长期的职业压力，如不良的工作环境、轮班工作等。一些研究显示，高职业压力、轮班工作是消化性溃疡的危险因素。

3. 情绪因素 不良情绪可通过增加胃液分泌使个体易于发生消化性溃疡。研究显示，消化性溃疡病人比对照组有更高水平的心理痛苦，如焦虑、抑郁情绪。抑郁症病人中消化性溃疡的发生率是无抑郁症人群的 2 倍。

4. 生活方式 消化性溃疡的发生与不良生活方式有关，如吸烟、饮酒、缺乏运动等。研究显示，吸烟会显著增加个体患溃疡的风险，且累积吸烟量与消化性溃疡的发生风险之间存在剂量反应关系。酗酒、久坐不动的生活方式会增加个体患溃疡疾病的可能性，而适度的体育活动可以通过减少胃酸分泌、改善不良情绪等降低个体患消化性溃疡的风险。

（五）肿瘤

肿瘤是一种严重危害人类健康及生命的常见病、多发病。肿瘤的发病原因至今未完全阐明，一般认为是多因素作用的结果，其中心理社会因素是导致肿瘤发生的重要因素之一。

1. 人格特征 研究发现，人格特征与恶性肿瘤的发生有一定的关系，特别是 C 型人格与癌症的发生关系密切。"C"系取 Cancer 的第一个字母，所以 C 型人格亦称癌症倾向人格，这类人表现为与他人过分合作，原谅一些不应原谅的行为，尽量回避各种冲突，不表达愤怒等负性情绪，屈从于权威。他们在遭遇重大生活挫折时，常陷入失望、悲观和抑郁的情绪中不能自拔，在行为上表现为回避、否认、逆来顺受等。美国学者对 182 名被试者（按人格特征分 A、B、C 三类）随访观察了 16 年，发现具有 C 型人格特征者癌症发生率比非 C 型人格者高 3 倍以上。

2. 心理应激 国内外研究发现，癌症病人发病前的负性生活事件发生率较高，其中尤以家庭不幸等方面的事件，如丧偶、近亲死亡和离婚。基于队列研究的系统综述和荟萃分析发现，经历过应激性生活事件的人群乳腺癌发病风险高于没有经历过生活事件的人群。此外，一项瑞典的全国性队列研究显示，在癌症诊断前一年或诊断后一年暴露于高水平心理应激的病人在随访期内发生癌症特异性死亡的风险是暴露于低水平心理应激病人的 1.3 倍。

3. 应对方式和情绪 研究发现，生活事件与癌症发生的关系，取决于个体对生活事件的应对方式和情绪反应。那些不善于宣泄生活事件造成的负性情绪体验者，即习惯于采用克己、压抑的应对方式者，其癌症发生率较高。有学者指出，不愿表达个人情感和情绪压抑是癌症发病的心理特点，且大多数研究表明，无助、绝望、悲观的应对方式及负性情绪状态与疾病的不利进程有关。

4. 社会、经济因素 研究显示，多种癌症在低社会经济地位人群中的发病率较高。而且，生活在经济贫困地区的癌症病人预后相对较差。这可能是由于低社会经济地位的人群更容易暴露于危险因素，如不健康的饮食和久坐的生活方式；有限的疾病预防、早期筛查、诊断途径；缺乏医疗保障及高质量的治疗资源等。

（六）支气管哮喘

支气管哮喘是由嗜酸性粒细胞、肥大细胞和 T 淋巴细胞等多种炎性细胞参与的气道慢性炎症，表现为反复发作性的喘息、呼吸困难、胸闷或咳嗽等症状，常在夜间和 / 或清晨发作、加剧。支气管哮喘是严重威胁人类健康的慢性疾病，全球患病人数大约 3 亿，成人患病率为 1.2%～25.5%，儿童为 3.3%～29%。研究表明哮喘的发作与心理社会因素密切相关。Luparello 等人曾选择 40 名有过敏史的哮喘病人和正常人做对照实验。首先向所有的被试者宣布：这是一个空气污染实验，每个人必须吸入几种浓度不同的物质（其实所吸入的都是根本无害的非过敏性溶液）。结果病人组的三分之一出现了呼吸困难，其中 12 人哮喘发作，而对照组无一人出现反应。然后告诉病人"这是暗示的作用而不是溶液引起的"真相后，那些受影响者也就恢复了正常。这说明心理因素对病人的病情具有重大影响。有研究发现哮喘病人因心理因素使哮喘发作的比例占 40%。

1. 人格特征 早期研究发现，支气管哮喘多有依赖、希望别人的同情、较被动顺从、敏感、易受暗示、希望被人照顾和自我中心等性格特点,近年来研究表明哮喘的病人没有单一的或统一的人格类型。

2. 心理应激　目前认为心理应激因素可能通过以下途径诱发或加重哮喘:

(1)强烈的情绪变化作用于大脑皮层,大脑皮层兴奋作用于丘脑,通过迷走神经,促进乙酰胆碱释放,引起支气管平滑肌收缩、痉挛、黏膜水肿而导致哮喘。

(2)不良的精神刺激通过中枢神经系统引起内分泌功能失调和各种激素分泌异常,包括促皮质激素、去甲肾上腺素、生长激素和内啡肽的变化。

(3)心理功能失调通过中枢神经系统特别是丘脑下部干扰机体的正常免疫功能,影响机体对外界各种不良刺激反应的敏感性。

3. 职业环境　从事油漆工、汽修工等特殊职业的人群高发哮喘。特殊的家庭居住环境与儿童哮喘有关,如经常暴露于烟雾中的儿童哮喘患病率远高于对照组儿童;空气污染、呼吸道感染与儿童哮喘的发生关系密切;摄入某些特异性食物可以引起哮喘。易诱发哮喘的药物主要有两类:一类是水杨酸类及类似的解热镇痛药;另一类是作用于心脏的药物,如普萘洛尔等;磺胺类药物等也可因引起过敏反应而诱发哮喘发作。

4. 社会经济地位与社会联结　研究显示,低的社会经济地位与更高的哮喘发病率有关,且低收入的人群更有可能经历不良的哮喘预后结局。此外,社会支持/社会网络也被证明与哮喘的管理和预后密切相关。研究表明,父母社会支持水平较低的哮喘儿童相较于父母社会支持水平较高的哮喘儿童有更频繁的哮喘症状发作、更多的活动受限及更高的急诊就诊次数。

(曹枫林)

本章小结

本章主要介绍应激、应激源、应对、社会支持的概念,以及应激源的分类、应激的理论模型、应激的影响因素和应激反应等方面的内容。应激源是指来自生物的、心理的、社会的和文化的各种生活事件。应激的影响因素包括认知评价、应对方式、社会支持、人格特征。应激反应涉及认知、情绪、行为等方面。心身疾病是指心理社会因素在疾病的发生发展过程中起重要作用的躯体疾病。心身疾病范围很广,各个系统都涉及。常见的心身疾病包括原发性高血压病、冠状动脉硬化性心脏病、支气管哮喘、消化性溃疡、糖尿病、癌症等,这些心身疾病的发生都与心理社会因素的刺激和一定的人格特征相关。

思 考 题

1. 应激源是如何分类的?
2. 解释应激的理论模型有哪些?
3. 面对同样的应激源,不同的人应激反应是不一样的,请解释其原因。
4. 什么样的人容易患心身疾病?

心 理 评 估

04章 数字内容

学 习 目 标

- 知识目标：
  1. 掌握心理评估的概念、方法；心理测验的概念；标准化心理测验的基本特征及适用范围；常用评定量表的使用。
  2. 熟悉心理评估的实施原则、注意事项、适用范围；常用心理测验的适用范围、注意事项。
  3. 了解心理测验的分类。
- 能力目标：
  1. 能根据病人具体情况选择恰当的心理评估方法。
  2. 能运用心理评定量表评估病人的心理状况。
- 素质目标：
  1. 建立生物-心理-社会医学模式和整体护理的思维。
  2. 建立以病人为中心的护理理念。

病人在患病的不同阶段会出现不同程度的心理变化,及时掌握病人的心理变化对于做好心理护理工作是至关重要的,病人的心理变化可以用心理学方法做客观评估。本章主要介绍护理领域常用的心理评估方法。

第一节　心理评估概述

导入情境与思考

杨某,女性,23岁,大学在读。因"连续2个月睡眠障碍"就医。

6个月前与父母在郊外爬山路上经历车祸,全身多处受伤,父亲因车祸身亡,母亲已痊愈,杨某也已痊愈。2个月来不能入睡,每日不停哭泣,非常怕黑,睁着眼睛到天亮,感到绝望、恐惧、窒息感,凌晨5点多室内出现光线才能眯眯睡1个多小时,长期没有稳定的睡眠。每天自责"要不是我想去爬山,爸爸就不会去世!"讨厌自己,觉得自己不应该活着,自己是个有罪的人。母亲多次解劝也不能缓解,因此就医。

体格检查及神经系统检查正常。

实验室检查:三大常规、肝功能、血糖、心电图均正常。

请思考:

应该如何对杨某开展心理评估工作?

一、心理评估的概念

心理评估(psychological assessment)是应用观察法、访谈法和心理学测验等多种心理学方法获得信息,对个体某一心理现象作全面、系统和深入的客观描述。心理评估在心理学、医学、教育、人力资源、军事司法等领域有广泛的应用,用于临床时则称为临床心理评估(clinical psychological assessment)。

二、心理评估的一般过程

心理评估是根据评估的目的采取多种方法收集资料,对所得资料和信息进行分析、判断的过程。心理评估的目的不同,所采取的方法也会不同,程序也会有所区别。护理工作中心理评估的过程包括以下方面。

（一）确定评估目的

首先要确定被评估者首要的问题是什么,进而确定评估目的。如要了解被评估者有无心理障碍,有无心理问题,或是判断病人有无异常行为(如自伤、自杀行为)。

（二）了解被评估者的一般情况

病人就医的主诉、现病史、既往史、家族史及是否有心理问题,是否需要心理方面的帮助。

（三）对发现的重点问题、特殊问题进行详细、深入的了解和评估

在掌握一般情况的基础上,对病人的具体问题进行深入了解和评估,可借助各种方法,如焦点问题访谈、调查及心理测验。

（四）将收集到的资料进行整理、分析、判断

对已获得资料进行系统整理分析,写出评估报告,得出初步结论,并向病人或家属及有关人员进行解释,以确定问题处理的进一步方案。

三、心理评估的实施原则及注意事项

（一）实施原则

1. 动态实时原则　病人的心理活动随着环境、疾病进展等因素不断发生变化，因此，心理评估是个动态的过程，评估者需动态、实时评估病人的心理状态及其变化。

2. 综合灵活原则　对于已获得的病人资料要综合考虑，灵活分析。了解各种心理评估方法的局限性，不宜将评估结果绝对化，需要与实际情况相结合，并结合其他评估方法综合判断。

（二）注意事项

1. 心理评估人员的要求　第一，评估者对待病人应热情、耐心、细致，尊重病人，同时必须采取严肃、认真和审慎的工作态度。第二，评估者具备一定的专业技能，经过心理评估、心理测量学方面的专门训练，熟悉各种评估方法的功能、适用范围及优缺点。第三，评估者还应具备心理学的专业知识，包括普通心理学、生理心理学、病理心理学、心理测量学以及心理评估学等，熟悉一般疾病特别是精神疾病的症状表现和诊断要点，以便于鉴别正常与异常的心理现象。

2. 应用心理评估方法的注意事项　心理评估可以为心理护理干预措施的设计、干预效果评价以及行为发展方向提供客观的指标，因此，心理评估对于临床心理护理有着重要的意义。评估者首先需掌握各类心理评估方法的优缺点、适用范围以及该方法是否适合自己准备评估的对象；其次，要熟练运用各种心理评估方法及各种分析评估结果的方法，并对影响评估的因素有充分的认识；最后，要正确看待评估结果，联系实际情况客观解释结果。

第二节　临床护理心理评估基本方法

一、行为观察法

（一）行为观察法的概念

人的心理是通过其行为表现出来的，因此，对于个体行为的客观观察是心理评估的重要方法之一。行为观察法是指对个体可观察行为的过程或者结果进行有目的、有计划的观察记录。其目的是描述临床行为表现、评估心理活动、监测行为变化，提供客观依据。

行为观察法是护理领域心理评估最常用的方法之一，护理人员对病人行为进行客观准确的观察，根据其观察结果可对病人实施有效的心理护理。

（二）行为观察的设计

观察设计的好坏直接影响观察的结果，为确保观察结果的客观性和科学性，在设计一个观察方案时，应考虑以下几个方面：

1. 观察情境　对行为进行观察既可以在完全自然环境下进行，也可以在实验室情境下进行，还可以在特殊环境下进行，在医院中对病人的密切观察大多属于特殊情境下的观察。在不同观察情境下，同一观察者可能表现出不同的行为，例如，领导者即使病得很严重，在工作单位的自然情境下仍然可以游刃有余地处理工作事宜，而当进入医院在家人的陪同下见到医生就有可能退行到任何事都需依赖别人。因此评价观察结果时，应充分考虑观察情境对于结果的影响。

2. 观察目标行为　在心理评估中，观察内容包括很多，例如，仪表、言谈举止、注意力、兴趣、各种情境下的应对行为。而在实际观察中，必须根据评估目的明确观察的目标行为，对准备进行观察的目标行为要给予明确的操作性定义，以便准确地观察和记录。

3. 观察时间　包括直接观察时间、观察次数、间隔时间及观察持续时间。直接观察的时间一般每次持续 10～30min，避免因观察者疲劳对观察结果有影响；观察次数一般根据实际情况确定，如一天内进行多次观察，则应分布在不同时段，以便较全面观察病人在不同时段、不同情境的行为表现及

Note:

规律;如观察期跨越若干天,则每天数次观察的时间应保持一致。

4. 观察资料记录

(1)叙述性记录:可采用录音、录像、笔记或联合使用的方法进行客观记录,也可按观察时间顺序做简单记录表,记录重要观察指标。

(2)评定性记录:根据评定量表的要求进行观察记录,例如,记录"疼痛等级3,焦虑等级2"。

(3)间隔性记录:又称为时间间隔样本,指在观察中有规律地每隔同样长短时间便观察和记录一次,这种记录方法能够准确反映目标行为随时间变化的特征,间隔时间根据研究需要和目标行为性质而定。

(4)事件记录:又称为事件样本,记录在一次观察期间,目标行为或事件的发生频率,这种记录方法常和时间间隔记录结合使用,在条件控制较好的观察和实验研究中应用较多。

(5)特殊事件记录:观察过程中,经常会出现一些特殊事件,对于那些不同程度干扰目标行为的事件,观察者应详细记录这些特殊事件,并分析这些特殊事件对目标行为产生的影响。

(三)行为观察法的注意事项

为了使行为观察结果具有良好的客观性、准确性和科学性,在进行行为观察时观察者应注意以下事项:

1. 观察者应尽可能客观、系统、全面而准确地观察目标行为,并充分意识到自己的角色,做到"客观",分清是客观的描述还是自己的感觉、反应。

2. 观察者应认识到自己对被观察者的整体印象,评价自己的主观判断是否对观察结果产生影响。

3. 观察者尽量不对那些与目标行为关系不大的特殊行为和突发事件产生兴趣。

4. 对于与自己年龄、文化背景或价值观相差悬殊的人,观察者在分析结果时应尽可能从被观察者的角度而不是从自己的角度去理解他们的行为。

5. 观察结果尽量采用描述性方式记录目标行为,避免使用解释方式。

(四)行为观察法的特点

与其他心理评估方法相比,行为观察法具有自身的优势和局限性。

1. 优势

(1)行为观察法可在被观察者不知情的自然情境下进行观察,被观察者的行为表现相对真实可信。

(2)行为观察法可以在婴幼儿和某些特殊人群(如语言障碍者、发育迟缓儿童和聋哑人)中进行,而其他评估方法却很难实施。

(3)行为观察法操作相对简便易行,不受时间、地点或实验条件的限制和制约。

2. 局限性 行为观察法观察到的只是表面的行为表现,某些现象只出现一次,无法重复观察,且观察结果还会受到观察者主观意识和自身水平的影响,且结果不易进行客观比较。

二、临床访谈法

临床访谈法(interview)是访谈者与被评估者之间所进行的有目的的会晤,是访谈者收集信息、诊断评估和治疗干预的基本沟通手段。访谈目的明确,内容及方法围绕目标设计、实施。作为临床沟通的专门技术,临床访谈与日常交谈有本质的区别。

一般而言,访谈者需通过访谈了解被评估者的一般情况、来访目的和可能存在的问题。更重要的是,通过访谈同被评估者建立良好的护患关系,以保证心理评估及随后的心理咨询与治疗顺利开展。

(一)访谈的内容

1. 一般性资料访谈的内容 访谈初期的目标是获得一般性资料,即被评估者的一般人口学信息及基本病情资料。访谈者可以按照自己的需要设计一个半定式的访谈检查表,按照规律逐一访谈。

主要围绕以下内容进行:

(1)被评估者的基本情况:包括姓名、年龄、职业、文化和经济状况。

Note:

（2）婚姻及家庭情况：如婚姻状况、家庭成员和家庭关系。

（3）个人习惯：有无特殊嗜好，如吸烟、酗酒。

（4）健康情况：既往和现在的健康状况，有无遗传病史和外伤。

（5）近期日常活动情况：如饮食、睡眠、疲劳和精神状况。

（6）生活事件：近期是否发生有意义的生活事件，如经济状况、工作状况的突然变化。

（7）人际关系和社会支持：与家人、同事、朋友之间的关系如何。

2. 心理评估资料访谈的内容　在一般问题和病史访谈后，常常要进一步对其心理状况进行检查，这是更加特殊和专业化的心理诊断性访谈。心理诊断性访谈主要围绕心理状况检查的内容及诊断需要的资料进行。在进行心理护理前，我们也必须进行心理诊断，虽然不像精神科医师和临床心理学家那样必须详细地对被评估者的精神状态进行全面细致的评价，但也有必要对其主要精神状况做粗略的检查。访谈者可根据实际情况提出问题：

（1）你现在存在哪些主要问题和麻烦？

（2）你能描述一下这些问题最重要的方面吗？

（3）你的这些困难是什么时候开始出现的？

（4）它经常发生吗？

（5）这些问题发生后还经常变化吗？

（6）出现这些问题后还有别的方面的相继改变吗？

在一般问题和病史访谈后，根据需要可进行心理（精神）状况检查，主要包括感知觉障碍、智力、定向、注意和记忆、情绪表现、行为方式和仪表、自知力等。

（二）访谈的策略和技巧

1. 建立良好的信任与合作关系　访谈者的目的是创造一个可接受且温暖的氛围，使被评估者感到安全、被人理解且不担心受到评判。访谈的成功主要取决于访谈者与被访谈者之间能否建立良好关系。

一般而言，访谈者要耐心地倾听被评估者的表述。用友好和接纳的方式交谈，维持适当的目光接触；努力使访谈成为双方都积极参与的活动，不轻易中断被评估者的谈话，对于被评估者的言语和非言语行为都作出适当的反应；注意搜集被评估者的情绪状态、行为举止、思维表达、逻辑性等方面的情况，鼓励、安慰他们，打消被评估者的顾虑。

2. 注意倾听的技巧　耐心、专注、诚恳地倾听被评估者的表述是访谈取得成效的关键。倾听时应把握4个要点：距离、姿态、举止和应答。适宜的角度和距离、身体稍前倾的姿势，适当的点头微笑、注视，适度赞许和肯定性语言等，由此体现访谈者对被评估者的接纳、肯定、关注、鼓励等感情。优秀的倾听者不但在访谈中注意到被评估者说了"什么"，而且还通过他们的声音、表情和姿势注意到被评估者"如何"说，通过被评估者所讲出来的内容察觉到他们尚未说出的感受和问题。访谈中访谈者要不断反省自己，调整思维、感觉和行为，使访谈过程轻松融洽。常见的非言语行为及意义见表4-1。

良好的倾听要求访谈者不仅要注意被评估者，而且也要注意自己。当访谈展开时，访谈者要时刻反省自己的价值观念是否影响自己的访谈技术以及所形成的对被评估者的印象，自己所把握的标准对判断产生了什么样的影响，对被评估者作出这种假设是否有足够的理由。

首先，倾听的过程中访谈者用开放式提问的方式使讨论深入或推动被评估者的自我剖析，提问常用"什么"（what）、"怎样"（how）、"为什么"（why），回答尽量要求详细。其次，常用封闭式提问的方式用于搜集和解释资料信息，提问常用"是不是""要不要""有没有"等词，而回答也是"是""否"式的简单答案。这种询问常用来收集资料并加以条理化、澄清事实、获取重点、缩小讨论范围。再次，为了进一步使讨论深入，鼓励被评估者继续表达想法和感受，访谈者需要在被评估者没有被干扰或打断的情况下，对被评估者进行鼓励，比如"嗯……""多告诉我一些"或"所以……"，即采用被评估者的词语，或简短的表达形式，将主要观点和感受凝练后重复转达给被评估者，不需重复所有内容。

表4-1 常见的非言语行为及意义

非言语行为	可能表明的意义
1. 直接的目光接触	人际交往的准备就绪或意愿、关注
2. 注视或固定在某人或某物上	面对挑战、全神贯注、刻板或焦虑
3. 双唇紧闭	应激、决心、愤怒、敌意
4. 左右摇头	不同意、不允许、无信心
5. 坐在椅子上无精打采或离开访谈者	悲观、与访谈者观点不一致或不愿意继续讨论
6. 发抖、双手反复搓动、不安	焦虑、愤怒
7. 脚敲打地面	无耐心、焦虑
8. 耳语	不愿泄露秘密
9. 沉默不语	不愿意、全神贯注
10. 手心冷汗、呼吸浅、瞳孔扩大、脸色苍白、脸红、皮疹	害怕、正性觉醒(感兴趣)、负性觉醒(焦虑、窘迫)、药物中毒

提问的过程，要使用被评估者易于理解的语言，避免使用模棱两可的词语和专业术语；询问时应表述清晰准确、简洁易懂，避免只凭主观印象；避免使用引导式和问句式问法，以免影响回答的客观性，例如"你对手术是否感觉很紧张？"就具有引导性，若改为"手术前你最突出的感受是什么？"就不具有引导性。

访谈中还需要对被评估者所述的事实、信息、思想、行为反应及情感加以总结，然后经过访谈者的分析综合后反馈给被评估者，包括内容和情感的反馈和总结，一段时间就需要一个简短的总结，表达访谈者认真投入的倾听，也验证访谈者对被评估者所讲的内容及情感理解得是否确切。

（三）访谈法的特点

访谈法是一种开放式的、灵活性较大、弹性较大的心理评估方法，访谈者可对某一问题进行深入观察和询问，但同时存在一定的局限性：

1. 访谈法最大的问题是容易产生"偏好效应"，访谈者事先或在访谈开始时所形成的对被评估者的"印象"，很容易影响整个访谈的结果，从而导致偏差的结论。

2. 访谈法特别是非结构式访谈的信度和效度很难确定，技术掌握的熟练程度和经验的丰富与否常会对其产生明显的影响。

3. 被评估者在访谈中有可能提供不准确的信息，从而导致访谈者错误地理解他们的本意。

4. 如果访谈双方之间语言不熟悉则容易导致理解错误，同时也很难使访谈有效进行。民族习惯和文化背景差异很大时，也很容易产生访谈偏差。

5. 访谈所需时间较多，而且对环境要求也较高，因此，在进行大范围调查时，访谈法的使用会受到限制。

三、心理测验法

（一）心理测验的概念

在医院看病的时候，医生会对病人的一些生理指标（如血压、血红蛋白、尿蛋白含量等）进行测量。人的心理现象也可以测量，心理学家常用心理测验来评估人们的某种行为，作为判断个体心理差异的方法。心理测验（psychological test）是指根据一定的心理学理论，在标准的情境下，使用一定的操作程序对个人的心理特征进行客观分析和描述的一种方法，是一种测量技术。

与其他心理评估方法相比，心理测验具有标准化、客观化等优点。即测验的标准化问题，测验的刺激、反应的量化及分数的转换与解释方面都需经过标准化，结果客观可信；心理现象与生理现象、物理现象不同，看不见、摸不着，无法直接测量，只能通过一个人对测验题目的反应间接测量其心理特征,因此,心理测验具有间接性;心理测验大多是判断个人在行为样本中所处的位置,没有绝对判别标准,个体的智力高低、兴趣大小,都是与所在团体大多数人的状况比较而言的,因此,心理测验具有相对性。

(二)标准化心理测验的基本特征

一个标准化的心理测验应该满足以下几方面的要求。如果测验在这几方面没能达到要求,测验结果的客观、可信程度便难以确定。

1. 信度 信度(reliability)是指一个测验工具在对同一对象的几次测量中所得结果的一致程度,它反映了工具的可靠性和稳定性。在同样条件下,同一被评估者几次测量所得结果变化不大,说明该测验工具稳定、信度高。一个好的测验结果必须可靠、稳定,即测验结果的一致性或可信性程度高。例如,你用尺子来测量一个物体的长短,虽有少量误差,但几次测量的结果相差不会太大,而如果用橡皮筋来测量,由于橡皮筋的松紧程度不同,可导致几次测量结果相差很大,因此后者作为测量工具是不可靠的。

信度用信度系数表示,其数值在 −1~+1 之间,绝对值越接近 1,表明测验结果越可靠;绝对值越接近 0,表明测验结果越不可靠。此外,信度的高低往往与测验的性质有关,通常能力测验的信度要求在 0.8 以上,人格测验的信度要求在 0.7 以上。信度主要有如下几个指标:

(1)重测信度(test-retest reliability):同组被评估者在不同的时间前后两次做同一套测验,将两次测验结果进行相关分析,计算其相关系数。重测信度受两次测验间隔时间长短、是否练习和记忆能力等因素的影响,因此,不适用于难度测验。

(2)分半信度(split-half reliability):将一套测验的各项目先按难度排序,再按奇、偶序号对等分为两部分,对两部分所测结果进行相关分析,计算相关系数。分半信度说明的是测验内部各项目之间的稳定性,但当测验中存在任选题或为速度测验时,不宜采用分半信度。

(3)正副本信度:有些测验编制正副两个平行本,在性质、形式、难度上均有较高的一致性。对同组被评估者,一次做正本测验,另一次做副本测验,将两次结果进行相关分析,计算相关系数。正副本信度有两个意义,一个是不同时间的稳定性,一个是对不同项目作回答的一致性。缺点在于对于大多数测验来说,建立副本相当困难。

(4)评分者信度:对于主观性题目构成的测验,随机抽取部分测验,由两个或多个评分者按评分标准打分,然后求评分者所得结果间的相关系数。

2. 效度 效度(validity)指一个测量工具能够测量出其所要测查内容的真实程度,它反映工具的有效性、正确性。一个测验无论其信度有多高,若效度很低也是无用的。效度越高则表示该测验测量的结果所能代表要测量行为的真实度越高,能够达到所要测量的目的。反映测验效度高低的主要有以下三种具体指标:

(1)内容效度(content-related validity):指测验项目反映所测量内容的程度,即测验的行为取样是否能代表所测量的心理功能及其代表的程度,一般通过专家评审的方法进行,主要在项目设计时用到内容效度。如一个算术测验,所选测验题目一定要能够反映被评估者的算术能力水平。

(2)效标效度(criterion-related validity):用来检验所编制的测验能否预测被评估者在特定情境中的行为表现,其关键是合理地选择效标。学业成绩常用来作为智力测验的效标,有经验的精神科医师的诊断和评定可作为人格问卷或精神科症状评定量表的效标。

(3)结构效度(construct-related validity):检验所编制的测验反映所依据理论的程度。例如,编制一个智力测验,必定依据有关智力的理论,那么该测验反映所依据的智力理论程度用结构效度检验,因素分析是结构效度检验的最常用方法。

以上的三种效度是评估心理测验有效性最常用的方法,临床应用心理测验时还应注意测验的增强效度。增强效度是指某些测验与其他测验或检查方法联合应用时,其准确性大大提高。如将精神疾病病人的临床资料与明尼苏达多相人格问卷(Minnesota multiple personality inventory,MMPI)的调

Note:

查结果综合分析,可提高判断的准确性,提高 MMPI 的增强效度。

3. 常模 心理测验的目的有两方面:一是确定被评估者某方面心理特征在其对应的正常人群中所处的相对位置或水平;二是比较受试本人相对于正常人群心理特征之间的差异。要实现这个目的,必须有个"标准"可供比较,并用来解释测验的结果。这个标准在心理测验中称为常模(norm),所谓常模是一种可供比较的某种形式的标准量数。测验的结果只有与这一标准比较,才能确定测验结果的实际意义,而这一结果是否正确,很大程度上取决于常模样本的代表性。有了常模,一个人的测验成绩才能通过比较而得出是优是劣,是正常还是异常,当然这种比较需考虑年龄、性别、区域等复杂因素,因此,常模的建立是个非常烦琐而又复杂的工程,同一量表在不同国家、地区应用或随着时代的变迁,都要重新修订,建立新的常模。建立常模首先要选择有代表性的样本,又称为标准化样本,它是建立常模的依据。为了保证样本的代表性,抽样时要考虑影响该测验结果的主要因素,如样本的年龄范围、性别、地区、民族、教育程度、职业等。

常模有多种形式,以下是常用的几种:

(1)均数:这是常模的一种普通形式,是标准化样本的平均值,表现形式是 $\bar{x} \pm s$。$\bar{x}$ 为样本均数,s 为样本标准差。

某一被评估者所测成绩与标准化样本的平均值相比较时,才能确定其成绩的高低。

(2)标准分:原始分的意义非常有限,各测验成绩之间通常不具有可比性,而转换为标准分后则可以比较。标准分形式很多,但都是基于统计学的正态分布理论衍化而来的(图 4-1),因此采用标准分作为常模形式的基本条件就是测验的分数在常模样本中要呈正态分布。标准分可说明被评估者的测试成绩在标准化样本的成绩分布图上所在位置,可提供更多的信息。

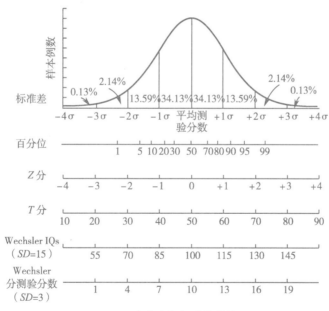

图 4-1 正态分布与标准化的关系

Z 分是最基本的标准分,其他形式的标准分均是在 Z 分基础上转化而成的。其公式如下:

$$Z = (X - \bar{x})/s$$

其中 X 为某被评估者在测验中所得的原始分,$\bar{x}$ 为标准化样本在该测验中的平均原始分,s 为标准化样本在该测验中所获原始分之标准差。

Z 分实际上是某一受试在测验中的操作与标准化样本平均操作水平的离散程度。它不但可以说明被评估者的操作水平在平均水平之上(Z 分为正)还是之下(Z 分为负);也能说明他与平均水平的相差程度(以相差多少个标准差来表示)。但 Z 分的缺点是存在负分,许多测验如能力测验、人格测验中使用起来不方便,下面是经过改良后的常用标准分计算公式:

$$标准分 = M + s(Z)$$

上式中:M 为设计量表分的平均值,s 为设计量表分的标准差,Z 为 Z 分。

目前,大多数测验都采用改良后的标准分计算,如:

$$离差智商 = 100 + 15(Z) \qquad (韦氏智力量表中的智商)$$
$$T 分 = 50 + 10(Z) \qquad (明尼苏达多相人格测验中的 T 分)$$
$$"标准分 20" = 10 + 3(Z) \qquad (韦氏智力量表中的量表分)$$

(3)百分位:百分位常模的优点是不需要统计学的概念便可理解。将被评估者的成绩与常模相比较,如百分位 $50(P_{50})$,说明此被评估者的成绩相当于标准化样本的第 50 位。也就是说样本中有 50% 的人,成绩在他之下,另 50% 的人成绩比他的好。

(4)划界分:在筛选测验中常用此常模。如教育上用 100 分制时,以 60 分为合格分,此即划界分。

(5)比率:或称商数常模,如智力测验中比率智商。

4. 心理测验的标准化 标准化是心理测验的最基本要求,这是因为在测验中测量误差的影响会极大干扰测量结果的正确性和可靠性。测量误差是指与测验目的无关的因素所引起的测验结果不稳定或不准确。心理测验所测量的是人复杂的心理现象,因此能够引起测量误差的因素较物理、化学和生理学测量更多、更复杂。为最大限度地减少误差,保证测量结果的稳定性与可靠性,测验的实施条件与程序、计分方法和标准必须标准化,有明确一致的要求。如果要求不同的主试采用统一测验使不同被评估者进行测验后所得结果具有可比性,那么就必须确保测验条件完全相同,如统一的指导语、测验内容、评分标准、施测环境和常模。

标准化心理测验的手册中应包含一套详细的实施程序,向使用者清楚地介绍指导语、实施步骤、时间限制(如有时间要求)、起止点、提问的变通方式、如何处理测验时出现的问题和注意事项等等。应当包括简明清晰的记分原则、详细的计分标准和有代表性的范例,以及加减分的原则与标准。最后还要包括原始分转换标准分的方法和一套方便实用的转换表,有的标准化测验为了使用者分析解释结果时的方便,甚至还附加了许多有用的统计表。

(三)心理测验的使用原则

心理测验是一种比较严谨的科学技术手段,从理论的提出到工具的建立,都要经过大量反复的论证和修正,在最后实际应用时,也要不断修订常模和验证效度。因此在应用心理测验时,应坚持下述原则:

1. 标准化原则 测量需要采用公认的标准化工具,施测方法要严格根据测验指导手册的规定执行:计分标准、解释方法、施测环境及常模均需保持一致。

2. 保密原则 这是心理测验的一条道德标准,测验的内容、答案及记分方法只有做此项工作的有关人员才能掌握,不可以随意扩散。保密原则的另一个方面是对被评估者测验结果的保护,这涉及个人的隐私权,有关工作人员应尊重被评估者的权益。

3. 客观性原则 对心理测验结果作出评价时要遵循客观性原则,也就是要"实事求是",对结果的解释要符合被评估者的实际情况。下结论时不要草率从事,在做结果评价时应结合被评估者的生活经历、家庭、社会环境以及通过会谈、观察法所获得的各种资料全面考虑。

(四)心理测验的分类

心理测验种类繁多,根据不同的标准,可以将心理测验归纳为以下几种类型:

1. 按测验对象分类 心理测验可分为个别测验和团体测验。个别测验是指在某一时间内由一位主试者测量一位被评估者,优点是对被评估者观察仔细,提供相关信息准确,容易控制施测过程,临床上主要采取个别测试。团体测验是在某一时间内由一位或几位主试者同时测量多名或几十名被评估者,必要时可配几名助手,优点是主试者可在短时间内搜集到大量信息,适合科学研究。

2. 按照测验方式分类　心理测验分为问卷法、作业法和投射法。

（1）问卷法：多采用结构式的提问方式，让被评估者以"是"或"否"或在有限的几种选择上作出回答。这种方法的结果评分容易，易于统一处理。一些人格测验如明尼苏达多相人格问卷（MMPI）、艾森克人格问卷（EPQ）及评定量表等都是采用问卷法的形式。

（2）作业法：测验形式是非文字的，让被评估者进行实际操作，多用于测量感知和运动等操作能力。对于婴幼儿及受文化教育因素限制的被评估者（如文盲、语言不通的人或有语言残障的人等）进行心理测验时，也主要采用这种形式。

（3）投射法：测验材料无严谨的结构，如一些意义不明的图像、一片模糊的墨迹或一句不完整的句子。要求被评估者根据自己的理解作出回答，进而分析被评估者的经验、情绪或内心冲突。投射法多用于测量人格，如洛夏墨迹测验、主题统觉测验（TAT）等；也有用于异常思维的发现，如自由联想测验、填词测验等。

3. 按测验的目的及功能分类　心理测验可分为能力测验、人格测验、神经心理测验、临床症状评定量表、适应行为评定量表、职业咨询测验等。

（1）能力测验：包括智力测验、儿童心理发展量表和特殊能力测验。

1）智力测验：临床上主要应用于儿童智力发育的鉴定或作为脑器质性损害及退行性病变的参考，另外也有作为特殊职业或职业选择时的咨询参考。常用的工具有韦克斯勒成人和儿童智力量表，比内 - 西蒙智力量表，斯坦福 - 比内智力量表及瑞文智力测验等。

2）儿童心理发展量表：主要用于评估出生后至 3 岁左右婴幼儿的心理成熟水平，因为这一阶段儿童的智力分化水平较低，一般智力测验无法应用，而及早发现婴幼儿心理发育障碍对于早期干预十分重要，发展量表就是用于这个目的。

3）：特殊能力测验：主要是为升学、职业指导以及一些特殊工种人员的筛选所使用的测验，如音乐、美术、机械技巧等方面的能力测验。

（2）人格测验：主要评估被评估者的人格特征和病理人格特征。前者如卡特尔 16 项人格因素问卷（16 personality factor questionnaire，16PF），艾森克人格问卷（Eysenke personality questionnaire，EPQ），加利福尼亚心理调查表（California psychological inventory，CPI）等。后者的代表是明尼苏达多相人格问卷（Minnesota multiple personality inventory，MMPI）等，临床上被广泛应用于病理性人格测试。

（3）神经心理测验：主要用于评估脑神经功能（主要是高级神经功能）状态，既可用于评估正常人脑神经功能，脑与行为的关系，也可用于评定病人特别是脑损伤病人的神经功能。主要包括一些个别能力测验，如感知运动测验、记忆测验及联想思维测验等，还有一些成套测验，以 H-R 神经心理学测验为代表。

（4）临床症状评定量表：目的多是评定有关的心身症状，最先始于精神科症状。用于精神病人症状定量评估，以后逐步推广到其他临床各科，用于症状程度、疗效评估等方面，亦有护理用评定量表，如 90 项症状评定量表、焦虑自评量表、抑郁自评量表等。

（5）适应行为评定量表：这类评定量表主要指个体有效地应对生活事件的能力和顺应自然及社会环境的水平，用于评估人们的社会适应技能，包括主要用于评定正常社会适应技能的量表如 Vineland 社会适应量表、AAMD（美国智力发育迟滞协会）适应行为量表和用于评定异常社会适应能力的量表如 Achenbach 儿童行为量表。

（6）职业咨询测验：主要用于择业前选择适合自己特质的职业心理测验，常用的有职业兴趣问卷、性向测验等，也常用到人格和智力测验。

第三节 临床常用心理量表的使用

一、人格测验

人格测验是心理测验中数量最多的一类测验，也是使用最广泛的测验。评估人格的测验一般分为有结构的客观测验和无结构的投射测验两种形式。

（一）客观测验

客观测验是一种自陈式问卷，被评估者要求回答关于思想、情感和行为的一系列问题，如回答"对""错"或这个陈述对被评估者的典型性程度。最经常使用的人格客观测验是艾森克人格问卷、16项人格因素问卷和明尼苏达多相人格问卷。

1. **艾森克人格问卷** 艾森克人格问卷（EPQ）是由英国伦敦大学艾森克夫妇根据人格结构三个维度的理论共同编制。含四个分量表的 EPQ 于 1975 年形成，在国际上被广为采用，有成人问卷和青少年问卷两种。成人问卷适用于 16 岁以上的成人。我国龚耀先的修订本成人和儿童均为 88 个条目；陈仲庚修订本成人有 85 个条目。EPQ 由三个人格维度和一个效度量表组成。

（1）E 量表（内外向维度）：艾森克认为 E 维度与中枢神经系统的兴奋、抑制的强度密切相关。该维度的两端是典型的内向和外向，二者之间是连续不断的移行状态。具有典型外向特质（E 分很高）的人往往神经系统易兴奋，且兴奋性高，常表现为爱社交、朋友多、喜冒险、易冲动，具有积极进取精神，甚至具有攻击性，回答问题迅速，乐观随和等；而典型的内向人格（E 分很低）的人则多表现为安静、深沉、常内省、保守、不喜社交，常常喜欢一人独处，爱阅读和思考，做事计划性强，甚至瞻前顾后、犹豫不决，工作和生活有规律、严谨等。

（2）N 量表（神经质或情绪稳定性维度）：N 维度与自主神经系统的稳定性有关。典型情绪不稳（N 分很高）表现为焦虑、高度紧张、情绪不稳易变，大喜或大悲快速转换，对于各种刺激的反应往往过分。典型情绪稳定（N 分很低）表现为情绪反应缓慢，强度很弱，有时给人一种情感反应缺乏的感觉。但极端的情绪不稳和超稳状态都很少，大多数人均处在中间移行状态。

（3）P 量表（精神质维度）：精神质维度是一种单向维度，P 分过高提示精神质，常表现为孤独、不关心人、敌意、缺乏同情心、攻击行为、行为常怪异、捉弄人等。

（4）L 量表（掩饰）：这是一个效度量表，高分说明被评估者过分地掩饰，这样将影响该份问卷的"真实"性。同时测定被评估者的掩饰或自我掩蔽，或者测定其朴实、幼稚水平。

EPQ 项目少，实施方便，既可个别施测，也可团体施测，在我国是临床应用最为广泛的人格测验，但由于其条目较少，反映的信息量也相对较少，故反映的人格特征类型有限。

2. **卡特尔 16 项人格因素问卷** 卡特尔 16 项人格因素问卷（16PF）是卡特尔根据人格特质学说，采用因素分析法编制而成。卡特尔认为 16 个根源特质是构成人格的内在基础因素，只要测量出 16 项基础因素在个体身上的表现程度，即可知道他的人格特征。

16PF 普通版本有 A、B、C、D 四型，A、B 是平行版本，为全本，各有 187 项；C、D 是平行版本，为缩减本，各 105 项。普通版适用于 16 岁以上并有小学以上文化程度者；E 和 F 也是平行版本，128 项，适用于阅读水平低的人。16PF 主要用于确定和测量正常人的基本人格特征，并进一步评估某些次级人格因素，我国已有相关修订本及全国常模。

16PF 结果采用标准分（Z 分），通常认为 <4 分为低分（1～3 分），>7 分为高分（8～10 分）。高低分结果均有相应的人格特征说明，16 个因素的名称、特质简介和得高低分所表示的人格特征见表 4-2。

3. **明尼苏达多相人格问卷** 明尼苏达多相人格问卷产生于 1943 年，最初主要目的是根据精神病学的经验校标来对个体进行诊断，后来发展为人格测验。MMPI 适用于 16 岁以上至少有 6 年以上

Note:

表 4-2　16PF 的因素、名称、特征简介

因素	名称	低分特征	高分特征
A	乐群性	缄默,孤独,冷淡	外向,热情,乐群
B	聪慧性	思想迟钝,学识浅,抽象思考力弱	聪明,富有才识,善于抽象思考
C	稳定性	情绪激动,易烦恼	情绪稳定而成熟,能面对现实
E	特强性	谦逊,顺从,通融,恭顺	好强,固执,独立,积极
F	兴奋性	严谨,审慎,冷静,寡言	轻松兴奋,随遇而安
G	有恒性	苟且敷衍,缺乏奉公守法的精神	有恒负责,做事尽职
H	敢为性	畏怯退缩,缺乏自信心	冒险敢为,少有顾虑
I	敏感性	理智的,着重现实,自食其力	敏感,感情用事
L	怀疑性	信赖随和,易与人相处	怀疑,刚愎,固执己见
M	幻想性	现实,合乎成规,力求妥善合理	幻想的,狂放任性
N	世故性	坦白,直率,天真	精明强干,世故
O	忧虑性	安详,沉着,通常有自信心	忧虑抑郁,烦恼自扰
Q1	实验性	保守的,尊重传统观念与行为标准	自由的,批评激进,不拘泥于成规
Q2	独立性	依赖,随群附和	自立自强,当机立断
Q3	自律性	矛盾冲突,不顾大体	知己知彼,自律严谨
Q4	紧张性	心平气和,闲散宁静	紧张困扰,激动挣扎

教育年限者,既可个别施测,也可团体施测。我国宋维真等于 1980 年初完成了 MMPI 修订工作,并已制定了全国常模。

MMPI 共有 566 个自我陈述语形式的题目,题目内容包括身体各方面的情况、精神状态、家庭、婚姻、宗教、政治、法律、社会等方面的态度和看法。被评估者根据自己的实际情况对每个题目作出"是"与"否"的回答,若确实不能判定则不作答。然后,根据被评估者的答案计算分数并进行分析,每一被评估者均可从各量表的得分而获得一个人格剖面图。在临床工作中,MMPI 常用 4 个效度量表和 10 个临床量表。

各量表结果采用 T 分形式,可在 MMPI 剖析图上标出。一般某量表 T 分高于 70 则认为该量表存在所反映的精神病理症状。但在具体分析时应综合各量表 T 分高低来解释。

MMPI 应用十分广泛,主要用于病理心理的研究。在 20 世纪 80 年代中期,MMPI 进行了一次主要修订,这就是 MMPI-2。MMPI-2 提供了成人和青少年常模,可用于 13 岁以上青少年和成人,在言语和内容上都有了更新,还增加了 15 个内容量表,优点在于施测经济和轻松,也可用于心理病理诊断。

4. 大五人格因素测定量表（NEO-PI-R）　近年来,研究者们从现代特质理论角度,提出了人格的大五因素模式（big five factors model）。Goldberg（1992 年）称之为人格心理学中的一场革命,研究者通过词汇学的方法,发现大约有五种特质可以涵盖人格描述的所有方面。

外倾性（extraversion）:好交际对不好交际,爱娱乐对严肃,感情丰富对含蓄;表现出热情、社交、果断、活跃、冒险、乐观等特点。

神经质或情绪稳定性（neuroticism）:烦恼对平静,不安全感对安全感,自怜对自我满意,包括焦虑、敌对、压抑、自我意识、冲动、脆弱等特质。

开放性（openness）:富于想象对务实,寻求变化对遵守惯例,自主对顺从,具有想象、审美、情感丰富、求异、创造、智慧等特征。

随和性（agreeableness）:热心对无情,信赖对怀疑,乐于助人对不合作,包括信任、利他、直率、谦虚、移情等品质。

Note:

尽责性（conscientiousness）：有序对无序，谨慎细心对粗心大意，自律对意志薄弱，包括胜任、公正、条理、尽职、成就、自律、谨慎、克制等特点。

大五人格，也被称之为人格的海洋，可以通过大五人格因素测定量表（NEO-PI-R）评定。

（二）投射测验

投射测验（project test）是指观察个体对一些模糊的或者无结构材料所作出的反应，通过被评估者的想象而将其心理活动从内心深处暴露或投射出来的一种测验，从而使检查者得以了解被评估者的人格特征和心理冲突。最常用的两个投射测验是洛夏测验和主题统觉测验。

1. 洛夏测验（Rorschach test）　洛夏测验是由瑞士精神病学家赫尔曼•洛夏在 1921 年创立，目的是为了临床诊断，对精神分裂症与其他精神病进行鉴别，也用于研究感知觉和想象能力。1940年，洛夏测验才作为人格测验在临床上得到广泛应用。1990 年龚耀先完成了该测验修订工作，现在已有我国正常人的常模。

洛夏测验的材料为 10 张纯灰至黑和浓淡不匀的彩色墨迹图（图 4-2）。每次呈现一张给被评估者，告诉他在这些墨迹中看到像什么便说出来。在看完 10 张图后，要与被评估者证实一下，他说出的每一个物品是指图的全图还是某一局部。并说明，何故使自己看它像某物品？在此测验中将前一个回答阶段称联想期，后一个阶段称询问期。这两个阶段共同进行，然后将所指部位和回答的原因均记录下来，进行结果分析和评分。洛夏测验的结果处理，不是记分，而是编码，不过此编码也同记分意义一样，把这套记分或编码方法称为记分系统，美国 Exner J 于 1974 年建立了洛夏测验结果综合分析系统，目前常用于正常和病理人格的理论和临床研究。

洛夏测验在临床上是一个很有价值的测验，但其计分和解释方法复杂，经验成分多，主试者需要长期的训练和经验才能逐渐正确掌握。

2. 主题统觉测验（thematic apperception test，TAT）　主题统觉测验是美国心理学家亨利•默瑞于 1935 年创立的。主试者向被评估者呈现情景图片，要求被评估者根据这张图片讲述一个故事，包括情景中的人在干什么，想什么，故事是怎么开始的，而每个故事又是怎么结尾的。全套测验有 30 张黑白图片和 1 张空白卡片。图片内容多为一个或多个人物处在模糊背景中，但意义隐晦。施测时根据被评估者的性别以及是儿童还是成人（以 14 岁为界），取统一规定的 19 张图片和一张空白卡片进行测试。主试者评价故事的结构和内容，评价被评估者描述的个体行为，试图发现被评估者关心的问题、动机和人格特点。主题统觉测验还经常用来揭示个体在支配需要上的差异，诸如权利、领导和成就动机，经实践证实，主题统觉测验是测量个体成就动机的有效工具（图 4-3）。

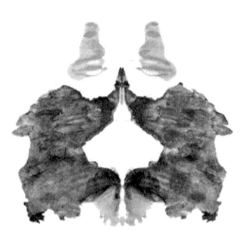

图 4-2　洛夏墨迹例图

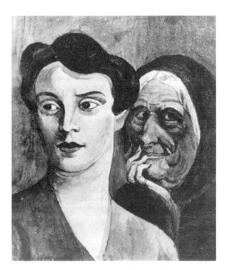

图 4-3　主题统觉测验例图

二、智力测验

智力测验(intelligence test)是评估个人一般能力的方法,是根据相关智力概念和理论经过标准化过程编制而成。智力测验是心理测验中最重要的一类测验,也是临床工作中最常用的心理测验,智力测验不仅在研究智力水平,而且在研究其他病理情况时都是不可缺少的工具。

(一)智商

1. 智商的提出 谈到智商必须先谈智力年龄或称心理年龄(mental age,MA,简称智龄或心龄)。智龄是比奈(A.Binet,1857—1911)首先提出来的,表示实际达到的智力水平。比奈于1908年对其编制的智力量表第一次进行修订,修订后的量表首次采用了智龄的概念,通过智龄与实际年龄(chronological age,CA,简称实龄)比较来衡量儿童的智力水平高低,说明儿童的聪慧程度。凡是智龄大于实龄的儿童即被认为是一个聪明的小孩,等于实龄的则被认为智力中等,小于实龄的被认为智力低下(愚笨)。虽然智龄不能进行不同儿童间的比较,只能表示一名儿童智力的绝对水平,但是,比奈的成就在于为提出智商的概念奠定了基础。

2. 比率智商和离差智商

(1)比率智商:1905年,法国心理学家比奈与他的助手西蒙(T.Simon,1873—1961)编制了世界上第一个科学的智力测验,称为比奈-西蒙智力量表。此量表迅速传到许多国家,并按所在国家的实际情况加以修订。其中修订成绩最大的当属美国心理学家斯坦福大学教授特曼(L.M.Terman),他花了5年时间,于1916年发表了斯坦福-比奈智力量表。之后在1937年、1962年、1972年、1986年分别对这个量表作了进一步的修订。1916年版的突出进步是引入智商这个概念,即其结果用智商来报告。其实,IQ是由德国汉堡大学斯腾(L.W.Stern)教授首先提出的,是一个人的智龄(mental age,MA)与实龄(chronological age,CA)的比值,称为比率商数。特曼的贡献在于把智商加以改进,推广至全世界。为了去掉商数的小数,将商数乘以100,用IQ代表智商,公式如下:

$$IQ = MA/CA \times 100$$

比率智商虽然可以对不同年龄者的智力水平进行相互比较,也可以表示一个人的聪明程度,但是它的局限性也显而易见。人的智力发展不是直线而是曲线,即智龄达到了一定年龄之后会稳定不前,甚至有逐渐下降的趋势,而使IQ分数降低,不能正确地反映出实际的智力水平。此外,人与人之间的智力存在个体差异,因此,比率智商存在缺陷,不适用于20岁以上的成年人,客观上要求对智商的计算方法进行改革。目前比率智商已很少使用。

(2)离差智商:1949年韦克斯勒(D.Wechsler)首次在他编制的儿童智力量表中提出了一种新的智商计算方法。特点是放弃了智龄的概念,采用了离差智商,用离差智商代替比率智商,克服了比率智商计算受年龄限制的缺点。这是计算智力测验结果的一次革命。

离差智商是采用统计学的均数和标准差计算出来的,表示被评估者的成绩偏离同年龄组平均成绩的距离(以标准差为单位),每个年龄组IQ均值为100,标准差为15。计算公式为:

$$IQ = 100 + 15(X - \bar{x})/s$$

X为被评估者的成绩,s为样本成绩的标准差,$(X - \bar{x})/s$是标准分(Z)的计算公式。

离差智商不是一个商数,当被评估者的IQ为100时,表示他的智力水平恰好处于平均位置,属于中等;如果IQ为120,则高于一般人的智力;IQ在70以下时,表示明显低于一般人的智力。

3. 智商的分布与分类标准 特曼曾应用智力量表进行了大量的测试,他发现智商为100左右的人约占全部测试者的46%,130分以上的人少于3%,70分以下的人也少于3%。其他人的研究结果与之基本相同,也就是说,人的智商分布呈钟形常态曲线,与理论常态分布吻合。目前国际常用的智力分类方法是IQ分类方法,最具有代表性的是韦克斯勒的智力分类(表4-3)。

表 4-3 韦克斯勒的智力分类

智力等级	智商	百分比（理论）
极超常	130 以上	2.2%
超常	120～129	1.7%
中上	110～119	16.1%
中等（平常）	90～109	50.0%
中下	80～89	16.0%
边缘（临界）	70～79	1.7%
智能缺损	69 以下	2.2%

（二）常用的智力量表

1. 斯坦福 - 比奈测验 1905 年比奈和西蒙编制的比奈测验（B-S），是世界上第一个智力测验。1916 年美国特曼根据 B-S 提出比率智商的概念，并在 1916 年发表了比奈测验的斯坦福版本，通常被称为斯坦福 - 比奈量表（Stanford Binet scale，SBS）。

新的斯坦福 - 比奈量表很快成为临床心理学、精神病学和教育咨询中的标准工具。该测验包括一系列的分测验，每一个分测验适合一个特定的心理年龄。测验项目沿用 SBS 方法，难度按年龄组排列，每一年龄组包括 6 个项目，每通过一项计月龄 2 个月，6 项全部通过，说明被评估者的智力达到这个年龄水平。在 1937 年、1960 年和 1972 年，研究者对这些分测验进行了一系列的改动，以达到三个目的：①扩大施测范围，以便可以测定很小的孩子和很聪明的成年人的 IQ 值；②更新已不适应社会发展的词语项目；③更新常模或与年龄相适应的平均分。

1986 年斯坦福 - 比奈测验的第四版进一步提高测验的信度。最新的斯坦福 - 比奈测验共有 15 个分测验组成四个领域，即词语推理、数量推理、抽象 / 视觉推理及短时记忆，它对正常人群、发育迟滞和天才人群都提供了准确的 IQ 估计。

我国陆志韦于 1937 年修订了 SBS 的 1916 年版本，1981 年吴天敏根据陆志韦的修订版进一步修改，编制了《中国比奈测验》，测验对象扩大到 2～18 岁。

2. 韦克斯勒智力量表 韦克斯勒于 1939 年编制了 Wechsler-Bellevue 量表（简称 W-BI），1995 年 W-BI 经修订后成为目前使用的韦克斯勒成人智力量表（WAIS）。按照 WAIS 的格局，韦克斯勒于 1949 年和 1967 年先后编制了韦克斯勒儿童智力量表（WISC）和韦克斯勒学龄前儿童智力量表（WPPSI）。这样，3 个量表相互衔接，可以对一个人从幼年到老年的智力进行测量，便于前后比较。1981 年以后，我国龚耀先、林传鼎和张厚粲先后对上述 3 个量表进行了修订，产生了适用于我国文化背景的韦克斯勒智力量表。

韦克斯勒智力量表包括言语分量表和操作分量表，每个分量表又包含 5～6 个分测验，每一个分测验只测量一种智力功能，这与比奈量表测查不同智力功能的混合排列是不同的。言语分量表包括常识、领悟（对一些问题的理解）、算术、相似性（测抽象概括能力）、词汇和数字广度等一些分测验，构成了一个人的言语能力，根据测验结果可以得出言语智商。操作分量表包括数字符号（译码）、图画补缺、木块图形、图片排列、物体拼凑、迷津等分测验，测验结果可以得出操作智商，而两个分量表合并还可以得出总智商。

韦克斯勒智力量表与比奈量表一样也是一种个别测验，测验程序比较复杂，但因量表的分类较细，较好地反映了一个人智力全貌和各个侧面，临床上对于鉴别脑器质性障碍与功能性障碍的病人也有一定作用。此外，一些分测验（如数字广度、数字符号、木块图）成绩随衰老而降低，可作为脑功能退化的参数。

（三）智力测验的临床应用

智力测验是目前临床应用中使用最广泛的一类测验，概括起来有以下几个方面：

1. **用于儿童保健** 智商低于 70 只是诊断智力发育迟滞的客观标准之一,还应评定儿童社会适应能力是否有明显缺损才能作出准确诊断。

2. **用于老年医学** 早老痴呆和老年痴呆是老年医学中的常见疾病,并严重影响病人及其家属的生活质量。智力损害是早老和老年痴呆的一个最重要的特征,同时病人还可能伴有记忆和神经心理障碍和人格方面改变。

3. **用于法医学** 用于罪犯的智力评价,以便在量刑时作为参考;也用于客观评价受害人的智力损伤。

4. **临床心理咨询** 心理咨询遇到儿童学习问题、行为问题和初、高中毕业生的择业问题时,智力测验结果可为鉴别诊断和咨询策略提供有效的参考依据。

三、评定量表

评定量表(rating scale)是从心理计量学中衍化出来,是用于对观察结果和印象进行量化的测量工具,它的应用范围已经从心理学扩展到精神病学乃至临床医学和社会学等领域。评定量表可分为自评量表和他评量表,前者评定者和被评定者为同一主体,评定者根据量表内容对自己进行评估;后者评定者和被评定对象为不同主体,由了解被评者情况的人根据他们的观察按量表内容对评定对象进行评估。从本质上来说,除了形式方面的差异外,评定量表与心理测验特别是人格问卷没有区别。但一般而言,评定量表结构常较简单、易于操作,其评估结果的准确性像心理测验一样取决于量表项目的适合性、常模的代表性、信度效度的好坏以及使用者的专业知识和经验。

目前,国内外在临床诊疗护理过程中应用的评定量表有很多,其中常用的有以下几种:

(一)情绪相关评定量表

1. **90 项症状自评量表(symptom check list 90,SCL-90)** 该量表由 Parloff 等编制,标准版本因有 90 题而得名。该量表测查 10 个因子的内容:躯体化、强迫症状、人际关系敏感、抑郁、焦虑、敌意、恐怖、偏执和精神质。此外,还有一个附加因子,用于反映有无各种心理症状及其严重程度。每个项目后按"没有、很轻、中等、偏重、严重"5 个等级以 0~4 分选择评分,由被评估者根据自己最近的情况和体会对各项目选择恰当的评分。最后评定以总平均水平、各范畴的水平以及表现突出的范畴为依据,借以了解病人问题的范围、表现以及严重程度等。SCL-90 可前后几次测查以观察病情发展或评估治疗效果。

SCL-90 的具体评分标准如下:

总分:将所有项目评分相加,即得到总分。

阳性项目数:大于或等于 2(或 1)的项目数。

因子数:将各因子的项目评分相加得因子粗分,再将因子粗分除以因子项目数,即得到因子分。

根据总分、阳性项目数、因子分等评分结果情况,判定是否有阳性症状和心理障碍,或是否需要进一步检查。因子分越高,反映症状越多,障碍越明显。

2. **抑郁自评量表(self-rating depression scale,SDS)** SDS 由 Zung 于 1965 年编制。量表各包含 20 个项目,分四级评分,特点是使用简便,能相当直观地反映病人抑郁的主观感受及严重程度。使用者也不需经特殊训练。目前多用于门诊病人的粗筛、情绪状态评定以及调查、科研等。

评分:每项问题后有 1~4 四级评分选择。①很少有该项症状;②有时有该项症状;③大部分时间有该项症状;④绝大部分时间有该项症状。但项目 2、5、6、11、12、14、16、17、18、20 为反向评分条目,按 4~1 计分。由被评估者按照量表说明进行自我评定,依次回答每个条目。

总分:将所有项目得分相加,即得到总分。部分超过 41 分可考虑筛查阳性,即可能有抑郁存在,需进一步检查。抑郁严重指数:抑郁严重指数 = 总分 /80。指数范围为 0.25~1.0,指数越高,抑郁程度越重。

3. **贝克抑郁量表(Beck depression inventory,BDI)** 贝克抑郁量表是调查个体抑郁症状的自评量表,美国临床心理学家贝克 1967 年编制。我国在 20 世纪 80 年代引进,目前 King-May 引进的

BDI-Ⅱ是由美国 Harcourt 公司在 1996 年修订的版本，将抑郁分为三个维度：①消极态度或自杀，即悲观和无助等消极情感；②躯体症状，即表现为易疲劳、睡眠不好等；③操作困难，即感到工作比以前困难。量表由 21 项抑郁症病人常见症状和态度构成，如抑郁、失败感和自杀想法等，由受测者根据有无症状及症状严重程度选择回答（0～3 评分），各项目评分相加得总分，根据总分高低评定有无抑郁和抑郁严重程度，本量表具有简洁有效等特点。在国内外广泛应用，翻译成了 30 多种语言文字，具有良好的信度和效度。既可用于筛查抑郁症，也可用于病人抑郁严重程度的评价。贝克抑郁量表是目前应用较为广泛的测量抑郁水平的工具，它操作比较简单，用时仅需 5min，可用于临床诊断，而且符合美国 DSM-Ⅳ 对抑郁症的诊断标准。相比以往的贝克抑郁量表（BDI），贝克抑郁量表第二版（BDI-Ⅱ）的信度更高，达到了 0.92。

BDI 只有单项分和总分两项统计指标。贝克指出，可以用总分来区分抑郁症状的有无及其严重程度：0～4（基本上）无抑郁症状，5～7 轻度，8～15 中度，16 以上严重。

4. 焦虑自评量表（self-rating anxiety scale，SAS） SAS 由 Zung 于 1971 年编制，由 20 个与焦虑症状有关的条目组成，用于反映有无焦虑症状及其严重程度，适用于有焦虑症状的成人，也可用于流行病学调查。

SAS 为自评量表，施测对象是有焦虑症状的成年人，由被评估者自己填写。评定时间范围为最近一周。

SAS 每项问题后有 1～4 四级评分，主要评定项目为所定义的症状出现的频度。①很少有该项症状；②有时有该项症状；③大部分时间有该项症状；④绝大部分时间有该项症状。项目 5、9、13、17、19 为反向评分条目，按 4～1 的顺序计分。焦虑自评量表主要统计指标为总分。将各项得分相加得总粗分，总粗分的正常上限为 40 分，还可以转换为标准分，标准分正常上限为 50 分，超过上限说明存在焦虑状态。

5. 汉密尔顿焦虑量表（Hamilton anxiety scale，HAMA） 汉密尔顿焦虑量表是汉密尔顿（Hamilton）于 1959 年编制的，主要用于评定神经症及其他病人的焦虑严重程度，是一种医用的焦虑量表，也是最经典的焦虑量表之一。HAMA 是精神科中应用较为广泛的由医生评定的量表之一。评定时由 2 名经过训练的评定人员进行联合检查，采用交谈和观察的方式，各自独立评分。一次评定需 10～15min。

HAMA 有 14 个项目，由肌肉系统、感觉系统、心血管系统症状、呼吸系统症状、胃肠道症状、生殖泌尿系统、植物神经系统症状、焦虑心境、紧张、害怕、失眠、认知功能、抑郁心境及会谈时的表现组成。

HAMA 采用 5 级评分：0 表示无症状；1 表示症状轻微；2 表示有肯定的症状，但不影响生活和活动；3 表示症状重，需处理，或已影响生活和活动；4 表示症状极重，严重影响其生活。总分超过 29 分，可能为严重焦虑；超过 21 分，肯定有明显焦虑；超过 14 分，肯定有焦虑；超过 7 分，可能有焦虑；小于 7 分，没有焦虑症状。

<hr>

知 识 链 接

认知功能评估量表的研究进展

认知障碍对个人、家庭和社会的严重危害备受关注，但其早期筛查工具因存在种种不足，尚未广泛开展。目前，公认较为常用的认知障碍筛查量表包括简易智力状态检查量表（mini-mental state examination，MMSE）、蒙特利尔表（Montreal cognitive assessment，MoCA）、临床痴呆评定量表（clinical dementia rating，CDR）等，但这些量表烦琐、用时长，不适合卫生医疗机构对认知障碍进行早期筛查。既往研究已证实的简易可行的认知功能筛查量表包括画钟试验（clock drawing test，CDT）、老年人快速筛查量表（quick cognitive screening scale for elderly，QCSS-E）和记忆障碍筛查（memory impairment screen，MIS）。

Note:

6. 正性负性情绪量表 - 扩展版　中文版由 2 名北京大学心理学和 3 名英文专业人士对正性负性情绪量表 - 扩展版的 11 个分量表的 55 题进行严格的返回翻译。由 55 个描述具体情绪的词语构成，分为 11 个维度：害怕、敌意、有罪感、悲伤、高兴、自信、注意、羞怯、疲乏、平静、惊讶。量表采用 1"几乎没有"到 5"极其多"点评定。每个维度包含的项目数量为 3 至 8 个，如敌意包含生气的、有敌意的、易怒的、藐视的、厌恶的、憎恶的 6 个条目，让受试根据其近 1 个星期内的实际情况作答。

正性负性情绪量表 - 扩展版不仅可以作为测量情绪状态的问卷，探测到经历某些事件时的情绪变化，还可以作为一种特质的问卷，测量受试的一种情绪特质。该量表包括害怕、敌意、有罪感、悲伤、高兴、自信、注意、羞怯、疲乏、平静和惊讶总计 11 个具体情绪维度，前 4 个归属于消极情绪部分，中间 3 个为积极情绪部分，后 4 个归属于其他情绪部分

（二）积极心理学的相关评定量表

国内外学术界对积极心理学研究起步较晚，但随着积极心理学的研究越来越多，对积极心理学的相关评定量表国内目前有如下应用和开发。

1. 心理弹性问卷　心理弹性（psychological resilience）是指个体面临困难或处于逆境时可成功应对并适应良好的能力，又称"心理韧性"。研究表明，拥有心理弹性特质的个体更容易产生积极体验，能更好地采用积极策略应对消极情绪和事件。评估心理弹性的常用工具是 Connor-Davidson 弹性量表（Connor-Davidson resilience scale，CD-RISC）。该量表由 Connor 和 Davidson 于 2003 年编制而成，共有 25 个条目，包含能力、忍受消极情感、接受变化、控制、精神影响等 5 个维度。采用 Likert 5 级评分法，从"1"很不符合到"5"很符合，得分越高表明心理弹性越好。

中文版 CD-RISC 是由肖楠等于 2007 年翻译、修订而成，并结合中国文化背景对量表结构进行了调整，量表包含坚韧、自强、乐观等 3 个维度。CD-RISC 一经提出，就受到心理学界的普遍关注。Vaishnavi 等修订形成了 CD-RISC2，并证明新量表是 CD-RISC 的有效代表，可被推广应用。

2. 乐观人格倾向的测量　Scheier 等首次提出了乐观人格倾向（气质性乐观）的概念，认为气质性乐观是对未来好结果的总体期望，更侧重于将乐观看作是一种稳定的人格特质。目前，在关于乐观人格倾向的研究中，使用最为广泛的是 Scheier 等编制和修订的生活定向测验问卷（life orientation test，LOT）及其修订版（LOT-R）。相关研究提示，在中国文化背景下，乐观和悲观很可能是一个维度的两极，故单维度的 LOT 或 LOT-R 在施测过程中一直存在信效度不高的问题。相比之下，国内学者自行编制的乐观问卷能有效地预测生活满意度和抑郁，更适用于测量国人的乐观人格倾向。吴雨晨等人于 2007 年编制了乐观人格倾向问卷（dispositional optimism questionnaire，DOQ）。

3. 积极心理资本问卷　积极心理资本（positive psychological capital，PsyCap）是指个体在成长和发展过程中表现出来的积极心理状态和心理能量。研究表明，PsyCap 和人力资本、社会资本一脉相承，也是影响个体和组织的绩效、适应及成功的重要因素。

目前学术界比较公认的心理资本测量工具是由 Luthans 等于 2005 年开发的心理资本问卷（PsyCap questionnaire，PCQ），该量表共有 24 个条目，包含自我效能（self-efficacy）、韧性（resilience）、乐观（optimism）、希望（hope）4 个维度。采用 Likert 6 级评分法，要求受测者结合当前自身的境况和想法作出选择。中文译本已由国内学者李超平完成，但 PCQ 多适用于管理者，且目前尚缺乏充分的效度验证。

心理积极力量评定量表的作用是使积极的个体心理品质或群体现象数量化，目前国内对积极心理学的研究正处于起步阶段，积极力量测评工具尚缺乏实证科学的累积，因此更需要研究者们进一步的开发和应用。

（三）其他评定量表

1. 生活事件量表　国内外有多种生活事件量表，这里简单介绍由杨德森、张亚林编制的生活事件量表（life event scale，LES）。由 48 条我国较常见的生活事件组成，包括三个方面的问题，即家庭生活方面（28 条）、工作学习方面（13 条）、社交及其他方面（7 条），另外有 2 条空白项目，供被评估者填

Note:

写已经经历而表中并未列出的某些事件。LES 是自评量表，由被评估者自己填写。填写者仔细阅读和领会指导语，然后逐条一一过目。根据调查者的要求，将某一时间范围内（通常为 1 年内）的事件记录。对于表上已列出但并未经历的事件应一一注明"未经历"，不留空白，以防遗漏。然后，让填写者根据自身的实际感受而不是按常理或伦理观念去判断那些经历过的事件对本人来说是好事或是坏事？影响程度如何？影响持续的时间有多久？影响程度分为 5 级，从毫无影响到影响极重分别记 0、1、2、3、4 分。影响持续时间分 3 个月内、半年内、1 年内、1 年以上共 4 个等级，分别记 1、2、3、4 分。

生活事件刺激量越高，反映个体承受的精神压力越大。

2. 特质应对方式问卷 应对是心理应激过程的重要中介因素，与应激事件性质以及应激结果均有关系。近十年来应对方式受到广泛的重视，出现许多应对方式量表，特质应对方式问卷（trait coping style questionnaire，TCSQ）是其中之一。

特质应对方式问卷是自评量表，由 20 条反映应对特点的项目组成，包括 2 个方面：积极应对与消极应对（各含 10 个条目），用于反映被评估者面对困难挫折时的积极与消极的态度和行为特征。被评估者根据自己大多数情况时的表现逐项填写。各项目答案从"肯定是"到"肯定不是"采用 5、4、3、2、1 五级评分。

3. 社会支持评定量表 近 20 年来，许多研究发现，人们所获得的社会支持与人们的心身健康之间存着相互关系。良好的社会支持能为个体在应激状态时提供保护作用，另外对于维持一般良好的情绪体验也具有重要意义。20 世纪 80 年代中期肖水源编制了社会支持评定量表。该量表结构分 3 个维度：①客观支持，指个体所得到的、客观实际的、可见的社会支持；②主观支持，指个体主观体验到的社会支持，对所获支持的满意程度；③对支持的利用度，指个体对社会支持的主动利用程度。

量表共有 10 个题目，大多数为 1～4 级评分，要求被评估者根据实际情况进行自我评价。

计分方法：①第 1～4 项和第 8～10 项，每项只能选一个答案，选择 1、2、3、4 项分别记 1、2、3、4 分；②第 5 项又分为 A、B、C、D 四条，每条也从无至全力支持分 4 等，分别记 1～4 分，该项总分为 4 条计分之和；③第 6、7 项如回答为"无任何来源"记 0 分，如回答有来源则按来源项目计分，每一来源记 1 分，加起来则为该项目分数。

量表分析方法：总分：即 10 个条目计分之和。客观支持分：2、6、7 评分之和。主观支持分：1、3、4、5 条评分之和。对支持的利用度：第 8、9、10 条评分之和。

知 识 链 接

疼痛评估工具选择的研究进展

伴随着社会老龄化的日趋严重，疼痛病人数量呈现井喷式增长。中国学者近期选取了常用且国际认可的 14 种疼痛量表中文翻译版进行了总结，并由 16 名中国疼痛专家就量表在中国大陆地区使用现状进行了评估。大部分专家认为现阶段在评估中国人群的疼痛问题时可使用这 14 种量表。

14 种量表中有一种简便易行的测量疼痛的方法称为视觉模拟评分法（visual analogue scale，VAS），无需填写繁杂的调查表，只需一把痛尺，然后说出 0～10 之间的一个数字就可以。这种方法的主要道具"痛尺"其实是一把长约 10cm 的游动标尺。尺的一面标有 10 个刻度，两端分别为 0 分端和 10 分端。0 分表示没有疼痛，10 分代表难以忍受的最剧烈的疼痛，从 0 到 10 依次表示疼痛的程度在不断增加，越来越难以忍受。在测量疼痛时，向病人说明这把尺的含义，然后将有刻度的一面背向病人，让病人在直尺上标出能代表自己疼痛程度的相应位置，评估人员再根据病人标出的位置为其评出分数。VAS 方法现多用于外科手术的病人，评估他们手术后切口的疼痛程度。

（邱晓惠）

　　心理评估是应用观察法、访谈法和心理学测验等多种心理学方法获得信息,对个体某一心理现象做全面、系统和深入的客观描述。护理工作中常用的心理评估方法包括行为观察法、临床访谈法和心理测验法。行为观察法是护理工作中最常用的心理评估方法之一。设计观察方案时,应该考虑如下内容:观察的目标行为、观察情境、观察时间和观察资料的记录。访谈的技巧与策略包括建立良好的护患关系、运用开放式提问和封闭式提问、倾听、追问、记录,以及访谈结果的整理与分析。心理测验是指根据一定的心理学理论,在标准的情境下,使用一定的操作程序对个人的心理特征进行客观分析和描述的一种方法,是一种测量技术。护理中常用的心理测验总类包括智力测验、人格测验、评定量表。

思 考 题

　　1.结合护理工作实际,谈谈如何应用开放式提问和封闭式提问?

　　2.实施行为观察法时需注意哪些问题?

　　3.对心理测验结果解释时,应注意哪些事项?

　　4.王某,女,65岁,退休在家,生活自理。近一个月王某经常感到莫名胸闷难受,感觉透不过气,失眠,入睡困难。儿子带王某去医院做全身检查,结果一切正常,但胸闷症状始终不能缓解,医生给药治疗,但效果不佳。护士帮其拿药时,发现王某特别烦躁、易怒,不时抱怨医生水平差,护士了解到王某老伴三个月前因脑血栓突发骤然离世,鉴于其生理检查结果均无问题,护士推测心理因素影响其躯体症状的可能性。

　　讨论问题:

　　(1)根据所学心理评估内容,为王某制订切实可行的访谈提纲。

　　(2)如需要为王某做心理测验,你认为该选取哪种评定量表?

　　(3)针对王某这样的病人,你认为做何种诊断,并进行何种干预比较适宜?

Note:

NURSING

第五章

心理干预

05章 数字内容

学习目标

知识目标:

1. 掌握心理干预的概念、种类和形式。

2. 熟悉心理干预的常用技术。

3. 了解常见心理干预方法的操作步骤。

能力目标:

1. 根据病人的心理问题能够选择合适的干预方法。

2. 运用恰当心理干预技术能解决病人一般性心理问题。

素质目标:

1. 建立生物 - 心理 - 社会整体护理干预的思维。

2. 培养护士对病人心理痛苦的敏感性和关爱意识。

　　个体患病后，生理和心理都会发生变化。病人的心理状态受到疾病本身的影响，反过来又会影响疾病的发生和进展。作为和病人接触最多的护士，很容易发现病人的心理问题。因此有必要了解一些常用的心理干预方法，掌握一些简单的心理干预技术，应用于临床，帮助病人恢复心身健康。

第一节　心理干预概述

 ———————— 导入情境与思考 ————————

　　小明，12岁。因1型糖尿病入院。小明出生于农村贫困家庭，自尊心强，成绩优异。因出现多饮、多食、多尿、体重减轻就医后确诊1型糖尿病。此次因糖尿病酮症酸中毒入院。症状缓解后表现不喜欢说话，多独自卧床休息，表情愁苦。与其父母沟通后得知小明对自己很自责，因为自己得病给家庭造成经济负担，他还表示很害怕以后要在学校自己注射胰岛素，担心被同学笑话、排挤，因而拒绝学习胰岛素注射技术。

　　请思考：

　　1. 护士该如何走近小明，让他敞开心扉，吐露自己的担忧？

　　2. 哪些心理干预技术适合用来帮助小明？

一、心理干预的概念

　　心理干预（psychological intervention）是指在心理学理论指导下有计划、有步骤地对一定对象的心理活动、人格特征或行为问题进行影响，使之发生朝向预期目标变化的过程。一般认为，心理干预主要包括心理治疗与心理咨询、心理辅导与心理健康教育。但是随着医学心理学的发展，心理干预的内涵和范围也在不断变化和扩展。目前心理干预已经从早期单纯的个体干预，进一步扩展到针对团体或特殊群体的多层次干预；从运用心理治疗手段对患有心理障碍的病人进行干预，发展到对心理障碍的高危人群进行预防性干预和对普通人群进行心理健康促进教育。因此，护士有必要了解心理干预的方法，以帮助各项心理护理措施的落实。

二、心理干预分级

　　对普通健康人群、有心理困扰、社会适应不良、发生重大事件后生活发生重大变化的高危人群，以及综合医院临床各科室有心理问题、精神科及相关的病人都应该进行心理干预。

　　1. **一级干预**　面向普通人群，目标是促进心理健康和提升幸福感，对此类人群的干预属于一级干预。

　　2. **二级干预**　针对高危人群，目标是预防和减少发生心理障碍的危险性。对此类人群的干预属于二级干预。

　　3. **三级干预**　针对已经出现心理障碍的个体，目标是通过心理咨询或心理治疗减轻心理障碍。对此类人群的干预属于三级干预。

三、心理干预的分类

　　心理干预的种类和方法繁多，本节主要从临床心理护理的角度来介绍。

　　（一）按心理干预的规模划分

　　主要分为团体心理干预与个体心理干预。

　　1. **团体心理干预**　团体心理干预是指护士有目的地把多名有相同问题的病人组成一个团体，借助团体的力量，帮助团体成员重塑希望、培养利他等积极品质、学习社交技巧和积极应对的行为模式

Note:

等,使每一位成员都能从团体中得到支持和学习,解决心理问题。例如对乳腺癌病人进行团体心理干预,引导病人互相学习、互相支持、互相鼓励,互相交流战胜疾病的经验,重新燃起对生命的希望和战胜疾病的信心,采取积极的应对方式。

2. 个体心理干预 个体心理干预是指由护士对病人进行一对一的心理支持及辅导,了解病人存在的心理问题及其形成的可能原因,建立个人心理档案,对其可能存在的心理问题进行分析,并制订出针对性的心理干预计划。例如,通过理解、安慰、鼓励、保证、解释、商讨、建议、指导、疏泄、暗示等手段,了解并解决病人的心理问题。可对病人进行适当的催眠、放松训练、想象训练以及系统脱敏疗法、正强化技术、示范法、生物反馈等行为治疗方法,使其心理宁静,减少痛苦。一般用于有比较突出或特殊心理问题的病人。

(二)按心理干预的对象划分

心理干预的对象主要有正常人群、高危人群和已产生心理问题的人群。因此,心理干预分为健康促进、预防性干预和治疗性干预(包括危机干预)。

1. 健康促进 健康促进指在普通人群中建立适应良好的信念、行为和生活方式,也称为一级干预。帮助个体找到自己发生某类心理障碍的危险因素和保护因素,例如某些人格特征、生活方式、家庭环境、同伴或教育经历、社会环境、工作状况、身体状况等。指导个体学习正确应对急、慢性应激的方法,培养其积极的信念和认知方式,增强个体保护其免遭应激损伤的能力和有意识地培养个体参与各种有意义的活动,增强个体自我控制感和促进个人发展。

2. 预防性干预 预防性干预指针对某类高危人群,采取降低危险因素和增强保护因素的措施,拮抗危险因素并促进保护因素,从而阻断心理障碍形成或爆发的过程。又可以分为普遍性干预、选择性预防干预和指导性预防干预。

(1)普遍性干预:针对某些导致某个人群发病率增加的危险因素进行心理健康教育或宣传性干预。例如更年期妇女容易出现情绪和睡眠问题,可以针对这类人群普及情绪管理和睡眠促进方面的知识和预防性技能。

(2)选择性预防干预:针对那些还没有出现心理问题或心理障碍,但发生心理问题的危险性比一般人群更高的人,例如单亲家庭子女重病后出现敌对或焦虑情绪的危险性更高,应该对该类病人进行预防性干预。

(3)指导性预防干预:针对有轻微心理障碍先兆和体征的人群。例如一些有焦虑或抑郁特质的人发生某类重大疾病后出现睡眠不佳或担心过度的情况,转化为比较明显的焦虑或抑郁问题的可能性比较大,护士要能识别和筛查这类病人并给予针对性的预防性干预措施。

3. 治疗性干预 对于处于急性心理危机状态的病人,进行有效的危机干预,以化解危机状态,消除危险。或为各种有心理障碍的病人提供心理援助、支持、干预、治疗,以减轻或消除病人的心理障碍。具体来说,是指护士对有心理障碍的病人,包括各种神经症(如焦虑症、强迫症、恐惧症、神经衰弱、疑病症等)、早期精神障碍、严重的情绪危机及其他精神障碍,通过心理测验、心理访谈等,查明心理障碍的性质和可能的原因,给予劝告、建议、教育、支持和各种形式帮助的过程。

四、心理干预的形式

心理干预的形式主要分为体验式、参与性、影响性和非语言性心理干预。

1. 体验式干预 是指病人通过亲身参与一些心理体验活动,如音乐放松、沙盘游戏、绘画等,激发内心感受,使内在体验在低防御状态下能够自然释放,从而达到宣泄负性体验的目的,促进康复。包括音乐疗法、绘画疗法等。

2. 参与性干预 是指护士在对病人进行心理干预过程中了解病人心理问题的一系列的方法,包括倾听、共情、开放式询问与封闭式询问、鼓励和重复技术、内容反应、情感反应、具体化、参与性概述等。

3. 影响性干预 指在心理干预过程中,护士运用自己专业理论知识和方法、人生经验对病人心理产生影响的一系列方法,通常包括面质、解释建议、安慰与开导、情感表达、内容表达、自我暴露、影响性概述等。

4. 非语言性干预 许多情况下,非言语行为所表达的信息比言语表达的信息更多、更准确、更真实。非语言性干预是护士采用非语言性的方法包括目光注视、躯体语言、声音特征、距离和角度、沉默等对病人心理产生积极影响的一系列方法。

第二节 心理干预技术

一、心理健康教育

(一)心理健康教育的概念

1989 年,世界卫生组织(WHO)给出了心理健康(mental health)的定义:心理健康不仅仅指没有心理疾病或变态,还包括个体社会适应良好、人格完善和心理潜能得到充分发挥,即在一定的客观环境中个体心境保持最佳状态。心理健康教育(mental health education)是一种旨在为病人提供与疾病相关的信息、改善他们的应对策略的心理治疗方式。护士针对住院病人实施的心理健康教育可以有效地帮助病人识别疾病、预防复发、改善家庭及社会功能,促进病人全面康复。

(二)心理健康教育的实施原则

1. 科学性 心理健康教育的科学性主要有两层意思:一是理论和方法的依据是医学心理学;二是尊重病人的客观心理事实。

2. 尊重与理解 与病人建立良好的信任关系的前提就是尊重,这样才能打开护患情感交流的渠道。理解病人,一方面是指护士要站在病人的角度,设身处地理解他们的忧伤与痛苦,另一方面指了解病人的心理状况、心理行为问题的实质以及产生的原因。

3. 预防和治疗 心理健康教育有两种目标:一个是预防和治疗各种心理行为问题;一个是协助病人在其自身和环境许可范围内达到最佳的心理功能。

4. 整体与个体 心理健康教育应该是面向全体住院病人,目的在于使每个病人的心理功能得到充分发展;也要同时预防各种心理异常和心理问题的发生。对于较可能发生或已经发生心理行为问题的病人要做到个体辅导、重点治疗。

(三)心理健康教育的途径与方法

1. 合理选择心理健康教育的形式 应根据病人的实际情况合理选择,如针对低龄病人,应以游戏和活动形式为主;对于青少年病人,应以体验和调适形式为主;对于成年病人,应以调适和咨询形式为主。

2. 渗透在护理活动的全过程 护理活动过程是心理健康教育的重要途径,应注重对病人心理健康教育。

3. 心理健康教育活动形式多样 心理健康教育活动包括心理电影赏析、团体辅导活动、心理剧角色扮演、案例分析讨论、心理健康知识讲座等,旨在帮助病人掌握心理健康的知识和调适技能,提升心理健康的水平。

4. 医院与家庭、社会"三位一体化" 建立医院、家庭和社会心理健康教育的渠道,"三位一体化"的过程中,起主导地位的是医院,护理人员应从实际出发,采取各种有效的方式,把家庭、社会列入对病人的个性化治疗计划中,并不断总结经验,使家庭和社会参与医疗过程中的心理健康教育服务,共同发挥教育的作用。

二、心理支持技术

（一）心理支持的概念

心理支持（psychological support）又称为支持性心理治疗（supportive psychotherapy），是基础的心理治疗模式，主要特点是供给支持，善用病人的潜在资源与能力，协助病人渡过难关、应付困境，以较有效的方式去处理所面对的困难或挫折。护士运用心理支持技术帮助和指导病人分析认识当前所面临的问题，激发病人最大的潜在能力和自身的优势，促使病人正确面对各种困难或心理压力。

（二）心理支持方法

心理支持首先是能与病人建立良好的关系，以同理心（empathy）体会病人的处境，并且以"职业性"的立场关怀病人的困难，让病人能感受治疗者关心他，从而信任治疗者，并能够依靠治疗者解决问题。有了这种基本的、正性的治疗关系，就能开展治疗。至于治疗方式，常用的技巧与方法如下：

1. **倾听** 能用心地去听取病人的诉说，充分了解其病情。要能以"同理心"的心态来听取并理解病人的处境。"同理心"要求以理智的层次去体会，能客观性地给予协助，是心理治疗者应有的心态。病人诉说内心的痛苦与烦恼时，可发生情感的"宣泄作用"，可让病人在被保护的治疗环境里尽量倾诉发泄。

2. **支持与鼓励** 病人面对困难或痛苦时，同情、安慰、支持与鼓励非常重要。运用专业知识给病人的支持和鼓励更是会起到极大的安慰作用。例如"医学科学进展这么快，很多肿瘤已经不是不治之症。只要积极配合治疗，病人可以一辈子都与肿瘤共同生活，也可相安无事，只要按时复查，坚持治疗，还是可以如健康人一样享受生命。"

3. **解释与建议** 解释与建议对病人非常重要，但要慎重选择时机。解释必须准确，而且没有必要在一次干预时间里解释所有的事情。事实上，对于严重的、几乎无法痊愈的病人来说，更需要逐步地接受信息，让病人一步步地处理部分问题，而不是直接面对整个问题。

4. **说服** 在支持性治疗中，如果病人理解了他们所处的情形，就会自己决定采取行动。然而，有时也需要劝说并帮助病人采取必要的行动，如尽管病情暂时恶化但仍鼓励病人继续配合治疗。

5. **培养信心与希望** 心理治疗的基本功能是帮助病人培养希望，让病人有信心与动机去处理自己面对的困难。实行心理支持技术，特别要注意，千万不要对治疗效果凭空保证，也不能夸大事实，要就实际情况而加以说明，建立可行的方案。

6. **调整对应激的看法** 由于挫折的轻重不同，导致病人的主观看法有所不同，要协助病人对应激与挫折重新评估与了解，经由感受层次的改变，减轻对挫折的反应。

7. **控制与训练** 有不少病人缺乏适当的自我控制，随心所欲，任性所为，需加以劝导与训练，帮助他们自我管理，选择适当的适应方式。

8. **善用资源** 协助病人挖掘或发现自己内心或外在的各种资源，以便充分运用可用的资源。

9. **改变环境** 当存在的困难超出病人的能力去处理时，可将治疗的范围扩大，替病人去改变外在困难，让病人可以应付。

10. **鼓励功能性的适应** 心理干预的最终目标是协助病人养成习惯，以较有效、较成熟的方式去处理问题或解决所面对的应激，这也是心理支持技术的主要原则。包括帮助病人能采取预防性的措施，事先就做好防范，减少应激的扩大。

（三）心理支持适用范围

心理支持技术的内容：①病人遭遇急性的挫折，面临重大创伤或应激时，需要马上施行支持性治疗，帮助病人渡过难关；②病人已患了某种疾病，接受药物治疗或别的躯体性治疗时，宜同时进行支持性治疗，帮助病人了解病情，懂得药物治疗的功效与使用原则，协助病人处理日常生活中的困难,提高康复的效率;③当病人患有慢性疾患,精神适应力减退,需要心理支持来减轻或避免病情的恶化。

三、认知干预

 ———————————— 导入情境与思考 ————————————

小李因车祸后左侧脸部留下一个 2cm×3cm 的瘢痕,在外院做过 2 次整容治疗,但仍有部分瘢痕和色素沉着。这次入院准备进行第 3 次治疗。小李在病房表情淡漠,少语。与家人交流后得知小李自从车祸出院后就特别在意脸上的瘢痕,总认为自己以后会找不到男朋友,找不到工作,总是闷闷不乐。

请思考:

1. 试分析此案例中小李的不合理认知。

2. 试用合理认知替代小李的不合理认知。

认知干预源自合理情绪治疗和认知治疗,焦点是冲击病人的不合理信念,让其认识到当前困难与不合理信念有关,发展有适应性的思维,教会其更有逻辑性和合理性的信念,鼓励他们身体力行,引导产生建设性的行为变化,并且验证这些新信念的有效性。

(一)合理情绪疗法

1. 合理情绪疗法的概念　合理情绪疗法也称为"理性情绪疗法",由美国著名心理学家埃利斯于 20 世纪 50 年代创立,是通过理性分析和逻辑思辨的途径,改变造成病人情绪困扰的非理性信念,以帮助他们解决情绪和行为问题的一种心理干预方法。

2. 合理情绪疗法的治疗原理　合理情绪疗法理论认为引起人们情绪困扰的并不是外界发生的事件(activating event),而是人们对事件的态度、看法、评价等认知内容(belief),因此要改变情绪困扰(consequence)不是致力于改变外在事件,而应该改变认知,进而改变情绪。该理论认为外界事件为 A,人们的认知为 B,情绪和行为反应为 C,因此理性情绪理论又称为情绪 ABC 理论。埃利斯认为,人们童年时期习得的不现实和非逻辑的准则、价值观,生活中的创伤事件形成的不合理的经验,在现实事件的诱发下,造成人们的情绪困扰。因此,合理情绪疗法以不合理信念为线索,帮助病人寻找并识别关键问题,对其质疑,与其辩论,使病人最终放弃不合理信念,建立合理、现实的信念体系和人生哲学,从而达到改善情绪和行为的目的。

3. 合理情绪疗法的操作步骤

(1)心理诊断(psychodiagnosis):①建立良好的护患关系。②找出病人情绪困扰和行为不适的具体表现(C),以及与这些反应相对应的激发事件(A),并对两者之间不合理信念(B)进行初步分析,找出他们最迫切希望解决的问题。③护士与病人一起协商,共同制订治疗目标,一般包括情绪和行为两方面的内容。④向病人介绍 ABC 理论,使其接受这种理论,认识到 A、B、C 之间的关系,并能结合自己当前问题予以初步分析。

(2)领悟(insight):通过解释和证明使病人领悟到他的情绪和行为问题,是自己的不合理信念造成的。引导病人将合理与不合理的信念区分开来,从而对自己的问题与不合理信念的关系达到进一步地领悟。一般来说,要帮助病人实现三种领悟:①情绪和行为后果是自己的信念引起的,而不是诱发事件本身。②对自己的情绪和行为问题负责,应进行细致的自我审查和反省。③只有改变不合理的信念,才能减轻或消除他们目前存在的症状。

(3)修通(working through):这一阶段是合理情绪疗法中最主要的阶段。护士的主要任务是采用各种方法与技术,使病人修正和放弃原有的非理性信念并代之以合理的信念,从而使症状得以减轻或消除。合理情绪疗法强调自身的认知、情绪和行为三个维度的功能统一性。下面介绍几种常用

Note:

的矫正认知、情绪和行为的方法。

1）与不合理信念辩论：埃利斯认为，通常病人不把自己的症状与自己的思维、信念相联系，因此，护士要积极主动、不断地向病人提问，找到其不合理信念。基本思路：从病人的信念出发进行推论，在推论过程中会因不合理信念而得出错误结论，求助者必然要进行修改，经过多次修改，求助者将持有合理信念，进而摆脱情绪困扰。护士利用矛盾进行面质，使病人不得不承认其中的矛盾，促使病人改变不合理信念，最终建立合理信念。

2）合理情绪想象技术：该技术是帮助病人停止非理性信念的传播。步骤：①让病人在想象中进入他困扰的情境，体验在这种情境中的强烈情绪反应。②帮助病人改变这种不适当的情绪反应并体会适度的情绪反应。③停止想象，让病人讲述他怎么想，可使自己的情绪发生变化，此时护士要强化病人新的信念和体验，以巩固他获得的新的情绪反应。

3）其他方法：理性情绪疗法还采用一些行为技术来根除不合理信念。例如自我管理程序的自我强化、放松治疗和系统脱敏。

（4）再教育（reeducation）：主要任务是巩固治疗所取得的效果，帮助病人进一步摆脱不合理信念及思维方式，使新信念和逻辑思维方式得以强化并重新建立新的反应模式，以减少以后生活中出现的情绪困扰和不良行为。

（二）贝克认知疗法

1. 贝克认知疗法的概念　贝克认知疗法（cognitive therapy，CT）是指帮助病人修正歪曲的信念、假设和自动化思维并且去对抗它，进而采取合理的想法和行动来平衡情绪的一种心理干预方法，由美国著名心理学家贝克于20世纪70年代创立。

2. 贝克认知疗法的治疗原理　该疗法认为，人们的情绪、行为是由对事物的认知引起的，而人们的认知是建立在自己以往经验、态度之上。心理问题或情绪障碍的产生并不是激发事件或不良刺激的直接后果，而是在歪曲或错误的思维影响下造成的。不同性格特征的病人有不同的认知歪曲，例如，有抑郁特质的病人可能对疾病、现实和将来都持消极态度，认为自己的疾病不能治愈，看不到希望；有焦虑性格特征的病人则过分夸大疾病的后果，面对治疗，只强调不利因素，而忽视有利因素。因此认知疗法的重点在于矫正病人的歪曲信念。

3. 贝克认知疗法的操作步骤

（1）建立治疗性关系：良好的关系对于认知干预非常重要，它是心理干预的基础。在这个过程中，护士主要扮演诊断者和教育者的双重角色，需对病人的问题及其背后的认知过程有较全面的认识，对其存在的问题要进行诊断。

（2）确定目标：认知疗法的根本目标是发现并纠正错误观点及其认知过程，使之调整到正确的认知方式，对于所制订的各种具体目标，护士和病人应努力保持一致。

（3）确定问题：为了能够尽快发现病人情绪、行为问题背后不正确的认知信念，护士的首要任务是要把病人引导到某个特定的问题范围内，要求病人集中注意那些具体的问题和可以观察到的事实，引导病人对它们进行体验和反省。这需要通过提问和自我审查技术的结合来实现。提问是由护士提出某些特定的问题，把病人的注意力导向与他们的情绪和行为密切相关的方面。自我审查是鼓励病人说出自己对自身疾病所持有的看法，并对这些看法进行细致的体验和反省。

（4）检验表层错误信念：所谓表层错误信念又称负性自动思维，是指病人对自己不适应行为的一种直接、具体的解释。例如，一名洁癖病人认为不经常洗手就会影响到自己的健康。一个社交恐惧症病人认为他缺乏与人沟通的能力。总之，他们会寻找到具体的原因来解释其行为。可以使用技术来检验表层错误信念。①建议：建议病人进行某项活动，这一活动与他对自己问题的解释有关，通过活动来检验自己原来的解释是否正确。②演示：鼓励病人进入一种现实或想象的情境，使他能够对其错误信念的作用方式及过程进行观察。③模仿：就是让病人先观察榜样完成某种活动，然后要求病人通过想象或模仿来完成同样的活动。

（5）纠正深层错误信念：又称功能失调性假设，往往表现为一些抽象的与自我概念有关的命题，比如"我一无是处""我是一个失败的人"等，它们并不对应具体的事件与行为，也难以在具体情境中加以检验。对此，我们常采用语义分析技术来应对。语义分析技术主要针对求助者错误的自我概念，它常表现为一种特殊的"主 - 谓 - 表"句式结构，例如"我永远不可能成功"。纠正错误核心信念：首先，把主语位置上的"我"换成与"我"有关的更为具体的事件和行为，如"我上次做的事情不太成功"；其次，表语位置上的词必须能够根据一定的标准进行评价。通过这种语义分析和转换，护士可以引导病人把代表其深层错误信念的无意义的句子转变成具体的、有特定意义的句子，使他们学会把"我"分解为一些特定的事件和行为，并在一定的社会参照下来评价它们，使病人认识到他们只是在某些特定行为上确实有一些问题，但除此之外的其他方面则与正常人是一样的。

（6）进一步改变认知：认知过程决定着行为的产生，同时行为的改变也可以引起认知的改变。因此，在认知干预中，护士需要通过行为矫正技术来改变病人不合理的认知信念。这种技术不是仅仅针对行为本身，而是时刻将它同病人的认知过程联系起来，并努力在两者之间建立起一种良性循环的过程。

（7）巩固新信念：当病人学会用新的思维方式来代替、评估旧的思维，用新的行为代替旧的不适应行为时，护士的基本任务也就完成了。最后一步的工作只需要调动病人内在潜能来进行自我调节，这就是认知复习。护士可以采取布置家庭作业或让病人阅读有关认知疗法材料的方式给病人提出某些相应的任务，这实际上是前面几个干预过程在实际生活情境中的进一步延伸。使病人在现实生活的情境中有更多的机会来巩固那些刚刚建立起来的认知过程和正确的认知信念，进一步使用新的思维方式和正常的情绪行为反应，促使病人在实际生活中能够做到依靠自己来调节认知、情绪和行为。

（三）认知干预在护理工作中的应用

认知干预对于许多病人的心理问题都有良好的效果。例如，患某些慢性疾病的病人认为自己的病治不好了，人生没有意义了；某些肿瘤病人一听到"肿瘤"两个字就认为自己的生命就到了尽头了；肢体残障的病人认为自己身体有残障别人就会看不起甚至歧视自己，自己不会被社会认可，自己就不可能拥有正常的人生了，针对病人的这些不合理认知，护士可以采用认知干预的方法帮助病人认识到自己的哪些不合理认知导致自己目前的情绪困扰，并帮助病人改变不合理认知，从而改善情绪，积极面对疾病和生活的挑战。

四、行为干预

行为疗法是以学习理论和条件反射理论为依据的心理治疗技术。它认为人的问题行为、症状是由错误学习导致的，主张将心理干预的着眼点放在病人当前的行为问题上，注重当前某一特殊行为问题的学习和解决，以促使问题行为的变化、消失或新的行为的获得。行为主义的创始人是华生，但对心理干预产生较大影响的是巴甫洛夫的经典条件反射理论、斯金纳的操作性条件反射理论和班杜拉的社会学习理论。

（一）系统脱敏疗法

系统脱敏疗法是 1958 年由心理学家沃尔普创立的。其目的是让病人逐步接近能引起焦虑、恐惧的客体或特定的情景，同时进行想象、放松，使焦虑反应逐渐减弱直至消失。临床上许多病人由于对手术的恐惧经常出现焦虑，护士可以运用系统脱敏疗法缓解病人的焦虑情绪。

1. 系统脱敏疗法的定义 系统脱敏疗法（systematic desensitization）又称交互抑制法，该方法主要是诱导病人有计划、有步骤地暴露在导致焦虑的情境中，并通过身体的放松来对抗这种焦虑情绪，从而达到消除焦虑的目的。在处理紧张、焦虑以及恐惧病人时应从能引起个体较低程度的焦虑或恐惧反应的刺激物开始进行干预。一旦某个刺激不会再引起病人焦虑和恐惧反应时，施治者便可向处于放松状态的病人呈现另一个比前一个刺激略强一个等级的刺激。如果一个刺激所引起的焦虑或恐惧状态在病人所能忍受的范围之内，经过多次反复呈现，他便不再对该刺激感到焦虑和恐惧，治疗目标也就达到了，这就是系统脱敏疗法的干预原理。

2. 系统脱敏疗法在护理工作中的应用

（1）手术焦虑病人：需要手术治疗的病人在住院过程中均存在不同程度的紧张、焦虑、恐惧心理。其主要原因之一是对住院的情景感到陌生，并且对手术存在恐惧心理。系统脱敏在运用情景导入的教育模式基础上，在住院期间配合放松训练，使病人面对引起焦虑情绪的条件刺激接触中逐渐脱敏，最终使焦虑情绪得以矫正。

（2）特殊检查恐惧病人：需要做磁共振检查的病人，检查时病人独自躺在狭窄的扫描间，耳边还有巨响，如果对幽闭空间有恐惧的病人，检查时可能发生严重的躯体反应，迫使检查中断。所以对此类病人，检查前需要对其进行系统脱敏治疗，以顺利完成检查。

（3）社交恐惧病人：对于患有社交恐惧的病人，系统脱敏是疗效较好的心理干预方法。首先与病人一起列出恐惧等级，然后通过想象脱敏和现场脱敏，反复练习，最终达到面对社交场景时没有强烈的恐惧反应。

（二）正强化技术

正强化技术通俗地讲，就是对病人作出正面的肯定和赞赏，这有利于调动病人配合干预的积极性，增强他们治愈疾病的自信心。因此，作为一名护理工作者，必须懂得如何协调护患关系，恰当运用正强化技术进行临床护理，有利于提高护理质量和工作效率。

1. 正强化技术的定义

所谓强化是指任何有助于机体反应概率增加的事件。强化手段一般有正强化、负强化和惩罚。凡施加某种影响并有助于反应概率增加的事件称为正强化，凡移去某种不利的影响并有助于反应概率增加的事件称为负强化。正强化（positive reinforcement）是一种以操作条件反射为理论依据，通过正强化塑造和巩固某一行为的方法。强化理论认为，人们会重复那些受到正强化的行为，而修正那些负强化或者惩罚的行为。但是，如果积极行为得不到正强化，那么这些行为会出现自然消退的现象。此外，正强化的效果往往要胜于负强化，而且正强化的作用是负强化所无法替代的，或者说，批评无法取代表扬所产生的效果。事实上，表扬可能是一种最容易使用、成本最低同时能够以最快的速度加以强化的积极形式，可以有效地进行个体行为的塑造和矫正；另外，不给予强化或者既没有批评也没有表扬的做法同样是不利的，因为它会导致病人的正性行为逐渐减弱甚至消失。

2. 正强化技术的操作

（1）选择和确定目标行为：首先，护士应确定病人的哪些行为有利于治疗疾病，哪些行为不利于治疗疾病，前者是需要正强化的行为，后者是需要改变的目标行为；其次，要确定目标行为出现的条件、频次；最后，量化目标行为，作为强化干预的效果评价指标。

（2）选择强化物：按强化物的内容可将其分为：消费性强化物、活动性强化物、操作性强化物、拥有性强化物、社会性强化物。也可以使用代币法，用小红旗、代用品等强化物。强化物的选用要注意个体差异，以达到最佳目标。

（3）强化治疗：一旦病人出现适应行为或要塑造和巩固的行为，必须立即给予强化，直至这一行为巩固。

3. 正强化技术在护理工作中的应用

（1）用于康复治疗病人：如脑中风后的行走康复治疗。先确定目标行为，即行走并确定子目标等级，如站立、扶物跨步、独自跨一步、独自跨三步等；再选用强化物，成人更多使用社会性强化物，包括赞美、激励、与病人同乐、对未来生活的遐想等；当出现低等级子目标行为就给予强化，当低等级行为巩固时，就向高一级行为目标迈进，直至能独自行走。

（2）用于儿童不良习惯的矫正：在面对儿童病人时，要慎用惩罚，而正强化是比较合理的一种手

Note:

段。行为治疗家已经设计了各种各样由儿童、父母、护士共同协商的鼓励计划,当儿童使用了护士教给他们的技术时就能获得分数,达到一定分数就可获得儿童所希望得到的强化物。

(三)示范法

示范法(modeling therapy)是根据班杜拉的行为模仿学习理论而创立的,通过给病人提供一个榜样,进行适宜的示范行为,让病人通过观察他人行为和行为后果,然后通过模仿而学习。这种方法可以应用在临床护理中,帮助病人学习、观察、模仿他人的行为来克服恐惧和焦虑。

1. 示范法定义 示范法是指提供特定行为的模型、范本,即榜样,进行行为示范。观察者(病人)则通过对榜样的观察进行学习,获得榜样的示范行为并进行模仿性操作。在临床护理中常常使用现场示范法对病人进行健康指导,这种方法改变了以往护士单纯的口头宣教与病人被动接受模式,使病人能亲身体会护士细心照料与护理过程,增加病人对护士的信赖。现场示范法由于示范对象是病人,从而健康宣教内容必须更具体形象、直观、有针对性且通俗易懂,使病人参与其中,提高病人学习的兴趣,使健康教育的目标更容易达到。

2. 示范法操作

(1)选择合适的示范模型:示范法所用的示范榜样称示范模型。示范模型是否能起到示范作用除了与使用的模型类型有关外,还取决于榜样与病人在年龄、性别、文化、身份等方面的相似性及疾病各方面的匹配性等。相似性越高,匹配性越紧密,学习效果越好。示范模型一般可分为活体模型和象征模型。活体模型是指现实生活中的具体人物,如肿瘤康复病人(病房中情绪积极、配合治疗的病人等),这种模型的示范称为生活示范。所谓象征模型是指电影或录像中的某一人物,这种模型的示范称为替代示范,如利用录像示范,来减轻病人对胃镜检查的焦虑以及恐惧情绪。

(2)共同参与示范:条件允许时从情境示范转入真正的参与性活动,这种方式可以使病人获得自己能够战胜情境的心理优越感。

(3)在示范过程中综合运用鼓励、奖励以及教育手段。

3. 示范法在护理工作中的应用 示范法可用于不良行为的矫正以及消除临床病人所表现的诸如手术前焦虑、临床各项检查焦虑等,对焦虑源越敏感的病人,示范的效果越好。

(1)手术病人:护理工作人员可用示范法改善病房中手术病人的焦虑情绪,如有目的地选择情绪积极乐观的同类病人作为榜样,适时对这类病人的行为表现给予表扬;或者让这一榜样对其他病人进行现身说法,进而使其他病人的情绪状态逐渐转向积极。

(2)肿瘤病人:为了调动肿瘤病人的积极情绪,让其看到或与自己患同样疾病康复病人交流,矫正改变自身的不合理认知及其行为,激发病人的康复信念和求治欲望。我国很多省、市的民间组织——抗癌俱乐部每年都评选抗癌明星,并让抗癌明星在年度表彰大会上介绍抗癌体会,对其他肿瘤病人起到了很好的示范作用。

(3)待产妇:对于待产妇,护理工作人员可用替代示范或生活示范,例如看电影、看录像、观察其他病人的良好行为帮助病人克服对分娩的恐惧,形成一系列的遵医行为,如配合检查。

五、放松训练

(一)放松训练的概念

放松训练又称为"放松疗法"或者"松弛训练",是使用最广泛的心理干预技术之一,是按照一定的训练程序,学习有意识地控制或调节自身心理生理活动,使自己的思想、情绪和肌肉都处在一个不紧张或松弛宁静的状态,以达到降低机体唤醒水平、调整因紧张刺激而紊乱的机体功能的一种心理治疗方法。

(二)放松训练的治疗原理

放松训练是通过机体主动地松弛肌肉及精神放松,以调节因紧张反应所造成的心理、生理功能紊乱的一种行为干预方法。提供的舒适体验不是以兴奋性增高而是以降低机体的能量基础代谢获得的。研究表明,交感神经活动过度是导致某些疾病,如高血压、冠心病、溃疡病等发展和恶化的重要因素。而放松训练可降低交感神经活动的兴奋性,对抗紧张的反应。人在深度放松时,大脑皮质的唤醒水平下降,交感神经系统及其有关功能下降。此时机体的能量和氧消耗量减少,血氧饱和度增加,血红蛋白含量及携带氧的能力提高,唾液分泌增多,唾液溶菌酶增加,指端血管容积增大,皮肤电反射减弱,血糖含量降低,血、尿儿茶酚胺含量下降,血中去甲肾上腺素及胆固醇都有明显降低。

(三)放松训练的类型

放松训练不仅对机体的生理功能产生良好的影响,而且还会产生一定的心理效应。在感觉和动作效应方面,除有清醒头脑、心情愉快和全身舒适的感觉外,有的人还感觉肢体有刺痛、麻木感、瘙痒感,甚至还会伴随肢体的不随意运动或出现眩晕、幻觉等异常感觉。这是一种由内稳态重新组合所引起的交感神经调控转向副交感神经调控的表现,也是中枢神经系统异常积蓄能量的一种释放。在高级心理活动效应方面,放松训练可以提高学习能力,改善记忆功能,稳定情绪。

1. 渐进性肌肉放松训练 由美国心理学家 Jacobson 创建,是最常用的一种放松方法,主要是通过肌肉紧张和放松的转变来降低肌肉的张力。病人在学会感受肌肉紧张和放松区别的前提下,随着肌张力的下降,病人将体验到深度放松。具体实施过程如下:

(1)实施的条件:应选择安静、舒适、光线柔和的房间作为心理干预室。练习前,病人应脱鞋,宽松衣带,取下眼镜和手表,双眼闭合,在座椅、躺椅或软垫上以舒适的姿势进行肌肉放松训练。

(2)准备工作:第一次会晤时应告知病人心理干预的原则。干预目的在于使肌肉的紧张度低于平时的水平,随着干预的进程,病人将认识到他们的肌肉紧张状态逐渐消失并体验到与之相随的放松状态。放松训练难度不大,但前提是不要向病人下达任何成绩指标。为了避免病人有主观上的任务压迫感,应向病人指出,这种方法没有起到效果并不是自己无能的表现,而是需要进一步的练习或者必要时选择其他放松训练。

(3)紧张 - 放松周期循环过程:该干预的中心环节是掌握紧张 - 放松的周期循环。从手和前臂的肌群开始,依次转换到头面、颈部、躯干、下肢到脚 16 组肌群。每一肌群的练习应分散于几次干预中完成。要求病人将注意力集中于某一肌群。例如,"请注意您的右手",接下来发紧张的指令;"现在请您握拳,尽可能地握紧"。紧张的时间为 5～10s(腿部紧张时间应短一些,防止抽搐)。在紧张期内,护士提醒病人注意其感受有什么不同并使其保持注意力。"请注意这块肌肉收缩时摸起来是什么感觉……感受一下这块肌肉的紧缩!"。接着发放松的指令,放松的时间持续 30～40s,此时同样提醒病人注意其感受。对于某一肌肉群来说,上述过程只重复 1～2 次。放松的时间由病人本人决定,护士提示病人,"如果您感到完全放松,请举手指示意"。护士记录下病人举手指示意的时间。然后再对这一肌群做 3～4 次练习,每次练习的目的都是让病人的感受集中于身体的某一部分。以后在做其他肌群练习时,都应与先前放松过的肌群作比较。

(4)放松练习的结束:护士应在病人处于放松状态时结束训练。要求病人按顺序逐一活动双脚、双腿、双手、胳膊、头及颈部,然后睁开双眼。最后询问病人达到何种程度的放松,有哪些肌群不能达到完全放松,有什么不适反应及其程度。

(5)布置家庭作业:肌肉放松训练需要通过家庭作业来充实。因为肌肉放松对其健康状态的影响是逐渐显现的,只有通过系统的训练才有可能在实际情景中运用这种方法。病人应将所掌握的练习方法每天练习两遍。

2. 呼吸放松法 呼吸放松就是在紧张、焦虑等情绪出现时,通过主动调节自己的呼吸,使其身体得到放松,从而达到改善其紧张、焦虑等情绪的目的。实施方法为:口腔闭合,用鼻腔慢慢吸气,屏气 5～10s,然后打开口腔,用口腔慢慢呼气,呼气的同时想象自己所有的不快、烦恼、委屈、压力都随着呼出的气体被排出,反复进行上述行为。

3. 想象放松法 美好的想象,轻松的音乐,适当的心理暗示,可以使人的心情轻松、思维开阔,自信心增强。本训练将想象、音乐和暗示法融为一体。选择安静的房间，病人坐在舒适的座椅上或躺在舒适的沙发床上。取舒服姿势，闭上眼睛，听着轻音乐，想象自己身处喜欢的美景中，如沙滩、森林、草原等，耳边微风习习，阳光和煦，风和日丽，空气中有花的香味，蝴蝶翩翩飞舞，美不胜收……自己身处美景中非常放松、心情愉快、轻松漫步……每天可以多次练习，每次 20min 左右，对一些长期处于紧张状态的病人能起到很好的放松作用。

（四）在护理工作中的应用

放松训练在临床护理工作中得到了广泛应用，如高血压、糖尿病、肿瘤、支气管哮喘、心肌梗死、分娩、手术等病人。由于放松训练能够使病人在控制一些非自主神经系统反应，如心率、呼吸、血压、肾上腺素的分泌等方面获得自主感，因而有助于改善病人的焦虑、抑郁等负性情绪，在临床应用中则有助于缩短产程，减轻手术和化疗病人的心理和生理反应，减少高血压病人降压药用量，降低糖尿病病人的血糖和减少血糖波动范围，对存在失眠和慢性疼痛的病人均有较满意的干预效果。

六、叙事护理

（一）叙事护理的概念

叙事护理（narrative nursing）是叙事疗法在临床护理中的应用。叙事疗法起源于 20 世纪 80 年代，由澳大利亚临床心理学家 Michael White 及新西兰的 David Epston 创立，是咨询师通过倾听他人的故事，运用适当的方法，使问题外化，帮助当事人找出遗漏的片段，从而引导来访者重构积极故事，以唤起当事人发生改变的内在力量的过程。叙事疗法进入护理领域后，叙事护理至今尚无统一的定义。Aloi 对叙事护理的定义是利用叙事手段，帮助病人将过去的生活故事情节，建构成新的、有积极意义的故事的一种护理干预方法。综合国外学者的观点，国内学者将叙事护理定义为护理人员通过倾听病人的故事，帮助病人实现生活、疾病故事的意义重构，并发现护理要点，继而对病人实施护理干预的护理实践。

叙事护理强调，护士以倾听、回应的态度进入到病人的故事中，了解病人的体验与经历，一方面引导病人宣泄情绪、感受关怀，促进护患关系的和谐；另一方面，还启发病人从多角度思考自己的故事，发现自身潜在力量，从而促进疾病康复。然而，叙事护理并不仅局限于指导病人利用自身故事产生积极意义，也能将他人的故事引入，供病人借鉴，从而更好地达到护理目标。

（二）叙事护理的临床干预作用

1. 情绪宣泄的作用　叙事是病人讲述经历过的疾病、创伤事件的一种方法。病人叙事揭示的不仅仅是生理层面的痛苦，也是心理层面的困扰，如恐惧、焦虑、自我接纳障碍以及人际关系问题等。多数病人都有倾诉的意愿，他们有时会将疾病故事的细节向亲人、朋友、医护人员甚至是陌生人倾诉。病人叙事，往往包含着他们的痛苦、茫然、甚至豁达的情感体验。国内学者周洁等采用随机对照试验，探讨叙事方法干预肿瘤病人的疼痛控制效果，对照组给予基本疼痛护理措施，试验组在此基础上利用叙事方法，即责任护士对病人进行至少每周 2 次的访谈，每次访谈时间 >3min，访谈时尽量鼓励病人完整叙述一件事，清楚地描述自己的病痛和情绪体验，起到宣泄情绪的作用。研究结果显示，试验组疼痛缓解有效率高于对照组。叙事护理的干预效果与病人倾诉能力、意愿及护士的引导方式等因素有关，且病人叙事的情感表露内容的多少与疼痛控制效果呈正相关。因此，叙事并不是生活事件的简单陈述，在叙事护理中引导病人叙述故事细节，表达自己担忧的问题，更有利于病人宣泄负性情绪进而减轻痛苦，有利于疾病的预后。

2. 健康教育的作用　在护理健康教育领域，叙事是一种新兴的、具有干预效应的方式，常用方法是运用他人的故事或特定人群来激励目标人群的行为或思想发生改变。Houston 等运用叙事方法干预吸烟者的戒烟意愿，通过 4 步将叙事方法付诸干预实践。①叙事素材的收集：通过访谈收集吸烟者的故事（包括开始吸烟的时间、原因、对吸烟的担心、对戒烟的看法及经历等）。②叙事内容评价：由专家根据干预目标对收集的叙事素材进行评价和选择。③叙事编辑：将选择的叙事素材加工形成纪录片。④预实验：选择样本，将制作成型的纪录片进行放映，设计问卷进行叙事干预戒烟效果的调查。结果显示，有49%的人完整观看了纪录片，其戒烟意愿得分高于其他人。但该实验只停留在试点评价研究阶段，未见后续的随机对照试验报道来验证其结论的科学性、可信性，但其将叙事方法用于健康教育的思路具有可操作性。

我国学者王秋花等利用现有的叙事文本开展健康教育，如护士在耐心倾听临终病人叙述的基础上，运用《死亡如此多情》中一些有启发性的文章为教材，供病人和家属进行阅读和感悟，促使病人和家属平静地面对死亡。

开发健康教育叙事素材或利用现有叙事文本，均可起到健康教育的作用，但值得注意的是，在开发叙事素材或选择叙事文本时，应运用护理思维对素材、文本进行评价和选择，以保证其较好地服务于健康教育干预目标。叙事护理之所以成为行之有效的健康教育方法，在于叙事本身的独特性，即沟通性、同质性、行为导向性和现实性。故事是叙事干预方法的实践载体，具有鼓舞人心的力量，能将健康教育目标与理念进行传递。

3. 促进护患同盟的建立 叙事是建立护患关系的纽带之一，叙事护理要求护士积极倾听、适时回应病人的故事，当病人感到被理解时，可促进其负性情绪的表达和释放，从而促进护患同盟的建立。叙事方法能使护士和病人建立积极合作的护患关系，提高干预效率，其在帮助少女母亲（15～19岁）实现角色过渡的护理过程中，考虑到她们是一个"自卑、叛逆、心理脆弱、甚至饱受虐待"的群体，要注重对其内心的理解和尊重，因此护士采取叙事方法，首先对病人开展共情式的倾听（倾听其对过去经历的描述、照顾孩子的无助、未来生活的恐惧等），表达对病人的理解；然后对其担忧和无助进行回应（提供照顾孩子的方法、情绪宣泄的途径等）；最后利用信件巩固护理干预效果（内容主要为护士与病人关于孩子照顾问题及与病人情绪的互动）。经过以上阶段，少女母亲与护士可建立起稳固的信任关系，并实现角色的正常过渡。

叙事护理无论着重于叙事的共情作用，还是问题揭示作用，均强调护患共同参与、建立护患同盟。建立在情感认同与治疗合作基础上的护患同盟是最稳固的护理关系。此外，叙事形式并不单一，除了故事的叙述与书写，还包括音乐、照片、电影等形式，将多元化的叙事方法引入到临床护理中更具有针对性和可行性。

（三）叙事护理的临床应用步骤

目前尚无统一的叙事护理方法步骤，我国学者黄辉指出叙事护理主要包含进入病人的故事、正向回馈、总结反思三大步骤。李春借鉴叙事疗法中的治疗手段，在其《叙事护理》一书中倡导问题外化、解构、改写、外部见证人和治疗文件的叙事护理方法，进而帮助病人改变负性自我认知，修复心理创伤，实现生活、疾病故事意义重构，促进创伤后成长。

1. 进入病人故事 护士主动进入病人的故事是叙事护理最基本的步骤。倾听或查看病人的叙事记录是进入病人故事的主要方法。接触病人故事时要注意病人使用的语言、词汇及社会文化因素对病人的影响，同时关注病人应对疾病的方式和态度。

2. 正向回馈 叙事护理关注的是病人故事背后的正向功能，强调护士引导病人树立积极的疾病观和生活观。关于护士如何对病人的故事进行正向回馈，Aloi指出可以通过提问的方式进行，列举出有正向引导作用的问题："你觉得什么人给了你支持和帮助？""你认为自己哪方面的能力或特点是之前没有发现的？"。与Aloi的提问方式不同，黄舒萱等主张通过更简单直接的方式进行正向回馈，即从病人叙事中找出有意义之处并给予肯定，如针对病人叙述病前照顾家庭的经历，护士可直接肯定其付出的努力，并鼓励家属对病人表示感谢。当然，如果利用他人的故事为病人提供借鉴思考时，应从他人的故事中寻找正向意义进行传递。由于病人特点和病人叙事内容各不相同，应灵活选择或运用以上的正向回馈方式。

3. 总结反思 对病人的故事进行总结反思是护士增长临床知识和智慧的过程。叙事护理实践反思需采用"个体反思和集体反思"相结合的方法，个体反思主要以书写方式进行，主要内容包括思考病人的叙事方式、主要内容、叙述时的情绪及影响因素；总结病人的观点立场；陈列护士自身的观点、情绪并分析原因；遇到的问题；制订护理方案。集体反思，即小组讨论会，对个体反思的内容、病人故事进行集体讨论，指出护理照护的优点与不足，最终制订出合理的护理方案。

知 识 链 接

叙事护理的实施——以女性生殖器官恶性肿瘤病人为例

1. 准备　评估病人可能的心理问题。

2. 制订叙事护理计划　叙事护理可每周开展 2 次，每次 10～20min，化疗间期病人离院，可电话或预约见面进行叙事护理。

3. 问题外化　从病人故事中寻找问题，引导病人对自己的问题进行命名，将自己与疾病或心理问题分开。

4. 解构　引导病人探寻其情绪和行为背后的经历、价值观等对当前问题形成和解决的影响。

5. 改写　根据叙事记录，绘制行动蓝图和意义蓝图，用积极事件改写当前的消极主线，帮助病人重构自我认知。

6. 见证　病人同意时可请家属旁观，并给予病人信心和鼓励。

第三节　艺 术 治 疗

心理干预中的艺术治疗是以艺术活动为中介的一种非言语性的心理治疗。广义的艺术治疗包括音乐、绘画、雕塑、舞蹈、文学、电影、心理剧、手工、沙盘等所有艺术形式的治疗活动。艺术治疗目的在于让病人通过艺术活动自由、自然地表情达意，释放被压抑的负性情绪的同时提升其自我觉察能力，帮助病人找到内在和谐关系、缓解和解除心理问题、恢复心身健康、促进人格成长和发展。

一、音乐治疗

（一）音乐治疗概述与作用机制

音乐治疗是一个系统的干预过程，在这个过程中，音乐治疗师利用音乐体验的听、唱、演奏、律动等形式，以及在治疗过程中发展起来的，作为治疗动力的治疗关系来帮助被治疗者恢复健康。音乐疗法的过程不是简单、孤立的干预，而是包括了评估、治疗目标和实施计划在内的系统、科学的干预。音乐治疗的技术有聆听技术、歌曲技术、器乐即兴演奏技术、音乐形意律动技术、音乐心理剧技术等。这些音乐治疗技术能够促进人体内稳态，减少紧张焦虑等负面情绪，强化正面积极情绪，促进放松。团体音乐活动还能有效提升人际交往能力。通过音乐，病人释放自我，解除心理隔阂，创造自我疗愈的机会。

（二）音乐疗法在临床中的应用

音乐疗法应用范围广泛，健康的人可以通过音乐活动获得积极情绪体验、宣泄不良情绪、促进心身健康；病人可以通过音乐活动改善情绪体验、增加人际互动、提高自我认知、促进心理健康水平，从而达到消除症状，促进疾病康复的目的。对存在负性情绪的病人来说，音乐艺术治疗可以很好地减轻情绪压力，并强化积极情绪体验；对于人际功能受损的病人而言，音乐艺术治疗可以帮助他们自然地、安全地去进行人际互动，并将这种互动泛化到平时的生活中去。音乐治疗一般以团体形式开展，目前在临床被广泛应用于脑部损伤、听力障碍、语言障碍、情绪障碍、临终关怀、外科手术等病人中。

（三）团体音乐治疗的实施过程

1. 建立关系阶段　目的是打破病人的防御，令其信任治疗师，并对音乐艺术治疗建立初步的信心。所以在音乐艺术治疗的开始阶段，治疗师会营造一个可接受的、可信任的、不做评判的场景氛围，并采用病人能理解的、可接受的、同音乐艺术治疗活动高度相关并富有趣味性的自我介绍方式来达到"破冰"的效果，之后再通过音乐艺术治疗的介绍、共同制订规则等途径让病人建立对音乐疗法的信心。在整个治疗过程中，治疗师要注意和每个病人保持平等的关系，不过分亲近也不忽视任何一个病人。目标是帮助病人获知音乐疗法是要做什么、怎样做；在治疗室以及治疗过程中什么能做、什么不能做，在这一阶段，治疗师的态度是友好但不亲昵，是温暖而真诚的。

2. 适应阶段　治疗师会通过选择有助于情感反应和促进积极行为改变的音乐刺激和音乐活动来创造足够有感染力、有影响力并且安全舒适、自然而成的场域，形成有疗愈效果的团体动力，促进病人自然真实的表达、恰当并成功地参与到集体活动中去，从而缓解焦虑、感受积极情绪，自然适应音乐艺术治疗。在此阶段，病人一般会经历观望、模仿、冒险、交流、面对这几个过程，所以治疗师需要关注到场域内每个人的情况，对于病人在治疗活动中所有的表达都给予回应，让病人感受到被肯定；避免当众评价某一个人的表现，注意评价整个团体。

3. 改变阶段　在此阶段，病人会对音乐艺术治疗的活动形式产生浓厚的兴趣，并开始通过音乐艺术治疗的各种技术来探索自我，感受自我的行为，面对自我，初步进行情感的识别和表达，具备较好的现实感。此阶段的主要任务是促进病人的自我意识，增强自我评价，从而促进行为的改变。

4. 结束阶段　需要治疗师明确表示治疗工作的结束，并引导病人进行总结，内容包括回顾分析治疗的过程，并澄清所发生的团体互动。在大家进行总结的时候治疗师可以通过询问、观察等方式察觉病人的离别情绪，并做好相应的处理。此阶段可以采用背景音乐，有必要的情况下可以合唱抒发离别情绪的歌曲，来完成处理离别情绪的目的。

二、绘画治疗

（一）绘画治疗概述与作用机制

绘画治疗是通过病人和治疗师之间的互动，以绘画创作活动为中介的一种非言语性的心理治疗，借助绘画作品及病人创造性的自由表现活动，使病人将潜意识中压抑的感情与冲突呈现出来，并且在绘画过程中获得负能量的释放、解压、宣泄情感、调整情绪和心态，获得满足感、成就感和自信心，从而达到诊断与治疗的效果。人们对绘画的防御心理较低，不知不觉中会把内心深层次的动机、情绪、冲突、价值观和愿望等投射在绘画作品中，有时也可以将早期记忆中被隐藏的内容更快地释放出来，呈现个体的发展、人格、能力、关注点、兴趣和冲突。绘画治疗可用于增强自我意识、缓解情感冲突、提升行为管理、发展社会技能，减少焦虑，帮助病人联系现实和提高自尊等。在绘画的过程中，个体可以进一步理清自己的思路，把无形的东西有形化，把抽象的东西具体化为心理意象。这样可以为治疗师提供足够的信息来为病人分析和治疗。

（二）绘画治疗在临床中的应用

绘画治疗在临床被用于调解夫妻关系、亲子关系，治疗和矫正青少年情绪障碍等。尤其适用于孤独症、失聪、大脑损伤等不善言谈的病人及对谈话治疗有阻抗、抵触的病人。绘画艺术治疗在处理情绪方面有很好的作用，青春期少年使用绘画表达自我形象，有利于揭示青少年的情感和价值判断。在创伤治疗方面，遭受家庭暴力的儿童可以用绘画表达他们的情感和创伤，从而达到治愈的目的。通过绘画艺术治疗，治疗师引导病人对自我问题进行审视剖析，有利于帮助病人解决情绪冲突问题、情绪忧郁问题、人际交往问题、多动与注意力不集中问题、内向自闭问题和自卑胆怯问题。

（三）绘画疗法的实施过程

1. 关系建立阶段　治疗师的目的是了解病人的背景、病情、人格等信息，并与病人达成初步的

Note:

治疗关系。可采用结构和非结构法获取信息，非结构法是让当事人自己选择主题，自由发挥；采用结构法，则是治疗师规定主题，如房、树、人等。治疗师需仔细观察病人的行为表现，聆听病人对绘画作品的解读，关注其心理发展水平、内心的矛盾，重视其处理问题的方式，可以采取个体干预或团体干预的方式。

2. **适应阶段** 治疗师要做的是唤起病人的美术创作欲望，促进病人围绕作品的互动，尊重病人，帮助病人克服心理防御和阻抗，采取各种方法引发病人表达真实感情。比如对于有抑郁情绪的病人，可通过协作画的方式，让其在团队互动中，体验团队成员的互动并相互了解，也可以通过绘画内容和沟通表现了解病人的心理状态。

3. **改变阶段** 治疗师要做的是更进一步理解病人的思想、情感及对周围世界的看法，选取适宜的干预措施。一般病人可以通过自由绘画，激活其自由联想，然后治疗师以画作为媒介了解病人的情感，调节个体心理。对于焦虑及有人际问题的病人，可以通过涂抹颜色释放焦虑，通过画家庭成员图巩固家庭情感的联结，画人际关系图来了解自己的人际关系状态，寻求增进人际关系的途径。

4. **结束阶段** 病人行为、情绪明显改善，治疗师要做的是帮助回顾整个治疗过程，巩固治疗效果，其次是处理分离情绪。可以采用画生命线或梦想岛的形式，帮助病人回顾成长经历、定位当下的状态，规划日后的整体生活，也可以采用绘画祝福树的形式让病人之间相互送去祝福，提高对未来生活的希望。

三、手工艺术治疗

（一）手工艺术治疗概述与作用机制

手工艺术治疗是以心理健康作为治疗目的，以不同手工创作载体作为活动内容的精神康复治疗。强调手、眼、脑协调互动的过程，把作品作为表达个人内在和外在经验的桥梁，让病人能够通过创作释放不安情绪，澄清以往经验，将意念转化为具体形象过程中，传递出个人的需求和情绪，经过分享和讨论，有助于提高病人的注意力、记忆力、言语表达能力、抽象思维能力和综合分析能力，以此整合身心、和谐人格，从精神或情绪紊乱中得到康复。手工艺术治疗的活动载体多样，如软陶、珠艺、布艺、绣艺、编织、剪贴画、折纸等，可根据病人的认知水平、兴趣爱好、病情及治疗目的选取不同的载体开展治疗。

（二）手工艺术治疗在临床中的应用

手工艺术治疗可以丰富病人的住院生活，促进病人的康复。手工艺术治疗也可用于外科手术病人，尤其是儿童青少年病人，可以拉近医护人员和病人之间的关系，缓解病人的紧张、焦虑情绪。手工艺术治疗可以被用于对病人进行情绪管理训练、失眠康复训练、团队合作训练、亲子关系促进等。

（三）手工艺术治疗实施过程

1. **关系建立阶段** 治疗师可以通过游戏等方式帮助病人放松心情，与之建立关系。在此过程中，治疗师需仔细观察病人的行为表现，聆听病人的需求，关注其心理发展水平、内心的矛盾，关注其行为应对方式。治疗师可以先指导并协助病人完成简单手工作品的制作，如纸鹤、小船、飞机等，在病人逐渐熟悉、了解规则后，再进行特定主题的手工创作。

2. **适应阶段** 治疗师要做的是唤起病人的创作欲望，增强病人与作品之间的互动，进一步帮助病人放下心理防御，采取各种方法引发病人表达真实感情。治疗师可以结合病人日常熟悉的事物，指导病人进行手工创作，如食物、日常用品，帮助病人树立信心，促进创作的欲望。

3. **改变阶段** 治疗师要做的是更进一步理解病人的思想、情感及对周围世界的看法，选取适宜的干预措施，提高病人的始动性和社会交往技巧。治疗师可以给出特定主题，如送给自己的礼物、我最爱的人、理想的家园等，鼓励病人进行自由创作，增强病人的掌控力和价值感。

4. **结束阶段** 病人的行为、情绪明显改善，治疗师要帮助回顾整个治疗过程，巩固治疗效果。

Note:

四、沙盘游戏治疗

（一）沙盘游戏治疗简介

沙盘游戏治疗又称为箱庭疗法，是在治疗师的陪伴下，让来访者从摆放各种微缩模具的架子上，自由挑选小模具，摆放在盛有细沙的特制沙盘里，创造出一些场景，然后由治疗师运用荣格的"心象"理论去分析来访者的作品。沙盘中所表现的系列沙盘意象，营造出沙盘游戏者心灵深处意识和无意识之间的持续性对话，以及由此而激发的治愈过程和人格的发展。沙盘艺术治疗能为病人提供一个"自由与受保护"的空间，在这里病人通过象征、隐喻的形式不仅可以再现出与创伤经历相关的情景以帮助发现问题，同时也可以宣泄与创伤经历相关的复杂情感，从而达到治疗的目的。

（二）沙盘游戏治疗在临床中的应用

沙盘游戏特别适合儿童和青少年，国内外已经将其广泛运用于儿童和青少年诸多心理疾病的治疗，尤其对于幼儿园和中小学中存在焦虑、注意力集中困难、言语沟通困难以及适应困难等问题的儿童有良好效果；还可用于培养儿童的想象能力、创造能力；用于对多动症、孤独症、恐惧症等心理障碍的儿童提供心理辅导。成人做沙盘游戏可以提高自信心、完善自我性格、提高人际交往技巧、有效地宣泄消极情绪，释放压力。

（三）沙盘游戏治疗的过程

1. **创造沙盘世界** 向病人介绍沙盘游戏，创造一个安全的、受保护的和自由的空间，并形成一种积极的期待；向病人介绍沙盘、物件和治疗过程，自己要处在一个令病人觉得舒适的位置，让病人知道做沙盘游戏的方式无所谓对错，最后请他在完成后要通知治疗师。

2. **体验和重建沙盘世界** 病人在创造沙盘图景的过程中或在结束时会自动讲一个故事，如果没讲，则治疗师可以邀请病人叙述自己摆了些什么，想要表达些什么感受。治疗师不对游戏内容和病人所讲的故事作出评价和解释，要做的就是认真倾听，真心地接纳。鼓励病人充分体验沙盘世界。当病人反思场景时，你只需静静地坐着，这是加深体验的时刻。告知病人可以将沙的世界保留原状或是做些改变；留出时间给病人去体验改变后的沙世界。

3. **治疗** 首先请病人浏览和介绍他的沙世界；注意病人的语言和非语言线索；不要碰触到沙盘；鼓励病人停留在被激发的情绪中。然后进行治疗性干预，询问病人关于沙世界的一些问题，只反映病人涉及的事情；把焦点放在沙盘中的物件上；选择使用治疗性干预方法，例如认知重塑、艺术治疗和身体觉察，沙世界中更多的改变常常就会出现。

4. **记录沙盘世界** 为病人提供一个从他选择的角度来为他的沙世界拍照的机会，来访者可以把这张照片带回家。治疗师在病人的同意之下为他的沙世界拍照，以备将来参考。

5. **联结沙游体验和现实世界** 将沙游体验同病人的现实世界联结起来。询问病人沙盘中的事件如何反映了他的生活；帮助病人了解沙世界的意义；鼓励病人留意沙盘中的问题是如何在他的日常生活中呈现的。

6. **拆除沙世界** 在病人离开治疗室之后仔细地拆除沙世界，回想来访者的沙游过程。清理沙世界，把物件放回到架子上的适当位置，完成笔记。

第四节　家庭干预技术

一、家庭干预简介

家庭干预的理念源于心理治疗和咨询中的家庭治疗。家庭治疗（family therapy）是以家庭为干预单位，通过会谈、行为作业及其他非言语技术改变家庭成员间不良的互动方式，进而从根本上解决个人的问题、促进个体和家庭系统功能的一类心理治疗方法。

家庭干预则是旨在改变家庭互动、家庭环境和父母执行功能的一系列临床实践和干预措施,这些措施可以促进家庭成员间有利于病人健康的保护性因素、减轻不利于健康的风险因素,进而促进个体的健康。

二、家庭治疗主要流派

家庭治疗于 20 世纪 50 年代创建,目前已形成了多个流派,主要包括系统式家庭治疗、结构式家庭治疗和萨提亚模式。

1. **系统式家庭治疗**　系统式家庭治疗(systemic family therapy)把系统论、控制论、信息论等现代科学方法论引进家庭心理治疗中。该流派视家庭为一个系统,关注家庭内部的交流模式。系统式家庭治疗的焦点在于观察、理解和扰动个体在家庭这样一个系统背景下的关系模式,即与当事人一起共同分析其所处的人际环境,及在此环境下人与人之间交流时所形成的规则或模式,并在理解和试图改变现有人际关系和规则模式的基础上达到症状的改变或消除。

2. **结构式家庭治疗**　结构式家庭治疗(structural family therapy, SFT)诞生于 20 世纪 60 年代末、70 年代初,创始人为萨尔瓦多·米纽琴(Salvador Minuchin)。该流派认为,每个家庭都需要有一个与其各自的生活条件和发展阶段相适应的"结构",尤其是适当通透或密闭的"边界"。边界的划分过强或过弱时都会出现问题。结构式家庭治疗的工作目标是将家庭系统僵化的、模糊的界限变得清晰并具渗透性,改变僵化、过时的或失效的原有互动模式,重新构建家庭的结构和规则。

3. **萨提亚模式**　萨提亚模式(Satir Model)以其提出者维吉尼亚·萨提亚(Virginia Satir)命名。萨提亚模式开始主要应用在家庭治疗领域,随着理论的发展和延展,现在不仅应用于家庭治疗,还应用在个人成长和团体治疗中,特别是萨提亚后期更加关注个人的成长与发展,希望通过促进个人的健康成长和家庭的改变推动人的和谐发展。萨提亚模式的治疗目标主要是促进当事人达到表里一致和高自尊,并成为自己的决策者。

三、护理相关家庭干预方法

目前,护理领域的家庭干预(又称家庭心理护理)多以病人所在家庭为护理干预对象,将病人家属纳入到病人的治疗康复中。临床上严格按照家庭治疗的方法和技术开展的家庭干预少见,多是将家庭干预的理念贯穿到病人的整体护理过程中,其主要目的包括提高病人治疗依从性、改善病人及家属的负性情绪,最终达到减少病人疾病复发、降低再入院率、减轻照护负担的目标,已被应用于精神分裂症等精神科病人和孤独症、哮喘等儿童病人中。护理相关家庭干预的主要措施包括以下几点:

1. 评估家庭相关因素及其对病人心理反应的影响评估内容包括病人所在家庭的结构、家庭交流模式、家庭经济状况、家庭支持等;在分析病人心理问题的原因时,要考虑病人家庭支持水平、原有家庭沟通模式、家庭结构在病人患病后发生的变化等因素。

2. 搭建平台促进病人及家属间的沟通与交流召开家庭会议,鼓励家属、病人共同表达自身对疾病与治疗相关的想法和感受,帮助病人、家属建立对疾病治疗及预后的合理预期;鼓励家庭成员的情感交流,仔细观察并及时调整家属与病人之间的表达及沟通方式,指导正确的宣泄情绪的方法,改变不良的家庭氛围。

3. 促进家属主动参与病人的健康照护借助健康教育、角色扮演、布置家庭作业等手段促进家属了解病人疾病相关知识、掌握病人疾病突发问题的处理方法,增强病人家属处理病人照护问题的能力;病人出院后,护士可提供电话、微信等联系方式为病人和家属提供随访支持和服务。

4. 指导病人及家属调整家庭结构以应对疾病指导家属在病人能够自理时给予病人充分的自主权、保持与病人一定程度的分离,病人及家属充分沟通、调整、重建家庭结构以有效应对疾病及其带来的诸多改变。

Note:

第五节　团体心理干预技术

一、团体心理干预技术概述

（一）团体心理干预的原理

团体心理干预是指为了解决某些共同的心理问题，将多名成员集中起来加以干预的一种心理干预方法。相对于个别心理干预而言，团体心理干预既省时又省力，是较高效的心理干预手段。与个体心理干预不同的是，团体心理干预不仅通过团体领导者的引导、激发与唤醒发挥作用，还通过人际间相互作用、团体氛围等共同发挥作用。在团体中，成员可以探索自己的内心，寻找有效的问题解决途径，拟订具体可行的目标，并在团体中尝试改变行为，学习新的行为方式。

（二）团体心理干预的作用

1. 模拟现实生活场景　团体心理干预中可以通过设计营造出某些特殊的场景，比如成员现实生活中难以经历的场景和未发生但即将发生的场景。这些场景的预演可丰富成员的生活经历，提高团体成员对某一问题的认知水平和应对困境的能力。

2. 体验"和别人一样"的感受　当个人遇到困难和问题时，往往会把自己的问题看得很独特，易产生更强烈的焦虑、恐惧等情绪。团体成员在团体活动中倾听成员经验与感受的分享，发现其他人有与自己类似的问题或一样的困扰，从而达到"正常化"的效果。

3. 感受互助与互利　团体中，成员彼此帮助、互相支持、分担忧愁。成员在帮助他人的过程中，会发现自己对别人很重要。这种被需要的感觉对个体的生命意义很重要，可使成员感到自己存在的价值、获得欣喜感和满足感，增强自信心。

4. 获得归属感　成员在团体中会因感到自己被团体其他成员接受、与其他成员类似而产生归属感。成员在团体中会明确地意识到自己是团体中的一员，共同面对问题，进而产生摆脱困境或解决问题的信心，并且以同舟共济的心理去应对问题。

5. 接触多样化观点和获得不同的反馈　在团体干预中，个体除了从领导者获得反馈外，还可以从其他成员的建议、反应和观点中获得信息。来自不同视角和立场的多元信息有助于拓展成员的视野，开阔成员的思路。

6. 观察学习和行为模仿　在团体干预中，团体成员可通过观察、模仿团体领导者和其他成员的行为举止，学习他人处理问题的有效应对方式，进而从中获益。

（三）团体心理干预的形式与技术

1. 团体心理干预的形式　团体心理干预的形式包括团体训练、团体辅导、团体咨询与团体治疗等。团体辅导是在团体情境下进行的一种心理辅导形式，是领导者面向普通人群开展的一种预防性、发展性的工作。它是通过运用团体的情境，设计出活动、课程，用来预防个体在各发展阶段中会碰到的各类问题及其所引发的一般性困扰。团体心理训练简称团体训练，是指在团体环境中，运用心理学基本原理，通过反复的练习和体验，提高受训人员心理素质、专业技能、改善行为模式等，从而达到预期的训练目的。团体咨询和团体治疗都是在团体情境中开展心理干预的一种形式，他们应用心理咨询和心理治疗的理论和技术，都是利用团体活动和人际间的相互作用实现对成员心理的影响，实施步骤和程序基本一致。

2. 团体心理干预的技术　在团体心理干预的工作阶段，可以采用多种方法和技术，如心理剧、游戏、行为训练技术等。

（1）心理剧技术：心理剧可帮助团体成员把自身问题通过戏剧化的方式表现出来，这种方式有利于增加成员对自身冲突的理解。常用的技术包括角色扮演、角色训练、角色交换、替身、独白、镜像法、未来投射和附加现实。

（2）游戏：是目前团体心理干预中比较常用的技术，尤其在团体训练和针对儿童、青少年的心理干预中。游戏方便快捷、娱乐性强，可应用在团体干预的多个环节，发挥多方面作用，如消除隔阂、调节气氛、促进互动、放松身心、启发思考、增加体验等。选择游戏时需根据干预目标决定，还需要考虑成员的年龄、文化程度等因素。在游戏结束后要组织小组讨论和点评，帮助成员体悟该游戏的意义所在。

（3）行为训练技术：行为训练是指以行为学习理论为指导，通过特定程序，学习并强化适应的行为，纠正并消除不适应行为的一种心理干预方法。在团体干预中，一般是通过领导者的示范和团体成员间的人际互动实现。在进行行为训练时，需将复杂的行为分解成多个简单的行为，由易到难循序渐进，每次训练后，团体领导者应及时予以强化，以增加该行为在实际生活中再出现的可能性。

二、团体心理干预技术在护理工作中的应用

团体心理干预在临床护理中应用广泛，包括乳腺癌、肺癌等肿瘤病人，糖尿病、哮喘等慢性疾病病人，精神障碍病人等。其主要目的包括帮助病人建立正确、全面疾病认知，学习负性情绪调节策略，增强社会支持，提高疾病康复信心，指导出院后身心康复等。本节仅以团体干预在乳腺癌病人的应用为例，此方案含4次活动，具体内容如下：

1. **建立信任、认识疾病**　成员自我介绍、讲述自身患病经历，相互了解和信任；护士结合病人患病经历讲解乳腺癌疾病及治疗方法。

2. **宣泄情绪、缓解压力**　成员积极表达情绪情感，分享负性情绪缓解方法；护士介绍理性情绪理论并带领病人进行放松训练，叮嘱病人坚持练习。

3. **学习经验、感恩你我**　邀请已处于康复期并积极应对疾病的病友与小组成员分享康复经历，小组成员共同商讨疾病应对策略；护士引导成员回忆患病后自己的努力和来自家庭、朋友、病友等的帮助和爱护。

4. **分享收获、计划未来**　成员分享参加团体活动的感受以及今后规划；护士讲解乳腺癌术后康复知识，帮助成员全面、准确了解乳腺癌康复过程中可能遇到的问题和解决策略，鼓励成员将收获应用到生活中。

护士是团体心理干预的领导者，需结合病人疾病、心理状态等事先制订团体干预方案。团体干预一般由1~2名护士和6~12名病人组成，每周干预1~2次，每次60~90min，一般4~6次。因病人病情、治疗等因素影响，团体干预的成员数、频次、时间间隔、时长可有所调整。

（李亚敏　曹建琴　吴　菁）

本 章 小 结

心理干预是指在心理学理论指导下有计划、有步骤地对一定对象的心理活动、人格特征或行为问题施加影响，使之发生朝向预期目标变化的过程。心理健康教育简单易行，形式多样。心理支持方法包括倾听与解释、支持与鼓励、说明与指导等，是临床护理中应用最为广泛的心理干预技术。认知干预有合理情绪疗法和贝克的认知疗法，行为干预的目标是针对特定的行为施加影响，使其作出改变。放松训练和叙事护理操作相对简单，临床应用广泛。艺术治疗包括音乐疗法，绘画疗法、手工艺术治疗、沙盘游戏治疗等。团体心理干预相对个别心理干预而言，是既省时又省力的心理干预手段，在临床应用广泛。

思 考 题

1. 什么是心理干预？
2. 有哪些心理干预技术？

3. 音乐、绘画等艺术疗法适用于哪些病人？

4. 试述叙事护理的临床干预作用和运用过程。

5. 什么是家庭干预？

6. 护理相关团体干预技术有哪些？

NURSING

第六章

病 人 心 理

06章 数字内容

病人是护士的服务对象,在护理活动的过程中应始终处于中心和主体地位。希波克拉底有句名言:"了解什么样的人得了病,比了解一个人得了什么病更重要。"作为一名合格的护士,应该理解病人的概念和病人角色,充分尊重病人的权利和义务,还应该熟谙病人求医和遵医行为的特点,更应该懂得病人的心理需要,理解病人的心理反应。护士只有深入了解病人的心理状态,理解了病人的心理反应,才能真正做到"以病人为中心"。

 ———————————————————— 导入情境与思考 ————————————————————

某病人,女性,60 岁,离休干部。体检发现肺癌,入院治疗。入院后,病人心情一直低落、食欲缺乏,经常去找医生问"诊断清楚了么?会不会弄错?一定要手术么?"当病人得知一定要手术治疗后,病人食欲和睡眠受到严重影响,急于知道手术怎么做,手术痛不痛,有没有危险,手术后是不是肺癌就治好了等。术前一天,病人一两个小时就去找一次医生和护士,反复询问"手术有没有问题?会不会有意外?"

请思考:

1. 该病人的心理需要有哪些?如何针对性地提供护理?

2. 该病人的心理反应有哪些?如何帮助病人进行心理调适?

第一节　病人心理概述

一、病人的概念与病人角色

(一)病人的概念

病人(patient)即患有疾病的人。但这种解释并不确切,仅局限于生物层面,忽视了社会、心理层面,只着眼于"病",而未放眼于整体的"人",人的心理和行为还受到诸多社会因素的制约。许多人虽然患有疾病,比如近视、脚癣等,但他(她)们正常生活和工作,可能并没有求医行为,其本人及社会均没有将他(她)们归入"病人"范畴;有些人虽未患躯体疾病,但可能因为心理社会因素而产生"病感"从而产生求医行为;有些人可能仅仅因为不良动机(如法律纠纷中获得赔偿等),寻求医生的诊断甚至治疗,成为"病人";所以单纯从生物医学的角度并不能全面地界定病人的概念,研究病人的概念是一个医学社会学的问题,还需要从社会学的角度进行考量。本书沿用医学社会学中传统的概念:"病人"是指那些寻求医疗护理的或正处在医疗护理中的人。

(二)病人角色

病人角色(patient role)又称为病人身份,是一种特殊的社会角色,是社会赋予病人的权利和义务的总和。病人角色享有的权利包括享受医疗护理服务的权利、对疾病诊治的知情同意权、隐私保密的权利、监督自己医护权益实现的权利等。病人角色应承担的义务有及时就医、遵守医嘱、积极配合医护工作、遵守医疗服务部门的规章制度、尊重医护人员等。美国社会学家 Parsons 提出病人角色具有以下 4 个特征:

1. 病人可以从常规的社会角色中解脱出来,免除或部分免除其原有的社会责任和义务,免除的程度取决于疾病的性质和严重程度。

2. 病人对陷入疾病状态没有责任。

3. 病人有恢复健康的责任,需要有尽快恢复健康的动机和行动。

4. 病人有寻求适当帮助的责任,很大程度上病人需要依赖他人尤其是医护人员的专业帮助才能恢复健康。

二、病人的角色转换问题

（一）病人角色转换和适应

病人从原有的其他社会角色转换到病人角色的过程中,有角色适应和适应不良两种类型。角色适应是指病人的心理与行为与病人角色的要求基本符合,例如客观面对现实,承认自己患病,积极寻求医护帮助,遵从医嘱,采取积极的措施恢复健康等。如果病人不能顺利地完成病人角色转换则为角色适应不良。常见的角色适应不良有以下几类:

1. **角色行为缺如(role scarcity)** 角色行为缺如指的是病人不能进入病人角色。虽然有医生的明确诊断,但病人不承认自己患病,认为医生诊断有误,或者否认病情的严重程度。例如,某些癌症病人否认疾病的存在而拒绝接受或采取等待、观望的态度等。这可能由于病人使用了"否认"的心理防御机制,以减轻心理压力;也可能因为患病状态会影响入学、就业、婚姻等问题,涉及个人利益,导致病人不愿意接受病人角色。

2. **角色行为冲突(role conflict)** 在适应病人角色过程中,病人不能从平常的社会角色进入到病人角色,行为表现不符合社会期望,引起病人心理冲突,使病人焦虑不安、愤怒、悲伤甚至恐惧,发生行为矛盾。原有社会角色的重要性和紧迫性以及病人的人格特征影响心理冲突的激烈程度。例如,照顾幼子的母亲角色与病人角色发生冲突,导致患病的母亲因担心孩子得不到生活照顾而不愿住院接受治疗。

3. **角色行为减退(role reduction)** 病人适应病人角色后,由于某些原因,又重新承担其本应免除的社会角色的责任。例如,某些需要持续治疗的慢性病病人因为家庭经济拮据,中断治疗去工作赚钱。

4. **角色行为强化(role intensification)** 多见于病人角色向正常社会角色转换时,虽然病情已渐好转,但病人"安于"病人角色,对自己承担正常社会角色的能力缺乏信心,有退缩和依赖心理。

5. **角色行为异常(role of abnormal behavior)** 多见于患不治之症或慢性病长期住院治疗的病人。病人因无法承受患病的压力和挫折,感到悲观、绝望而导致的行为异常,表现为拒绝治疗,甚至出现自杀行为,或者对医护人员表现出攻击性行为。

（二）影响病人角色适应的因素

病人角色的适应情况影响病人的康复,但对病人来讲,适应病人角色转变并非易事,许多病人需要在病情演变和治疗护理过程中逐渐适应。护士应正确评估病人角色转换过程中存在的问题,分析其影响因素,适时给予指导和帮助,使病人尽快完成角色转换。

病人角色的适应受许多因素的影响,主要有以下3个方面:

1. **疾病情况** 疾病的性质和严重程度、病程发展、疗效等会影响病人角色的适应。如果疾病症状明显,能够促进病人及时就医,容易适应病人角色。

2. **病人的社会心理特征** 病人的个体特征如年龄、性别、人格特征、文化程度、职业、家庭经济状况、医学常识水平等也是影响病人角色适应的重要因素。

3. **医疗卫生机构的情况** 医疗保健机构的情况如医护人员的服务水平、态度、医疗环境等影响病人的角色适应。另外,医院的规章制度对病人也是一种约束,对病人的角色适应也有一定影响。

三、病人的求医和遵医行为

（一）求医行为

求医行为指的是人们感到某种躯体或心理等的不舒适时寻求医护帮助的行为,对人类的健康维护具有重要意义。此外孕妇正常分娩、常规体检、心理咨询等与医疗系统的无病性接触,也可被视为广义的求医行为。

1. **求医行为的类型** 作出求医决定的可能是病人,也可能是他人或社会,根据求医行为的发出者可将求医行为分为主动求医行为、被动求医行为和强制求医行为3种类型。

（1）主动求医行为：病人感觉不适时，为治疗疾病主动寻求医护帮助的行为。

（2）被动求医行为：病人自身无能力寻求医护帮助，而由第三者代为求医的行为，如昏迷病人、婴幼儿等，由其亲友、家长帮助去求医。

（3）强制性求医行为：公共卫生机构或病人的监护人为了维护人群或病人的健康和安全而强制给予治疗的行为，实施对象是严重危害公众安全的传染病病人、精神病病人和对毒品严重依赖的人。

2. 影响求医行为的因素 求医行为是一种复杂的社会行为，受诸多因素的影响。概括起来主要有以下3个方面：

（1）病人对疾病和症状的认识：在众多因素中，病人对疾病和症状的认识是最主要的因素。在求医行为之前，人们多根据症状和自我感觉等来判断自己是否有病，是否该去医院就诊。通常情况下如果病人认为疾病严重，对生命安全威胁大，其求医的可能性就大。

知 识 链 接

疾病表征

疾病表征（illness representation）是人们关于疾病的体验、影响、效应和结果的一套有组织的信念。疾病表征主要有5个维度：疾病认知、时间线、原因、控制和后果。疾病认同是指个体给疾病和症状贴标签的方式。对于什么症状匹配什么疾病，人们都持有一定的心理模型。越多症状与个体某种疾病的心理模型相匹配，个体就越认为自己患有这种疾病。自我诊断对个体的求医行为很重要。时间线是个体认为疾病将持续的时间长度及其持续的模式。原因是指个体认为引起其疾病或症状的因素。控制是指个体是否认为其疾病能预防、控制或治愈。后果是指个体认识到的疾病的结果。疾病行为的自我调节模型（self-regulation model of illness behaviour）认为疾病表征会影响个体应对症状、疾病和治疗的方式。

（2）医疗保健服务方面的因素：若医院的医护人员技术水平不高，服务态度差或者以往的求医经历不愉快都会影响病人的求医行为，病人非万不得已不愿去医院就诊。若医疗资源缺乏，比如偏远山区的病人想求医可能也会因条件所限而不能实现，即使在有丰富医疗资源的城市，病人可能也会因为医疗费用高、交通拥堵、候诊时间长、检查痛苦等原因不愿到医院就诊。

（3）社会经济因素：病人的社会经济地位高，对健康会更关心，对求医行为有促进作用；一般来讲，儿童和老人的求医次数会相对较多，女性比男性求医次数多；工作繁忙程度、工作压力也会影响人们的求医行为。

（二）遵医行为及影响因素

遵医行为是指病人遵从医护人员开具的医嘱或护理处方等进行检查、治疗及预防疾病复发的行为。良好的遵医行为是实现预期的治疗护理效果的首要前提。

影响病人遵医行为的因素很多，其中最主要的因素包括一下几点：

1. 疾病因素 疾病的种类、严重程度影响病人的遵医行为。一般情况下，急症、重症病人遵医率较高，而慢性病、轻症病人不遵从医嘱的情况相对较多。

2. 病人的心理社会特征 病人的年龄、性别因素、职业因素、受教育程度、社会经济地位等影响病人的遵医行为。比如老年人可能因为不理解医嘱中的专业术语或者记忆力下降记不住或记不全医嘱，导致其遵医行为发生偏差。受教育程度较低的病人对疾病缺乏正确的认识，治疗时存在一定的盲目性，不遵医行为的发生率较高。

3. 医患（护患）关系 有研究认为病人的不遵医行为与病人对相关医护人员不满意、不信任有关，病人与医护人员接触的时间、频率、交流方式及医患（护患）模式对病人遵医行为的影响强于病人

Note:

自身因素对遵医行为的影响。医护人员服务态度欠佳,不能跟病人形成良好的医患(护患)关系,或者医护人员专业技术水平不符合病人的期望,得不到病人的信任,会影响病人的遵医行为;医护人员由于工作繁忙而不能跟病人进行深入的、有针对性的交流,或者用专业术语对病人进行指导,会影响病人对医嘱的理解,甚至对医嘱存在疑虑和恐惧,影响医嘱的执行;医护人员的知名度影响病人对医护人员的信任和满意程度,从而影响病人对医嘱的接受程度和执行情况。

4. 治疗和护理方案本身的因素 如果治疗和护理方案形成的医嘱过于复杂,病人难以记住,就会影响病人的遵医行为;治疗和护理方案前期的治疗效果不明显,病人容易失去继续遵从医嘱的耐心;病人对治疗和护理方案缺乏了解,对其有疑虑或恐惧,从而影响其遵医行为;如果治疗措施与病人的心理期望差别较大,也会影响遵医行为,如希望采用中医治疗的病人对西医的治疗方式不愿遵从。有研究认为应重视医(护)患间的互动,让病人及其家属参与治疗护理方案的制订,使其真正理解和接受医嘱,有利于病人的遵医行为。

第二节 病人的心理需要与心理反应

一、病人的心理需要

病人在患病期间会产生一些特殊的心理需要,护士在工作中若能及时识别病人的心理需要,将更好地理解病人的行为,并提供针对性的护理,协助病人满足其心理需要,促进病人康复。虽然病人的心理需要因人而异,表现形式各不相同,但也有共性可循,按照马斯洛的人类需要层次理论,病人在患病期间有以下心理需要:

(一)生理的需要

病人的饮食、排泄、呼吸等基本的生理需要在患病后会受到威胁,需要医护人员协助满足其基本的生存需要,保持身体舒适。病痛的折磨使病人急切地希望得到医生和护士的专业帮助,尽快康复成为病人的第一需要。病人往往需要卧床休息,尤其是住院病人,活动范围与空间也相对局限,生活枯燥乏味,病人会感觉孤寂、无聊、度日如年。感觉剥夺实验表明:丰富的、多变的环境刺激是人类维持正常生理和心理状态的必要条件。适度的良性的环境的刺激可以改善病人的精神状态,对机体健康有积极的影响,所以医院环境在色彩应用上尽量避免单调沉闷,并适当装饰艺术作品、增设电视、电脑等设备,以备病人娱乐。

(二)安全的需要

疾病使病人感到生命安全受到威胁,生命的安全保障是病人最迫切的心理需要。病情越严重,个体的自我保护能力越低,安全的心理需要越强烈。

一方面,病人会非常关注自己的病情变化,急切需要了解自身疾病的相关信息,如疾病的性质和严重程度、可行的治疗和护理方案、药物治疗的毒副作用、疾病的预后。病人如果不能获得这些信息,容易引起焦虑、恐惧等负性情绪,影响病人康复。所以护士应该为病人建立通畅的信息渠道,有针对性地开展健康教育,帮助病人获取必要的正确的相关信息。

另一方面,病人希望了解医院的医疗技术水平,尤其是自己的主治医生的专业特长,希望得到安全可靠的治疗。医护人员应避免可能影响病人安全感的行为,护士在实施护理措施前都应先跟病人沟通,进行耐心的解释,以消除或减少病人的疑虑与恐惧。工作中护士态度应认真、负责、亲切,言行举止沉着稳重,时时处处给病人以安全感。

(三)爱与归属的需要

由于疾病的痛苦折磨,患病后病人深切期盼亲人的理解、关爱与呵护。处于恢复期的病人希望了解家人的生活、工作的情况,工作单位的情况变化等,期待病愈后尽快融入家庭和工作团体。护士在护理病人的同时也应注意与家属沟通,鼓励病人亲属为病人提供精神上的支持和关爱,帮助病人建立战胜疾病的信心。

另外，在新的环境中住院病人有着强烈的归属动机，希望与医护人员和病友建立良好的关系，被新的人际群体接纳和认可，尽快融入新的环境。

一方面，病人希望自己被医护人员认识、重视和关爱，得到更多的照顾和更好的治疗。护士经常可以发现有的病人会有意无意地显露自己较高的社会地位或社会关系，有的病人会积极主动地跟医护人员进行情感交流，期望获得医护人员的特别关爱。如果护士在工作中只是给病人提供定时的注射、发药等护理措施，少与病人沟通交流，病人容易感觉被冷落，极易产生孤独感和无助感。所以护士在巡视病房时可以多跟病人打招呼问候病情，随手帮病人盖一盖被子、倒杯水，治疗操作时多与病人沟通交流，让病人体会到护士的关爱。

另一方面，病人需要与病友沟通，被病友所接纳，需要寻求病友的精神支持。病人之间有相似的病痛和求医经历，容易"同病相怜"，消除病人的孤独感，同时病友间可以沟通信息，互相鼓励，有利于增强病人康复的信心。护士需要组织好病人之间的正常交往，协调病友之间的关系，帮助病友之间建立温馨和谐、互相关心的人际氛围，满足病人爱与归属的需要。

（四）尊重的需要

疾病可能导致病人自理能力部分或全部丧失，生活起居需要依靠别人，病人常感到成为别人的累赘，自尊受损、缺乏自信，可能对尊重的需要增强。病人希望医护人员在制订和执行医疗护理方案时尊重其个人的自主权。如果尊重的需要不能被满足，会使病人产生自卑感，甚至导致不满和愤怒。医护人员要时时处处注意尊重病人，主动热情地对待每一位病人，态度亲切，称呼礼貌，切忌直呼床号。在进行治疗和护理操作时，做好沟通解释，尊重病人的知情同意权，注意保护病人隐私。

（五）自我实现的需要

自我实现的需要是患病期间最难以满足的，因为实现自我成就既需要精力又需要体力。疾病往往使病人感到力不从心，需要他人的照料，易导致病人产生挫败感，所以患病期间的自我实现主要体现在战胜疾病的过程中。疾病初期，护士可以用过去恢复良好的病人实例激励患病期间的病人，增强病人战胜疾病的信心。在治疗过程中，护士应及时将病情好转的信息告知病人，鼓励病人战胜疾病。在恢复期，护士应鼓励病人生活自理、增加活动，增强信心，实现自我。

知 识 链 接

益处发现

益处发现，又称疾病获益感，最早由 Taylor 等人在 1983 年提出。Taylor 基于认知适应理论指出，益处发现是个体在应对应激事件的过程中，通过构建积极意义、重新掌握事件的控制权以及恢复自尊等策略发现益处的过程。目前国内外对益处发现的概念阐释尚未统一，但其核心概念都是指个体在逆境或疾病适应过程中通过积极思考，发现应激事件有益的方面，表现为个体在认知及行为方面对疾病的积极应对，这种积极应对有利于个体形成良好的习惯，促进个体的心身健康。

二、病人的心理反应

疾病和医疗活动导致病人的生理功能发生改变的同时，也可能引起病人的认知、情绪、意志等心理活动过程发生一系列的反应和变化，甚至影响到病人的人格特征。护士需要及时识别病人的心理反应，给予病人适当的心理调适，促进病人康复。

（一）病人的认知反应

1. 感知觉异常　患病后病人的注意力由外部世界转向自身和疾病，感知觉的指向性、选择性、

Note:

理解性和范围都会发生变化,可能产生下列几种异常:

(1)感受性提高:一方面,病人对外界环境中正常的声音、光线、温度等刺激特别敏感,甚至产生烦躁、紧张等情绪反应;另一方面,病人过分关注自己的躯体,对自身的呼吸、体位等异常敏感,有的甚至感觉到自己的心跳、胃肠蠕动等。

(2)感受性降低:有的病人某些感觉的感受性在患病后会降低,如味觉异常,对饮食的香味感觉迟钝。

(3)时空知觉异常:有的病人出现时间感知错乱,分不清上午、下午或昼夜;有的病人感觉时间过得非常慢,常有度日如年之感。

(4)幻觉:有些病人甚至会产生幻觉,如截肢病人报告,在截除术后不久就觉得有一个虚幻的肢体,近30%的截肢病人会感到幻肢疼痛。

2. 记忆异常 由于受到疾病应激的影响,许多病人有不同程度的记忆力减退,而且有些疾病本身也会影响病人的记忆力,比如某些脑器质性病变、慢性肾衰竭等。病人往往表现为不能准确地回忆病史,不能正确记住医嘱,甚至有些病人对刚刚做过的事和刚刚说过的话都记不住。

3. 思维异常 病人的思维能力也不同程度地受到损伤,尤其是逻辑思维能力,表现为分析判断能力下降,决策时犹豫不决、瞻前顾后,而有些病人又草率决定或者干脆不思考,完全请家属或医护人员代为决策。另外有些病人不能正确地判断身边的客观事物,对周围事物特别敏感、胡思乱想、不信任周围人,比如周围人正常的说笑也会引起病人的错误理解,认为是在议论自己的病情,导致病人厌烦或愤怒;有些病人表现为对别人的好意半信半疑,总是担心医生误诊或者护士发错药打错针。护士在跟病人的接触过程中一定要严谨,以减轻病人的顾虑,在病人面前交谈时要大方自然,尽量避免病人猜疑。

(二)病人的情绪反应

在各种心理反应中,情绪反应是病人体验到的最常见、最重要的心理反应。面对疾病所带来的痛苦以及疾病对生命安全、健康的威胁,病人常产生的典型情绪反应有焦虑、恐惧、抑郁、愤怒等负性情绪。负性情绪的持续是影响病人康复的重要原因,所以护士应该把握病人情绪反应的特点,适时给予恰当的干预。

1. 焦虑(anxiety) 焦虑是人们感受到威胁或预期要发生不良后果时产生的情绪体验,是临床病人最常见的情绪反应。引起病人产生焦虑的原因有很多,比如疾病初期对疾病的病因、性质、转归和预后不明确;希望做详细深入的检查又担心面对不良后果;对一定危险性的检查和治疗担心其可靠性和安全性,甚至有些病人对疾病诊治和护理的各个环节都心存疑虑;医院陌生的环境和紧张的气氛让病人紧张,尤其目睹危重病人的抢救过程和死亡情景;与家人分离,牵挂亲人担心家庭经济负担等。根据病人产生焦虑的原因及表现可将其分为以下3种类型:

(1)期待性焦虑:面临即将发生但又尚未确定的重大事件时的焦虑,常见于疾病初期或不了解自己疾病性质及预后的病人。

(2)分离性焦虑:与熟悉的环境或亲人分离,产生分离感所伴随的情绪反应,依赖性较强的儿童和老年人容易产生。

(3)阉割性焦虑:自我完整性受到威胁或破坏时产生的情绪反应,常见于外伤或手术切除某肢体或脏器的病人。

焦虑普遍存在于人们的日常生活中,适当焦虑有利于人们适应变化,是一种保护性反应。适度的焦虑可以使病人关注自身健康,对疾病的治疗及康复有积极意义。护理工作的目标不是要消除病人的一切焦虑,而是区分焦虑的程度,及时识别高度焦虑和持续性焦虑,采取针对性的措施,以减轻高度焦虑或持续性焦虑对病情的不良影响。

2. 恐惧(fear) 恐惧是人们面对危险情境而产生的一种负性情绪反应。恐惧与焦虑不同,焦虑时危险尚未出现,焦虑的对象不明确或者是潜在威胁的事物,而恐惧有明确的对象。恐惧情绪产生时伴随自主神经的兴奋，导致病人心率加快、血压升高、呼吸急促、肢体颤抖、烦躁易激动等，甚至出现逃避行为。引起病人恐惧的主要因素是疾病引起的一系列不利影响，比如疼痛、疾病导致生活或工作能力受限等。病人的社会经历、年龄、性别不同，恐惧的对象也不尽相同，比如儿童病人的恐惧多与疼痛、陌生、黑暗有关，而成年病人的恐惧则多与手术、有一定危险性的特殊检查或疾病预后相联系。临床上最常见手术病人和儿童病人产生恐惧情绪。

恐惧对正常人群来讲是一种保护性的防御反应，但持续时间长、过度的恐惧会对病人的康复产生不利影响。护士应学会识别病人的恐惧情绪，认真分析病人的心理特点及导致恐惧的原因，针对病人的情况给予适当的解释、安慰，帮助病人形成正确的认知，减轻或消除病人的恐惧情绪。

3. 抑郁（depression）　抑郁是一种由现实的或预期的丧失而引起的消极情绪，以情绪低落为特征。疾病导致病人丧失了健康，还可能丧失身体组织器官完整性、正常的身体外形及社会功能，同时还伴随着工作、生活和经济上的损失。生病后的诸多丧失，导致许多病人产生"反应性抑郁"，轻者表现为心境不佳、消极压抑、少言寡语、悲观失望、自我评价低；重者表现为悲观绝望，甚至有轻生意向和自杀行为。抑郁多见于危重病人、预后不良或治疗不顺利、不理想的病人。处于急性期的病人在得知诊断后不久有许多需要立即做决定的事，如住院、治疗等等，没有多少时间去考虑疾病将要对他们产生什么样的影响，等急性期一结束，病人开始思考疾病的各种影响，真正理解自身症状的全部含义，抑郁此时就会成为对疾病的一种延迟反应。病人的人格、性别、年龄及家庭因素也会导致抑郁，抑郁更常见于女性病人、有抑郁家族史的病人和酗酒的病人。

抑郁会增加确诊和治疗的难度，而且长期抑郁会降低病人的免疫力，导致病情加重甚至产生并发症。抑郁状态还会妨碍病人与医护人员的合作，影响病人与亲人的关系，导致病人的社会支持减少。为预防或减轻病人的抑郁情绪，护士应有意识地给病人提供积极的治疗信息，增强病人康复的信心；鼓励病人参与到治疗护理过程中，增加病人的自理活动；改善病人的社会交往，鼓励病友之间的接触和交往，鼓励家属提供积极的社会支持；对于严重抑郁的病人需要单独陪护，请专职心理医生或精神科医生进行干预，防止病人出现自杀行为。

4. 愤怒（anger）　愤怒是人们因追求目标愿望受阻，感受到挫折时出现的一种负性情绪反应，病人的愤怒情绪反应多见于治疗受挫时。病人往往认为自己得病是倒霉的、不公平的，加上病痛的折磨，病人烦躁易怒、自制力下降，此时遭受挫折，病人就会产生愤怒情绪。病人受挫的原因很多，比如医护人员的服务态度不理想、医疗条件受限导致疗效不佳、医护人员技术水平与病人期望水平差距过大、病情恶化难以治疗等。愤怒常伴随攻击行为，攻击的对象可能是周围人，比如对医护人员或家人；也可能会攻击病人自己，进行自我惩罚或自我伤害，比如拒绝继续治疗、破坏已经取得的疗效。

防止和消除病人的愤怒情绪一方面有赖于医院加强科学管理，提高服务质量和水平，另一方面护士应加强护患沟通，正确对待病人的愤怒反应，给予适当的引导与疏泄，缓解其内心的紧张和痛苦。若遇到病人对医护人员产生攻击行为时要冷静对待，避免与病人发生争吵，以耐心细致的解释平息病人的愤怒情绪。

（三）病人的意志行为反应

对病人而言治疗过程也是一个为达康复目标而进行的意志活动过程，疾病本身及诊断、治疗带来的不适与疼痛、生活方式的改变等都是对病人意志的考验，在这个过程中病人会产生一系列意志行为的变化。

1. 意志变化　在配合医护人员诊断治疗的过程中，有的病人缺乏坚毅性，稍遇到困难或病情稍有反复就动摇、妥协，失去继续治疗的信心；有的病人缺乏自制力，感情用事、脆弱、易激惹。有的病人不能对自己的决定和行为进行调节，表现为盲从、被动、缺乏主见，在病人的意志活动变化中最显著的是产生依赖心理。在病人角色转换过程中，产生依赖心理是一种正常的心理反应，但如果病人意志变化过于明显，变得过度依赖，则应积极予以干预。

2. 依赖行为　一个人生病后会受到亲人及周围人的关心和照顾，成为人们关心、照顾的中心，

Note:

同时因为疾病的影响导致病人自理能力下降，容易使病人产生依赖行为。依赖行为在患病初期病人角色转换过程中是正常的，有利于疾病的治疗和康复。但有些病人对自己的日常生活自理和治疗的参与缺乏自信心，能胜任的事情也不愿去做，事事都依赖别人，这种严重的依赖行为对病人康复不利。过分依赖使病人失去了参与康复的主动权，放弃了病人的基本职责，病人难以树立与疾病做斗争的信心。护士不应迁就姑息病人的过度依赖行为，而应鼓励病人增强意志，发挥在病程转归中的积极主动性，促进病人的康复。

3. 退化行为　退化行为是指一个人重新使用原本已放弃的行为或幼稚的行为来处理当前遇到的困难，表现出与年龄和社会角色不相符的行为举止，比如当感觉身体不适时，会故意呻吟、哭泣甚至喊叫，以引起周围人的注意和关爱。有学者认为行为退化是病人重新分配能量以促进康复的过程，可以为病人保存能力与精力，有利于疾病的痊愈。但等病情好转时，护士就应当引导病人逐步恢复正常的社会行为。

（四）病人的人格特征变化

一般来讲人格是比较稳定的，一般不会随时间和环境的变化而改变，但有些疾病如难以治愈的慢性疾病、恶性肿瘤、截肢、毁容等对病人的生活影响很大，有可能会导致病人的人生观、世界观和价值观等发生改变，对一个人的人格特质产生暂时或长久的影响。

一个人生重病后，自我概念常会发生变化，主要表现为自信心和自尊心下降，自我评价低。病人因为疾病的打击，对自己恢复和维持健康的能力缺乏信心，对自己的社会生活能力不自信，常自我否定，有无助感和依赖感。有些病人因为组织器官结构、功能上的改变或丧失，感到悲哀、抑郁、羞耻、厌恶，导致病人自尊心和自我价值感降低，严重者可能会出现自伤行为。

自我概念对个人的心理和行为起着重要的调控作用，病人的某些负性情绪反应和消极行为背后的根本原因可能是自我概念紊乱。护士应鼓励病人充分表达自己的感觉和想法，指导病人正确评价自己，适应和接受自身的改变。

（邱萍萍）

本 章 小 结

本章界定了病人的概念，明确了病人角色的权利和义务，指出了病人的角色转换问题，分析了病人的求医行为和遵医行为。按照马斯洛的人类需要层次理论，本章分析了病人在患病期间的生理的需要、安全的需要、爱与归属的需要、尊重的需要以及自我实现的需要。本章阐释了病人在认知、情绪、意志行为和人格特征等方面可能出现的心理反应。

思 考 题

1. 病人常见的情绪反应有哪些？
2. 爱与归属的心理需要在病人身上有哪些表现？
3. 影响病人遵医行为的因素有哪些？

Note：

心 理 护 理

07章 数字内容

学 习 目 标

知识目标：

1. 掌握心理护理的概念、原则、目标以及实施程序；掌握心理护理诊断和计划的书写。

2. 熟悉心理护理的评估、实施与评价方法。

3. 了解心理护理在整体护理中的作用。

能力目标：

1. 能运用心理护理程序对病人进行心理护理。

2. 在按照心理护理程序进行心理护理过程中体现人文关怀。

素质目标：

1. 树立对病人的心理关爱意识。

2. 树立护理职业价值感。

—————————— 导入情境与思考 ——————————

王女士，29岁，已婚，未育，企业会计。因"子宫肌瘤"入院治疗，计划3d后手术。病人入院后经常紧锁眉头，坐卧不安，食欲不振，夜间失眠。反复向医护人员询问关于手术的情况，尤其对手术会不会影响生育的问题格外关注。护士与其交谈，了解到王女士结婚4年，非常喜欢小孩，但是至今未能怀孕。既希望切除子宫肌瘤后能顺利怀上一个健康的宝宝，又担心手术会对子宫造成伤害导致不孕，内心非常矛盾。病人自述非常紧张、害怕，一想到手术的事就出冷汗，脉搏、呼吸增快。

请思考：

1. 如果你是王女士的责任护士，你认为她目前的主要心理问题是什么？为什么？

2. 你该如何帮助她解决心理问题？

随着现代医学科学的发展，现代护理由以病人为中心的责任制护理模式逐步转变为以人的健康为中心的整体护理模式，为病人提供生理 - 心理 - 社会全方位的整体护理。心理护理是整体护理的核心内容，心理护理质量的高低直接影响对病人的护理质量。因此，护士学习并掌握心理护理的相关理论和应用技术是有效开展临床护理的必备岗位胜任力，也是实现现代护理模式总体目标的关键所在。

第一节 心理护理概述

心理护理是现代护理模式下的重要护理工作内容，厘清心理护理的概念、目标、原则、实施形式以及在整体护理中的地位，理解心理护理的内涵和理念，才能真正发挥心理护理在临床工作中的作用。

一、心理护理的概念

（一）心理护理的定义

心理护理（psychological nursing）指在护理实践中，护士以心理学知识和理论为指导，以良好的人际关系为基础，按一定的程序，运用各种心理学方法和技术消除或缓解病人不良心理状态和行为，从而促进和恢复健康的护理方法和手段。

（二）心理护理的基本要素

1. **护士需具备一定的心理学知识与技能** 在护理实践中，如果护士缺乏系统的心理护理知识和一定的心理干预技能，则不能正确识别和解决病人的心理问题。仅通过良好的服务态度和简单的安慰、劝告是达不到心理护理的目标的，也不是心理护理。

2. **需按护理程序有步骤、有计划地实施** 心理护理应以护理程序为基本工作方法进行，即按照评估、诊断、计划、实施和评价五个步骤循环开展，每一个循环的评价过程即为下一个循环的评估过程，环环相扣，螺旋上升，贯穿于护理工作的全过程。

3. **需综合运用各种心理学理论和技术** 基于纷繁复杂的心理活动及行为表现，不同流派的心理学理论体系对其发生、发展机制等都有着各自的解释，不同种类的心理干预技术都有适用的问题。护士应根据病人心理问题的特点，选择简便易行、行之有效的相关心理学理论与技术，必要时可综合运用。

4. **以解决病人的心理问题为目标** 病人的护理问题可以属于生理、心理、社会多个方面，心理护理的直接目标是解决病人的心理问题，而非其他方面的问题。

（三）心理护理的内涵解析

心理护理强调运用心理学的理论和方法，要求实施者紧密结合临床护理实践，致力于病人心理问题的解决，为其营造良好的心身健康氛围。但目前仍有人对心理护理的内涵理解有误，有人将其

 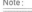

等同于心理治疗,认为护士均需接受心理治疗与咨询等系统培训;有人将其混同于思想工作,用"共产主义斗争精神、无畏精神"来为癌症病人做"宣教";有人将其狭隘地理解为"聊天",强调工作忙、时间紧,无暇顾及心理护理。这些片面理解在临床护理中颇具代表性,也是阻碍我国临床心理护理深入发展的最主要症结之一。

对心理护理进行准确理解,可将其简要概括为三个"不":心理护理不等于心理治疗,不同于思想工作,不限于护患交谈。

心理护理运用于护理领域,有别于心理治疗的独特概念,二者虽有共同的实施对象,但各自侧重点不同。心理治疗侧重于神经症、人格障碍等心理疾病的治疗;心理护理则侧重于对病人及健康人因健康问题而出现的心理问题进行干预。因此,实施心理护理不宜模仿或照搬心理治疗技术,必须有自成体系的先进科学理论和规范操作模式。再者,心理护理不同于一般的人生观、价值观等思想教育工作,将两者混淆,不但达不到目的,还可能引起病人反感。此外,心理护理也不局限于专门安排的护患交谈,其效用随时、随处体现在护士与病人交往的举手投足之间,是临床护理工作中重要的组成部分,切实有效地开展具有重要的实践意义。

心理护理的目标是帮助病人获得最适宜身心状态,促进其疾病的康复,向健康方向发展。然而目前在护理实践中,心理护理评估及护理诊断、心理护理的具体实施方法尚无统一的标准和流程,这有待于广大护理工作者不断地深入实践,不断地探索研究,逐步发展成为一种具专业特色的系统理论和运用技术,形成一整套规范化的临床应用模式。

二、心理护理的目标

心理护理的目标可分为阶段性目标和最终目标。阶段性目标是护士和病人建立良好的护患关系,实现有效沟通,使病人在认知方面、情感方面和行为方面逐步发生有益的改变;而心理护理期望达到的最终目标是促进病人的发展,包括病人的自我接受,提高自信心与个人完善水平,增强建立和谐人际关系和满足需要的能力,获得适应现实环境的个人目标。具体目标如下:

(一)提供良好的心理氛围

良好的心理氛围是做好各项护理的必要前提。护士热情接待病人,态度和蔼可亲,尊重病人,平等待患;对病人的述说认真倾听,让病人占"主导"地位,使病人觉得亲切,容易接受,能够建立良好的护患关系,使病人和家属产生一种安全及信任感,有利于病人康复。

(二)满足病人的合理需要

需要是人心理活动的源泉,满足病人的合理需要是心理护理的基本要求。当护士及时、恰当地了解到病人的需要并予以帮助解决时,病人会感到舒适,减轻病痛。

(三)消除病人的不良情绪

早期识别病人的不良情绪,及早采取有效措施以减轻或消除负性情绪是心理护理的关键。许多研究表明,心理护理的措施采取得越早,效果越好。

(四)提高病人的适应能力

心理护理的最终目标是提高病人的适应能力,达到安适的状态。有效的心理护理能够调动病人战胜疾病的主观能动性,建立自我心理护理策略和行为。

三、心理护理的原则

心理护理是一项专业性和科学性很强的工作,必须在一定原则的指导下进行。心理护理的原则如下:

(一)服务原则

心理护理是护理工作中的一部分,因此它同护理工作一样具有服务性。护士应以病人及家属的满意为最高工作目标,在救死扶伤原则和人道主义的指导下,积极主动地投入工作,及时发现病人的痛苦和不适,并为满足他们的各项合理需要提供服务。

(二)平等原则

在护理过程中,护患关系的好坏,心理护理是否成功,在一定程度上取决于护士能否与病人保持平等的关系。护士不能把自己视为高高在上的施舍者,而须秉承真诚、平等、友善的态度对待病人,做到一视同仁,公平对待。

(三)尊重原则

无论病人在住院前是何种社会角色,来自哪个行业,都仅仅是社会分工的不同,无高低贵贱之分。因此,护士在提供心理护理时,无论病人的性别、年龄、职业、文化程度、经济水平、社会地位、容貌如何,都需尊重病人的人格,真诚热情、措辞得当、语气温和、诚恳而有礼貌,使病人感到受尊重。切忌持轻慢、漠然、嘲讽、讥笑的态度,伤害病人的自尊心。

(四)自我护理原则

自我护理是 Orem ET(1971)提出的护理理论,良好的自我护理是心理健康的表现。护士应依据病人的自理需要和自理能力采取相应的护理方式,突出病人在疾病预防、诊治及康复过程中的主体作用,强调健康的恢复应首先归于病人自我努力的结果,从而满足病人自我实现的需要,有助于维持病人的自尊、自信。

(五)保密原则

由于心理护理过程常涉及病人的隐私和秘密,如生理缺陷、性病等,病人一般是在充分信任护士的前提下才会与其诉说和讨论,以便护理人员收集资料,正确判断,并采取有效的干预。因此,尊重病人的隐私,为病人保守秘密,既体现了对病人的尊重,又是有效进行心理护理的前提。

四、心理护理的实施形式

临床心理护理的实施形式,可从不同角度进行分类。

(一)个性化与共性化心理护理

根据病人心理问题属于个性化问题还是共性化问题,可将心理护理分为个性化心理护理与共性化心理护理。

1. 个性化心理护理 个性化心理护理目标明确,针对病人的具体情况,解决个性化的心理问题。要求护士准确了解病人在疾病过程中出现的不良心理状态,采取因人而异的有效对策,迅速解除病人的心理应激,如针对创伤后毁容病人的心理护理、青年肿瘤病人的心理护理等。

2. 共性化心理护理 共性化心理护理用来解决病人的共性心理问题,如手术病人的心理护理、急症病人的心理护理、门诊病人的心理护理,住院病人的心理护理等。共性化心理护理要求护士善于归纳和掌握同类病人心理问题的规律,对潜在的心理问题做预防性干预,防止严重心理失常。

病人心理问题的共性化和个性化具有相对性,共性化问题含有个性化特征,个性化问题又具有共性化规律。而心理护理既要把握病人心理的一般规律,又要根据不同人群、不同文化背景、不同的社会境况及不同人格素质,因人而异提供不同层次的个性化的心理护理。

(二)有意识与无意识心理护理

根据护士实施心理护理的意识主动性,可将心理护理分为有意识心理护理与无意识心理护理。

1. 有意识心理护理 有意识心理护理是指护士自觉地运用心理学的理论和技术,通过设计的语言和行为,如有益的暗示、确切的保证、合理的解释、积极的鼓励等,实现对病人的心理支持、心理调控或心理健康教育目标。这要求实施者必须具备心理护理的主动意识和接受过专业化培训。

2. 无意识心理护理 无意识心理护理是指客观存在于护理程序的每一个环节中,随时可能影响病人的一切操作和言谈举止。无论护士本身是否已意识到,都可能对护理对象的心理状态产生积极或消极的影响。护士良好的言谈举止,可向病人传递慰藉,使病人产生轻松愉快的情感体验,有助于病人保持适宜的身心状态,正如有病人感叹"护士的微笑,胜过一剂良药"。因此要求护士的一切操作和言谈举止都力求成为病人身心康复的"强心剂"。

无意识心理护理是临床心理护理的基础,是更好地开展有意识心理护理的保证,是获得良好的心理护理效果的关键。

五、心理护理与整体护理的关系

整体护理是一种护理行为的指导思想或称护理观念,是以人的健康为中心,以现代护观为指导,以护理程序为基础框架,并且把护理程序系统化地运用到临床护理和护理管理中去的指导思想。心理护理作为一种护理方法,是伴随着整体护理模式的建立而被广泛应用于临床护理实践中,且随着其在护理实践中显现出的重要作用体现了其独特的地位,它是整体护理丰富内涵的表现。

(一)整体护理促进了心理护理的纵深发展

整体护理确立了以人的健康为中心的理念,明确了护理的目的是使病人达到最佳的健康状态。在这种宗旨指导下,心理护理的重要性被摆到了特别重要的地位,护士的心理护理意识、心理护理水平、心理护理效果都得到了显著提高。因此,整体护理模式的推行加强了心理护理的纵深发展。

(二)整体护理明确了心理护理的基本任务

整体护理强调护理是"发现病人现存或潜在的生理、心理、社会、文化等方面的健康问题,并解决这些问题"。基于以上目标,护理的任务就是要通过各种途径和方法,包括运用心理学的理论和技术,发现病人的身心问题,控制不利于病人疾病治疗的一切因素,调节病人的心理,使其保持最佳的身心状态,促进其疾病的康复。

(三)整体护理规范了心理护理的实施程序

整体护理是以护理程序(nursing process)为工作方法,通过评估、诊断、计划、实施和评价五个步骤对病人的生理、心理、社会文化等方面进行全方位的护理。护理程序的应用使临床心理护理的实施从过去的随意化、简单化及经验化逐步走向规范化、标准化及科学化。

(四)整体护理提高了心理护理的质量标准

整体护理倡导并实施以人为本的服务理念和举措,强调病人的满意度是评价护理质量的重要标准。作为整体护理的一个重要组成部分,心理护理质量效果的评价由此也发生很大的变化,由传统的比较主观、模糊的经验性描述发展为当今的比较确定的、客观的、能被他人检验的科学化数据,提高了心理护理的质量。

(五)心理护理是整体护理的核心

整体护理的目标是根据人的生理、心理、社会、文化、精神等多方面的需要,提供适合病人的最佳护理。在整体护理中,护士只有娴熟的护理技能和专业技术是不够的,如果没有心理护理消除或减轻病人的不良情绪,就很难取得满意的效果。因此,减轻病痛给病人带来的心理压力、解决病人的心理困扰的与生理护理同样必要。并且随着人们对护理质量要求的提高,心理护理的重要性与日俱增,心理护理在整体护理中具有核心地位。心理护理可独自操作,也可与其他护理方法同步展开,但绝不能脱离其他护理方法而独立存在。心理护理必须与其他护理方法共同贯穿于整体护理的始终,并与其他护理方法有机结合,才能凸显其促使病人整体康复的独特功能。

第二节　心理护理程序

心理护理程序是以增进和恢复病人心理健康、确认和解决病人心理问题为目标所进行的一系列连贯的、有目的、有计划、有评价的系统活动,是一个综合的、连续的、动态的、具有决策和反馈功能的过程。它以护理程序为指导,包括五个基本步骤:进行心理护理评估、确立心理护理诊断、制订心理护理计划、实施心理护理计划、评价心理护理效果。在护理实践中,只有严格执行心理护理程序,才能有效达到心理护理的目标。

一、心理护理评估

心理护理评估（psychological nursing assessment）是根据心理学的理论和方法对病人的心理状态进行全面、系统和深入的客观描述。这是心理护理程序的第一步，需要通过观察法、访谈法、调查法或心理测验法对病人做综合的信息收集，分析资料，发现病人现存或潜在的心理问题，为形成心理护理诊断进行准备的过程。具体工作包括 3 个方面：①建立和谐的护患关系；②收集资料；③整理、分析资料。

（一）建立和谐的护患关系

护患关系指护理人员在医疗护理实践活动中与病人之间确立的一种以维护健康为目的的人际关系。在护理实践中，护患关系是否和谐不仅直接影响到护理病人心身健康的恢复与促进，并且影响到心理护理工作的正常开展。因此，通过热情的服务、耐心的沟通、真诚的帮助而建立起来和谐的护患关系是心理护理工作的第一步，也是关键的一步，决定着心理护理工作的成败。

（二）收集资料

收集资料是护士系统、连续地收集病人健康信息的过程。资料应包括病人的一般资料、遗传因素、心理功能、社会功能、心理社会因素等方面的内容。

1. 一般资料　一般资料包括性别、年龄、职业、文化程度、民族、婚姻状况，是否有酗酒、吸毒、药物滥用，是否有农药等有毒物质的接触史，既往所患疾病史等。

2. 遗传因素　遗传因素包括个体的两系三代中是否存在精神疾病及有关心理行为问题的病史。

3. 心理功能

（1）认知功能：认知过程包括感觉、知觉、记忆、思维、想象等，由各种原因引起的不同程度的认知功能损害，称为认知功能障碍，包括感觉障碍、知觉障碍、思维障碍、注意障碍、记忆障碍、智力障碍和定向力障碍。感觉障碍有感觉减退、感觉增强等症状；知觉障碍有错觉、幻觉等症状；记忆障碍有遗忘、错构、虚构等症状；智力障碍有精神发育迟滞、痴呆等症状；思维障碍有思维迟缓、思维奔逸、妄想等症状；注意障碍有注意减退、注意转移等症状；定向力障碍有环境、自我定向力障碍等症状。

主要评估障碍出现的时间、频率、程度以及与其他精神症状的关系。

（2）情感状态：情感过程包括情绪和情感。对情绪和情感的描述很多，如喜悦、悲伤、惊恐、愤怒、同情、失望等。情感活动的规律受到破坏，人在认识客观事物的过程中所表现出的某种态度上的紊乱，称为情感障碍。常见的情感障碍可表现为心境障碍，如焦虑、抑郁、恐惧、欣快等症状；可表现为对客观刺激发生情感反应的速度、强度与持久性方面的异常，即情感异常，如易激惹、情感暴发、情感淡漠、病理性激情等症状；可表现为情感体验与个体其他心理活动或环境的不协调性，即情感协调性的异常，如情感倒错等。

主要评估个体情感反应的强度、持续性和性质，确定情感的诱发是否正常，是否易于起伏波动，有无与环境不适应的情感。

（3）意志和行为表现：个体的意志过程在主动性、目的性、协调性等方面有异常，称为意志障碍。意志障碍可表现为病态的自信和固执行为等意志增强的表现；可表现为缺乏主动性、进取性等意志减弱的表现；可表现为缺乏计划和要求、生活被动等意志缺乏的表现。

主要评估意志和行为是否发生病态增强或减弱、缺乏。

4. 社会功能　社会功能体现个体的社会适应状态，主要包括个体的生活自理能力、角色功能、人际交往能力和现实检验能力。社会功能存在缺陷或社会功能不全会直接影响心理健康水平。

5. 心理社会因素

（1）应对特点：个体在面临压力或困难情境时，应对风格和所运用的各种适应性技巧和策略。

（2）生活事件：发病前是否有重要的生活变故，如失去亲人、躯体重大疾病、工作调动等。

（3）人格特点：判断是否敏感、多疑、被动、退缩，是否谨小慎微、过于追求完美，是否冷酷无情，

Note: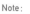

是否易激惹、易冲动,是否过于依赖、感情用事。

(4)社会支持情况:了解个体家庭一般情况,与家人的关系,平时待人接物的态度,工作性质、环境和同事的关系。

(5)其他因素:如个体的生活习惯、宗教信仰;母孕期、围生期是否有并发症;学龄期的学习生活情况和青春期的发育情况。

(三)整理、分析资料

如同每个人的身体健康水平不会完全相同一样,人们在心理健康水平方面也会存在着差异。通过对收集到的资料进行归类整理,分析它们属于哪方面的问题,问题的严重程度如何,是什么原因影响或导致的。通过分析可以更清楚地认识病人的心理状况,同时为形成心理护理诊断做好了准备。

二、心理护理诊断

心理护理诊断(psychological nursing diagnosis)是心理护理程序的第二个步骤,是在心理评估的基础上对所收集的资料进行分析,从而确定病人的心理问题及引起心理问题的原因。心理护理诊断的形成过程包括确定心理护理诊断和陈述心理护理诊断。

(一)常用的心理护理诊断

护理诊断一词是 1950 年美国麦克马纳斯首先提出的,它是护理学发展到一定阶段的产物,是护理程序中的重要内容。许多护理专家都对护理诊断作过定义,目前较为常用的是北美护理诊断协会(NANDA)的定义:护理诊断是关于个体、家庭或社区对现存的或潜在的健康问题或生命过程的反应的一种临床判断,是护士为达到预期结果选择护理措施的基础,这些预期结果是应由护士负责的。依此定义,我国学者葛慧坤教授对心理护理诊断作出了这样的解释:心理护理诊断是对一个人生命过程中心理、社会、精神、文化方面的健康问题反应的陈述,这些问题在心理护理职责之内,是能用心理护理方法加以解决的。截至 2002 年,北美护理诊断协会已拟定了 167 项护理诊断,其中约三分之二的护理诊断描述的是心理、社会方面的健康问题。我国学者筛选出了目前我国临床常用的 9 个心理护理诊断,现对其概念、评估要点、症状、体征表现、相关因素介绍如下:

1. 无效性否认(ineffective denial)

(1)概念:无效性否认是指个体有意或无意地采取了一些无效的否认行为,试图减轻因健康状态改变所产生的焦虑或恐惧。

(2)评估要点:护士通过观察、交谈确定病人是否存在否认的企图或行为,了解病人否认的问题及否认背景,除因缺乏知识表现出的逃避行为之外,凡因否认而导致健康进一步受损者,都可以得出"无效性否认"的护理诊断。

(3)症状、体征

1)拖延或拒绝接受检查和治疗等保健照顾。

2)应用"自我治疗"来减轻疾病的症状。

3)有意忽视某些症状和危险。

4)不承认对死亡或久病虚弱的恐惧。

5)将引起症状的原因转移到其他器官。

6)拒绝谈论疾病带来的痛苦,在谈及令人痛苦的事时采用摆脱的手势或言论。

7)否认疾病对生活和工作所造成的影响。

8)表明自己不害怕所面临的疾病威胁。

9)恐惧或中度以上焦虑。

(4)相关因素

1)与产生否认的特定情景(背景)有关。

2)与感受或观察到疾病的刺激过量有关。

3）与认知障碍有关。

4）与癌症、艾滋病等疾病有关。

无效性否认

范某，男性，38 岁。在单位组织的体检中，B 超显示肝脏有占位病变，同时甲胎蛋白水平高于正常，医生怀疑可能患肝癌，建议做磁共振进一步确诊。范某闻此，立即拒绝，说："这不可能！我从未得过肝炎，身体状况也一直很好，还经常参加单位的篮球赛呢，你们的检查一定是弄错了。"经心理护理评估，此例病人有拒绝接受检查、有意忽视疾病的表现，适合作出"无效性否认"的心理护理诊断。

2. 调节障碍（impaired adjustment）

（1）概念：调节障碍是指个体处于无意改善和调整其生活方式或行为，以适应健康状况的改变。

（2）评估要点：本诊断见于各种疾病可能影响到日常活动的病人，主要是反应在心理层面的否认或拒绝改变日常生活形态，而非因能力及认识不足所导致的调适失败。要重点评估病人能否客观面对当前的健康状况，自己有无设法争取解决问题，所期望的结果是否现实。

（3）症状、体征

1）口头诉说不能接受健康状况的变化。

2）对健康状况的改变表现出过久的否认、怀疑、震惊或愤怒。

3）缺乏解决问题、面向未来的要求。

4）缺乏解决问题的实际行动。

（4）相关因素

1）与造成生活形态改变的残疾有关（如截肢、截瘫、偏瘫、严重关节炎）。

2）与支持系统不足有关。

3）与认知受损有关。

4）与缺乏自信心有关。

5）与伤害自尊有关。

6）与过度悲观有关。

调节障碍

高某，男性，50 岁，某公司销售科科长。心脏动脉搭桥手术后半年。由于工作应酬关系，几乎每天饮酒量接近 0.5kg 白酒，并且饮食睡眠不规律。医生多次规劝，病人总是说没有人能替代自己的工作，忙完手头的业务就申请转换岗位。可一直以来，一是单位领导不同意，二是病人本身也不觉得饮酒对自己的身体有高度危险，还经常说："人的命，天注定，怎么高兴怎么活，过一天赚一天。"该例病人此时符合与支持系统不足、认知歪曲和缺乏自信有关的"调节障碍"心理诊断。

3. 语言沟通障碍（impaired verbal communication）

（1）概念：语言沟通障碍是指个体在与人交往过程中，使用或理解语言的能力降低或丧失。个体表现出不能与他人进行正常的语言交流。

（2）评估要点：与病人交谈时，感受到病人经受着无法与他人进行有效言语沟通的困难。

（3）症状、体征

1）不会使用或不能理解通用的语言。

2）不能正常发音、讲话（如发音困难、发音不清、讲话受限）。

3）不恰当的或无反应的反馈。

4）听力下降（丧失）。

5）思维混乱、语无伦次。

（4）相关因素

1）与语言文化差异有关（如外籍、使用方言）。

2）与先天发育缺陷有关（如腭裂、严重口吃、声带麻痹）。

3）与听力障碍、脑老化有关。

4）与各种医治措施限制有关（如气管切开、气管插管、使用呼吸机、口腔手术）。

5）与精神状态或心理因素有关（如抑郁、重度焦虑症、孤独症、意识障碍）。

6）与脑疾患有关（如颅内肿瘤、脑血管意外、脑退行性变、中风后遗症）。

4. 自我形象紊乱（body image disturbance）

（1）概念：自我形象紊乱是个体对自身身体结构、外观、功能的改变，在感受、认知、信念及价值观方面出现健康危机。

（2）评估要点：观察到病人在经历因疾病诊治、手术、意外事故所造成的身体结构外观及功能等方面暂时或永久的改变时，表现出负向调适。需要重点评估病人的价值观、对躯体形象改变、身体某部分功能丧失的心理承受能力、生活中这些改变对感知觉的影响程度及家庭、社会支持的力度。

（3）症状、体征

1）对存在的或感知到的身体结构、外观或功能的变化有负性的反应（如羞辱感、窘迫感、厌恶感或内疚感）。

2）病人不愿看也不愿触及身体的损伤部位。

3）掩饰或回避谈论有关身体改变部位的功能。

4）有自伤、自残的行为和自杀的企图。

5）有痛苦、郁闷、悲伤等消极情绪。

6）清洁、修饰、自我照顾水准改变。

7）逃避社交接触。

（4）相关因素

1）与手术、意外事故、烧伤、冻伤、化疗副作用有关。

2）与严重皮肤病、脑性麻痹等生物因素有关。

3）与来自社会外环境的心理压力有关。

4）与周围人群对人体外观可接受程度的冲突有关。

5）与青春发育期的心理压力（如身材的过高或过矮、肥胖等）有关。

6）与患神经症、神经性厌食等对外表的不现实感有关。

7）与个体对外观形象及活动要求的期望值有关。

5. 照顾者角色障碍（caregiver role strain）

（1）概念：照顾者角色障碍是指照顾者在为被照顾者提供照顾的过程中，由于所经受的或可能经受的躯体、情感、社会和/或经济上的沉重负担状态，照顾者感受到难以胜任照顾他人的角色。

（2）评估要点：该护理诊断需要评估病人和照顾者两个方面，既要评估病人的病情、预后、对照顾的需要、经济条件及与照顾者的关系；也要评估照顾者的健康状态、家庭社会角色及其应对能力等。

（3）症状、体征

1）照顾者主诉时间紧张。

Note:

2）照顾者感到疲惫不堪。

3）照顾者健康情况出现改变（如体重下降、体重减轻、缺乏睡眠、紧张急躁等）。

4）照顾者表现出对自己家庭、生活、社会地位影响的担心。

5）承担照顾者的角色和其他重要角色（如工作或作为父母）发生冲突。

6）对病人抱怨、指责或失望。

7）对病人今后的健康状况有顾虑。

8）病人的需求不能得到满足。

9）诉说没有能力学会特殊的照顾技巧。

（4）相关因素

1）与病人有认知障碍、过度依赖、预后不良和/或照顾程度渐增有关。

2）与病人有偏执、怪异、伤害行为或有无理要求有关。

3）与长时间的持续照顾，照顾者身体条件限制有关。

4）与以往双方关系紧张有关。

5）与缺乏照顾他人的经历有关。

6）与家庭、社会支持不足有关。

7）与经济条件不足或得不到支持有关。

8）与照顾者角色转换或适应不良有关。

6. 预感性悲哀（anticipatory grieving）

（1）概念：预感性悲哀是指个人或家庭在可能发生的丧失（如人物、财物、工作、地位、理想、人际关系、身体各部分等）出现之前所产生的情感、情绪及行为反应。

（2）评估要点：个体在发生重大创伤前（感受到即将失去重要且有价值的事物，如失去身体的某个部分、某种功能、形象受到永久损害，或丧失地位、财产、亲人、宠物）所经历的心理哀伤反应、哀伤程度及促成因素。

（3）症状、体征

1）病人预感到将要发生重要事物的丧失，并表现出对预期丧失的悲痛心情。

2）日常活动改变（如丧失生活兴趣、吸烟量增加、饮酒过度、退缩行为或矛盾心态）。

3）过度异常情绪反应（如否认、自责、恐惧、抑郁、愤怒、敌视）。

4）生理功能改变（如食欲紊乱、睡眠障碍、性欲改变）。

（4）相关因素

1）与即将丧失身体的某部分有关（如截肢、乳房切除、子宫全切）。

2）与即将丧失自理或生理功能有关。

3）与即将失去工作能力或社会地位有关。

4）与即将失去亲人或财产、幸福、家庭、宠物有关。

5）与缺乏有效支持有关。

6）与缺乏应对经验有关。

7）与恶性肿瘤、艾滋病、晚期肝肾衰竭等恶性疾患有关。

7. 精神困扰（spiritual distress）

（1）概念：精神困扰是指个体的信仰、价值观处于一种紊乱的状态。

（2）评估要点：护士通过观察与沟通，评估引起病人精神困扰的原因，病人对生活意义的理解，对死亡的看法，饮食、睡眠情况，对治疗护理的配合情况，因生理或心理、精神的折磨与威胁，对其生命意义、个人信仰、价值观造成的干扰程度，社会支持系统对病人的关心程度。

（3）症状、体征

1）反常的行为、情绪（如哭泣、退缩、焦虑、偏见、敌对、愤怒）。

Note :

2）食欲、睡眠、精神面貌及生活方式发生明显的变化。

3）对生死的意义特别关注，有矛盾感。

4）表达自己没有生存下去的理由。

5）表达对自己的信仰、价值观出现怀疑，从而感到精神空虚。

6）寻求精神上的寄托与慰藉，寻求心灵上的帮助。

（4）相关因素

1）与恶性疾病、恶性创伤所带来的生命威胁有关。

2）与重大事件的打击有关（如失去生活自理能力、社会地位、丧失亲人等）。

3）与价值观及信仰受到冲击有关（如治疗对道德、伦理的影响等）。

4）与文化休克有关（如长期出差或出国而脱离了原有的文化或家庭）。

5）与毒品戒断有关。

8. 焦虑（anxiety）

（1）概念：焦虑是指病人在面临不够明确的、模糊的或即将出现的威胁或危险时，感受到不愉快的情绪体验并产生相应的行为反应。

（2）评估要点：重点评估病人的言语、行动、行为和生理反应，注意评价其焦虑的程度、原因和促成因素。若病人的焦虑对日常生活、治疗、护理等活动无妨碍，则属于轻度焦虑，轻度焦虑有助于人的成功应对，一般不进行护理干预。

（3）症状、体征

1）反常的情绪与行为（如害怕、激动易怒、语速加快、无助感、自责等）。

2）自述忧虑、担心、紧张，对自己过分注意。

3）不能集中注意力，重复无目的的工作，出现躲避行为。

4）出现脉快、呼吸增快、血压升高、头疼、头晕、恶心、呕吐、失眠、口干、食欲下降、胃部不适、全身乏力、出汗、尿频尿急、便秘或腹泻等症状。

5）肌肉、运动功能出现异常现象（如颤抖、僵硬、坐立不安等），多表现为过度的动作。

（4）相关因素

1）与预感到个体健康受到威胁有关。

2）与诊断不明（预后不清）有关。

3）与未能满足安全（陪住、特权）的需要有关。

4）与自我概念受到威胁有关。

5）与缺乏信心有关（对事件缺乏控制感）。

6）与角色功能受到威胁或角色功能改变有关。

7）与他人互动形态受到威胁或互动形态改变有关。

8）与不适应环境有关（陌生的生活环境、人际关系、噪声、高温）。

9）与感到不幸（丧失财产、社会地位、面临离婚）有关。

10）与受到他人的焦虑情绪感染有关。

9. 恐惧（fear）

（1）概念：恐惧是病人面临某种具体而明确的威胁或危险时，产生的心理体验和行为反应。

（2）评估要点：恐惧是人们对威胁或危险的一种正常反应，临床住院病人除了会对以往特定的刺激产生恐惧之外，对医院的环境、疾病的威胁、与原有生活工作的脱节，都可能产生恐惧。恐惧多发生于危重病人或使用呼吸机、气管切开、颜面创伤等病人。护士需根据病人的主观陈述、行为表现、生理反应等多方面的资料进行综合分析。再做进一步判断，以明确引起病人产生恐惧的具体原因或相关因素。

（3）症状、体征

1）自述有恐慌、惊惧、心神不宁，表现为束手无策、烦躁不安、失眠、多梦、记忆力减退、将注意

Note:

力集中在威胁上。

2）表现为哭泣、逃避、警惕、挑衅性行为。

3）活动能力减退，冲动性行为和疑问增多。

4）躯体反应为脉快、呼吸短促、血压升高、瞳孔散大、厌食、皮肤潮红或发白、多汗、四肢酸软、疲惫无力、肌张力增高、颤抖、昏厥。

（4）相关因素

1）与人身安全受到威胁有关。

2）与手术或有创检查有关。

3）与环境刺激有关（如抢救室、手术室、监护室、患儿对陌生的医护人员）。

4）与担心发生交叉感染有关。

5）与死亡威胁有关（如恶性疾患病人）。

6）与不同年龄所重视的威胁有关（如青春期外表丑陋、老年期被遗弃）。

（二）心理护理诊断的陈述

心理护理诊断是护理诊断内容中的一部分。诊断陈述的是个体或群体的健康状态以及导致这种健康状态的原因。完整的护理诊断的陈述包括三部分，即健康问题（problem）、病因（etiology）、症状（symptoms）或体征（signs），又称为 PES 公式，例如，恐惧（P）、与身体健康受到威胁有关（E）、哭泣、逃避（S）；调适障碍（P）、与截肢有关（E）、持续否认、愤怒（S）。目前的趋势是将护理诊断简化为两部分，即 P＋E 或 S＋E，例如，精神困扰（P）、与丧失自理能力有关（E）；失眠（S）、与将失去工作能力有关（E）。

无论是三部分陈述还是两部分陈述，原因的陈述（E）均不可缺，只有明确原因才能为制订护理计划指明方向，而且原因的陈述常用"与……有关"来连接，准确表述心理问题与原因之间的关系。

三、心理护理计划

心理护理计划（psychological nursing planning）是心理护理程序的第三步，要求护理人员在对病人现存的或潜在的心理行为问题及其相关因素进行评估和判断的基础上，进一步确定心理护理目标，并选择适用于该病人的具体心理护理措施。它是护士直接对病人实施心理护理的行动指南，护士可以按照心理护理计划规定的内容有条不紊地进行心理护理工作。心理护理计划包括 4 个方面的内容：①排列心理护理诊断的顺序；②确定心理护理的预期目标；③制订心理护理措施；④书写心理护理计划。在解决多个心理问题时，须按照轻重缓急的顺序，对病人的心理问题逐个解决，制订短期和长期的目标。

（一）排列心理护理诊断的顺序

由于护理诊断往往有多个，在计划阶段应将所列出的所有心理护理诊断按重要性和紧迫性排出次序。一般情况下，对病人生命威胁最大的问题排在前面，其他的依次排列。护士根据问题的轻重缓急，确定护理的重点，先后采取行动，做到有条不紊，可分为首优问题、中优问题和次优问题：

1. 首优问题 首优问题是指那些对生命威胁最大，需要立即采取行动予以解决的问题，如情绪极其低落有自杀的可能时，需要马上进行保护和心理干预。

2. 中优问题 中优问题是指那些虽然不直接威胁生命，但对病人的身心造成痛苦，严重影响病人健康的问题，如焦虑、恐惧引起反常情绪和行为，影响社会功能，并引发一系列的生理反应，也需要引起护士的重视。

3. 次优问题 次优问题是指那些个人在应对发展和生活变化时所遇到的问题，如调适障碍、角色困难、精神困扰等，这些问题虽然不会带来安全威胁和严重的生理反应，但并非不重要，同样需要护士给予帮助，使问题得到解决，以便病人达到最佳心理状态。

首优、中优和次优的顺序在心理护理过程中不是一成不变的,随着病人病情的变化,首优问题得以解决后,中优或次优问题可以上升为首优问题。

(二)确定心理护理的预期目标

心理护理的预期目标又称为预期结果,是指病人通过接受护理照顾之后,期望能够达到的心理状态或行为的改变,也是心理护理效果评价的标准。

1. 目标的种类　根据实现目标所需的时间可分为短期目标和长期目标。

(1)短期目标:是指在较短的时间内(几天、几小时)能够达到的目标,适用于住院时间较短、病情变化快者。例如,"一天后,病人能自觉、有效地配合检查、治疗、护理","病人在一个小时的会谈后能说出引起焦虑的原因"等都是短期目标。

(2)长期目标:是指需要相对较长时间(数周、数月)才能够达到的目标。可以分为两类:一类是需要护士针对一个长期存在的问题采取连续性行动才能达到的长期目标,例如,一个调适障碍的病人在心理层面否认或拒绝改变日常生活形态,需要护士在整个护理期间鼓励病人面对现实、建立自信,长期目标可以描述为"病人能主动参与制订护理计划";另一类是需要一系列短期目标的实现才能达到的长期目标。例如,对一个焦虑自评量表(SAS)得分为 55 分的中度焦虑病人制订了"1 个月通过使用放松技术使焦虑程度得分降至 45 分"的长期目标,最好通过一系列短期目标来实现,可以定为"每周焦虑量表得分降低 2～3 分"。短期目标的实现使病人看到进步,增强实现长期目标的信心。

2. 目标的陈述方式　预期目标或预期结果的陈述方式为:主语 + 谓语 + 行为标准 + 条件状语。

(1)主语:是指病人或病人的一部分。病人在目标陈述中充当主语时,可被省略。

(2)谓语:是指主语将要完成且能被观察到的行为。

(3)行为标准:是指主语完成该行为将要达到的程度,包括时间、距离、速度、次数等。

(4)条件状语:是指病人完成该行为所必须具备的条件状况,并非所有目标陈述都包括此项。

(三)制订心理护理措施

心理护理措施是有助于实现预期目标的护理活动及其具体实施方法,心理护理措施的制订必须针对心理护理诊断提出的原因,结合病人的具体情况,运用心理护理知识和经验作出决策。

1. 护理措施的分类

(1)独立性护理措施:指护士运用心理护理知识和技能可以独立完成的护理活动,如教给病人深呼吸放松的方法。

(2)合作性护理措施:指护士与其他健康服务人员(如心理医生、心理咨询师、社会工作者)共同合作完成的护理活动,如与心理咨询师一起制订使病人恢复自信的计划。

(3)依赖性护理措施:指护士执行医嘱的护理活动,如按照心理医生的医嘱给药。护士并不是盲目地执行医嘱,应能够判别医嘱是否正确。

2. 制订心理护理措施的注意事项

(1)心理护理措施要具有科学的理论依据:护士应以心理护理的理论为基础,运用最新最佳的心理护理方法,结合个人技能和临床经验,以及病人的实际情况,选择并制订恰当的心理护理措施。

(2)心理护理措施要具有针对性:心理护理措施针对护理诊断提出的原因而制订,目的是为了达到预期的心理护理目标。

(3)心理护理措施要切实可行、因人而异:选择心理护理措施时,一要从护士的数量、业务水平和医院设施的实际情况出发;二要符合病人的病情、年龄、性别、体力、愿望及要求。

(4)心理护理措施要具体细致:心理护理措施的描述应准确、明了。一项完整的护理措施应包括日期、具体做什么、怎样做、执行时间和签名。

(5)鼓励病人参与制订护理措施:在制订心理护理措施的过程中,鼓励病人或家属参与,调动他们的主动性和潜力,保证心理护理措施的最佳效果。

（四）书写心理护理计划

各个医疗机构心理护理计划的书写格式不尽相同，一般都包括护理诊断、预期目标、护理措施和效果评价。

为了简化心理护理计划的书写工作，一些单位制订了标准心理护理计划。标准心理护理计划为相同的心理护理诊断提供了备选的预期目标和基本的护理措施，是一种较为详细和全面的护士行为指南。标准心理护理计划通常由仔细研究过文献及有丰富经验的临床护理专家在总结经验的基础上加以制订，并设计成制式表格。护士还可以此作为参照，去补充自己所负责病人的个性化心理护理计划，包括选择符合病人个体情况的心理护理诊断、预期目标、相应的心理护理措施以及评估结果，从而为病人提供全面的、高质量的心理护理。

四、心理护理实施

心理护理实施（psychological nursing implementation）是指为实现心理护理目标，将心理护理计划付诸行动，解决病人心理问题的过程。心理护理实施是心理护理程序中的关键步骤，要做好充分的准备，明确要做什么、由谁去做、怎么做、何时做。主要的工作内容：①继续收集资料；②实施心理护理措施；③做好心理护理记录；④继续书写心理护理计划。在实施过程中应注意尊重病人的人格，保守秘密，在建立良好的护患关系的基础上争取家属、亲友的支持与配合，充分发挥病人的主观能动性，促进康复。

（一）继续收集资料

实施心理护理计划的过程是继续收集资料的最好时机。护士在和病人沟通交流、行为矫正、认知重建的过程中，可以进一步了解其生理和心理的反应，从而可随时修改和补充心理护理计划的内容。

（二）实施心理护理措施

在心理护理实施过程中，应按计划采取相应的具体措施，选择适用于个体的心理干预技术和实施方法。

1. **根据心理问题的层次选择心理干预技术**　结合第五章关于心理干预技术层次分析选择心理干预技术。对于仅仅是由于缺乏某些方面的知识、存在某些错误的认识或面对某些生活事件时缺乏足够的社会支持而引发的一定的心理问题，护士可以开展健康教育、采用一般支持等技术，改变不正确的认知后即能达到效果；而对于那些认知偏差或不良应对方式等有关因素起主导作用的心理行为问题，则需要通过专业心理技术，如行为疗法、认知疗法等，促使个体建立正确的认知模式和应对方式，从而恢复心理平衡状态；对于人格层面问题为主要因素的心理行为问题，则需要更为系统的心理治疗程序，需要由专业心理技能的护士承担。

2. **结合临床具体情况选择心理干预技术**　在心理干预技术的选择上，应结合护理专业的特点，可以选用临床上已被证实能有效地改变相应的心理行为问题。在实施中应考虑个体对该技术的接受性与主动性。例如认知治疗的应用中，个体的教育水平往往会影响其对心理技术的接受性及主动参与的程度，从而影响心理干预技术的有效实施。在实施中还应考虑是否有开展心理干预技术的有关条件。

3. **心理护理的实施中应结合护理的临床特点**　为确保心理护理的有效进行，心理干预技术实施前，护士应与病人进行会谈，鼓励对方表达自己的想法。在会谈中，要让对方了解心理行为问题产生的原因及相关因素，可能的护理心理诊断，介绍制订的相关计划，心理技术的原理与大致过程，参与的重要性，如何自我监控与如何配合，完成家庭作业的重要性。会谈中，应鼓励病人表达自己的想法与感受，有助于充分调动其主观能动性，获取反馈信息，建立良好的平等合作的关系。面对不同的个案时，则要根据其心理变化的不同阶段的具体状况，适当调整具体实施方案，将心理干预技术与临床护理结合起来。

4. **心理护理实施中应合理安排工作并关注效果**　应注意根据病人的情况区别轻重缓急，合理分配时间和精力,对于心理问题严重者要重点关注,以确保心理护理工作质量;对于连续执行的心理护理措施,应做好口头或书面交接班;指导病人积极参与,充分发挥他们的主观能动性;病人对某些措施有异议时,应及时与他们通过讨论达成一致。

(三)做好心理护理记录

心理护理记录是把病人的心理动态变化和实施心理护理措施后的效果,用心理护理的术语加以整理和记录。护士将各项心理护理活动的结果及病人的反应记录下来,既可以反映出心理护理效果,又可以为下阶段工作做准备。心理护理记录的形式不必强求一致,但记录内容应及时、准确。

(四)继续书写心理护理计划

在实施阶段,心理护理计划要不断续写。护士要根据病人的健康进展情况,及时对新问题补充新计划,对效果不显著的心理护理措施加以修改,对部分实现或未实现的心理护理目标进行调整,并对证据不足的护理诊断重新确认,使心理护理计划进一步修订和完善,以保持其现实性和客观性。

五、心理护理评价

心理护理评价(psychological nursing evaluation)是心理护理程序的最后步骤,是指护士在实施心理护理计划的过程中和实施计划结束之后,对病人认知和行为的改变以及健康状态的恢复情况进行连续、系统的鉴定和判断。通过不断地将病人的情况同预先制订的护理目标进行比较,来确定心理护理的实际效果。评价贯穿于心理护理活动的始终,是心理护理程序中不可缺少的重要环节。心理护理评价的基本内容:①建立评价标准;②收集资料;③评价目标是否实现;④分析问题的原因;⑤重审护理计划。

(一)建立评价标准

计划阶段所确定的预期目标可作为护理效果评价的标准。因此,要求护理目标必须具体、可观察、可测量、可比较、可操作性强。例如,病人的焦虑程度明显降低,SAS得分低于40分。

(二)收集资料

为评价预期目标是否达到,护士应在实施护理计划后收集病人的相关主客观资料,以便与评估时的情况进行比较。在此过程中应明确几点:①由谁负责收集资料;②何时收集资料;③应用何种形式收集资料(通过护理查房、护理会诊、护理病例讨论会);④应用何种工具收集资料(观察、访谈、问卷调查、量表测量)。

(三)评价目标是否实现

在目标陈述中规定的期限到来后,列出实施心理护理措施后病人出现的反应,继而将反应与原定目标进行比较,以观察是否达到目标。例如在评估时运用某个量表,则评价时可用同一量表来判断病人情况变化的程度。衡量目标实现与否的程度分为目标完全实现、目标部分实现和目标未实现。

(四)分析问题的原因

通过对目标实现程度的评价,如果发现有的目标尚未实现,则要探讨导致目标部分实现或未实现的原因。护士可按照心理护理程序的顺序从以下几方面分析:①所收集的资料是否准确、全面;②护理诊断是否正确;③目标是否合理;④护理措施设计是否得当;⑤执行是否有效;⑥病人是否配合。最后逐一进行分析,找到问题的症结所在。

(五)重审护理计划

护理计划不是一成不变的,需根据病人情况的变化而不断地进行调整。通过重审护理计划,对已解决的问题停止采取措施,进一步评估病人可能存在的其他问题,拟定下一个目标;原来认为可能存在的问题,经过分析或实践验证不存在的,则予以取消;如果问题依然存在,计划的措施适宜,则继续执行原护理计划;若通过评估证明诊断、目标或措施中有不适当的内容,应及时进行修改。

(李　妍)

本章小结

心理护理是护士以心理学知识和理论为指导，以良好的人际关系为基础，按一定的程序，运用各种心理学方法和技术消除或缓解病人不良心理状态和行为，从而促进疾病转归和康复的护理方法和手段。心理护理的目标可分为阶段性目标和最终目标，实施心理护理时必须遵循服务、平等、尊重、自我护理、保密的原则，且有个性化与共性化心理护理、有意识与无意识心理护理等多种形式。心理护理程序包括心理护理评估、心理护理诊断、心理护理计划、心理护理实施、心理护理评价五个基本步骤。在护理实践中，只有严格执行心理护理程序，才能有效达到心理护理的目标。

思　考　题

1. 心理护理的概念、原则及目标是什么？
2. 如何陈述和排列心理护理诊断？
3. 如何制订与书写心理护理计划？

Note：

N URSING

第八章

临床各类病人的心理护理（一）

08章　数字内容

학 习 目 标

- 知识目标：
  1. 掌握孕产妇、儿童、老年、临终病人的心理护理措施。
  2. 熟悉孕产妇、儿童、老年、临终病人的心理特点。
  3. 了解孕产妇、儿童、老年、临终病人的心理影响因素。
- 能力目标：
  能运用护理心理学理论为孕产妇、儿童、老年、临终病人开展心理健康教育及提供心理护理措施。
- 素质目标：
  建立以病人为中心的护理理念。

一个人从出生、成长、衰老，到生病和死亡全过程，生命的各个时期，其心理都是变化发展的。由于不同阶段健康状况不同，其心理特点和影响因素也不同。在临床护理工作中，对孕产妇、儿童、老年、临终病人有针对性地实施心理健康教育及心理护理措施，对改善不同时期病人不良情绪，促进病人的全生命周期心理健康尤为重要。

第一节　孕产妇的心理特点与心理护理

妊娠与分娩是育龄期女性自然生理过程，然而生理刺激及可能伴随的各种突发事件的影响，会导致孕产妇出现内分泌功能失调和一定程度的心理问题，不利于后期分娩结局。针对孕产妇进行心理护理干预，可以改善其不良情绪，有利于孕产妇自身健康和胎儿发育，对良好妊娠结局有积极作用。

 ———————————————— 导入情境与思考 ————————————————

杜女士，30岁，硕士研究生学历，结婚1年，一直采取避孕措施。现停经40d，去医院检查，妊娠试验（+）。得知怀孕后，杜女士非常惊讶和欣喜。平静之后却又闷闷不乐，开始担心自己意外怀孕，没能像其他人一样做好充足的妊娠准备，担心宝宝会不会有唇腭裂，会不会有先天性心脏病，会不会是先天愚型。不想要这个孩子，但是又舍不得。随着妊娠反应的加重，杜女士脾气也越来越暴躁，不让丈夫有任何社交活动，工作之余希望丈夫能全身心照顾自己，甚至寸步不离。自己也开始多方打听和上网搜寻妊娠、分娩等知识，听说羊水栓塞可以致死，又开始担心自己会不会发生羊水栓塞丧命。最近食欲不佳，睡眠不足，多梦，梦见宝宝有先天畸形，半夜哭泣，把老公拉起来大吵大叫。

请思考：

1. 杜女士妊娠后出现了哪些心理反应？

2. 作为护士，如何对杜女士进行心理疏导？

一、概述

孕育生命是自然赋予女性特有的生理功能，期间充满着期待与喜悦。同时，孕产期也是女性最脆弱的时期：第一，妊娠时孕妇会出现一系列复杂的生理变化；第二，孕产期妇女可能会面临高危妊娠、分娩并发症等风险；第三，新生命的孕育与出生，使得孕产妇的家庭、社会角色发生变化，需要她们在心理上进行适应性调整。这些均作为应激源，使孕产妇产生担忧、焦虑等负性情绪。已有研究表明，孕产期的不良心理因素可以引发心身疾病或者加重已有的临床症状，不利于胎儿的发育与分娩。因此，护士不仅要关注孕产妇的生理状况，更要关注其心理状况，帮助孕产妇逐步适应角色的转变，克服心理困扰，顺利度过人生中重要的时期。孕产过程一般包括妊娠期、分娩期和产褥期。妊娠期是胚胎和胎儿在母体内发育成长的过程，约40周；妊娠满28周以后，胎儿及附属物从临产发动至从母体全部娩出的时期，称为分娩期；从胎盘娩出至产妇全身各器官恢复或接近正常未孕状态（乳腺除外）所需的时期称为产褥期，一般为6周。

二、孕产妇的心理特点及影响因素

（一）孕产妇的心理特点

1. 惊讶与矛盾　得知怀孕后，几乎所有孕妇均会感到惊讶。计划内妊娠者表现为喜悦的惊讶；有些孕妇由于工作、家庭、经济不稳定或其他原因暂时不想生育，也可能没有做好充分的孕前准备，这类孕妇表现为震惊，并随之出现矛盾心理。随着分娩临近，孕产妇又担心分娩是否顺利、母子能否平安，纠结于分娩方式的选择，也会感到矛盾重重。

2. 接纳与期待　孕妇常与家人、朋友分享妊娠的喜悦，特别是随着胎动的出现，孕妇感受到"孩子"的存在,常通过抚摸、与胎儿对话等行为来表现对胎儿的喜爱与期待,还积极寻求分娩、照护婴儿的知识,出现"筑巢反应",为宝宝购置物品、起名字甚至设想孩子的未来。新生命降生后,产妇通过目光交流、抚摸、搂抱等方式传递并表现出母爱。

3. **依赖性增强**　从怀孕初始,孕妇逐渐表现出以"自我为中心",她们专注于胎儿和自己的健康。妊娠生理性改变如妊娠早期恶心呕吐、妊娠晚期水肿、下肢和外阴静脉曲张、腰背痛等均会给孕妇带来不适和行动不便,孕妇会寻求更多关注、体贴和爱护,依赖性增强。

4. **担心与焦虑**　孕妇常会担心胎儿畸形、流产、早产、死胎,特别是曾有高危妊娠史,或有妊娠合并症的孕妇更加担心能否顺利度过妊娠期。待产住院后,随着临产后阵痛的加剧。周围待产妇痛苦的呻吟声以及陌生的住院环境,都会对产妇造成不良刺激,导致其缺乏安全感,产生焦虑情绪,表现为烦躁不安、无所适从,甚至大喊大叫,消耗过多的体力。产妇的这种情绪改变还会使心率加快、呼吸急促、子宫收缩乏力、宫口扩张缓慢、产程延长,一些产妇放弃自然分娩,强烈要求行剖宫产术结束分娩,导致剖宫产率提高。

5. **产后沮丧(postpartum blues)**　产后雌激素水平突然下降,加上产后身体疲劳与虚弱,产妇容易发生产后沮丧。产后沮丧为短暂的抑郁情绪,主要表现为情绪不稳定,常为一些鸡毛蒜皮的小事出现烦躁、哭泣、情绪低落、疲劳、失眠,可持续数小时、数天至2~3周。通常在产后3~4d出现,5~14d为高峰期。

6. **产后抑郁症(postpartum depression,PPD)**　产后抑郁症是常见的产褥期精神疾病,产后抑郁症的原因大致可分为生理、遗传、心理、社会等方面。多数学者认为,产后雌激素水平迅速下降是PPD的重要原因。产后抑郁症多在产后2周内发生,4~6周症状明显,可持续数周至1年,少数病人持续1年以上,严重程度、持续时间和危害性远超产后沮丧。产后抑郁症的核心症状包括情绪低落、兴趣缺乏和快感丧失。产妇常诉说"自己心情不好""高兴不起来""活着没意思",感觉心情压抑、沮丧,甚至悲观、绝望。不愿意参加正常的活动,甚至疏远亲友,包括刚出生的孩子,对生活缺乏信心,觉得生活无意义。无法从生活中体验快乐,能勉强做些事情,如照顾孩子,纯属迫不得已,体验不到为人母的快乐。自我评价过低,认为自己一无是处,严重时出现自杀、杀婴的观念和行为,这是最危险的症状,应提高警惕。

知 识 链 接

产后抑郁情绪和产后抑郁症的筛查与诊断

产后抑郁情绪和产后抑郁症是两个不同的概念。产后抑郁情绪主要通过抑郁评分量表进行筛查,常用的产后抑郁量表如爱丁堡产后抑郁量表(EPDS)、产后抑郁症筛查量表(PDSS);通用抑郁量表如综合性医院焦虑抑郁量表(HAD)、抑郁自评量表(SDS)、汉密尔顿抑郁量表(HAMD)。产后抑郁症的诊断通常在量表筛查可疑病人的基础上,由精神科医师进行严格的检查,以《精神障碍诊断与统计手册》(DSM-V)中的临床定式访谈(SCID)作为诊断的金标准,筛查出重度抑郁情绪的孕产妇有必要去专科医院就诊。

（二）孕产妇的心理影响因素

1. **年龄**　年龄偏小的孕产妇,本身生理、心理发育尚未成熟,在孕产妇角色的学习上会遇到更多困难,影响其心理适应。高龄孕产妇,尤其既往不孕症者对于孕育生命的迫切性、关注性和期望值均高于一般孕产妇,压力更大,也容易出现心理问题。

2. **人格特征**　神经质、性格内向等人格特质的孕产妇更容易把注意力集中在自身,体验到负性情绪和压力,易出现心理问题。外向乐观、自信心与自尊心强的孕产妇心理稳定性高,心理健康状态较好。

3. **躯体因素**　孕产期罹患严重慢性疾病、传染性疾病(如乙型肝炎、艾滋病、性病)、妊娠并发症等，不仅影响孕产妇自身健康，而且可能导致胎儿畸形、流产、死胎，危害母婴健康，增加其心理负担，导致情绪不良。

4. 社会文化因素 孕产期间经历负性生活事件、社会支持水平较低均易导致孕产妇出现心理问题。孕产知识水平、既往孕产史均会影响孕产妇的心理健康。

三、孕产妇的心理护理

（一）心理健康教育

根据孕产妇的社会文化背景、信息需求，向孕妇及家属讲解孕产保健知识，指导孕妇学会自我保健与自我监测，发现问题及时处理。指导孕产妇做好分娩的心理准备，选择适合自己的分娩方式。教授产妇育儿知识与技能，帮助其全面胜任母亲角色。加强产褥期妇女的卫生指导，保证营养与活动，避免因产褥感染等躯体不适而产生负性情绪。

（二）营造温馨的环境氛围

改善住院环境，病区走廊布置赏心悦目的展板，展示母乳喂养方法、产后健身操等。病房空气新鲜、温湿度适宜、光线柔和，摆设鲜花、绿植，张贴宝宝们健康、快乐的照片，都可以缓解孕产妇的焦虑、恐惧情绪。

（三）耐心倾听、主动安慰

护士应鼓励孕产妇表达内心感受，诉说心理困惑，通过耐心倾听，了解孕产妇的心理生理需要、情绪变化，使孕产妇感到亲切、可信、被关注，从而建立良好的护患关系，有针对性地提供心理支持。

（四）教会简单、有效的应对技巧

无论妊娠、分娩和产褥中哪一时期，教会孕产妇一些简单、有效的应对技巧都是十分有益的。

1. 分散注意力 了解孕产妇的兴趣爱好，引导她关注周围及外界事物，鼓励参与易完成、有趣味的活动，做力所能及的工作。让其身体和思维忙碌起来，一方面防止不良情绪泛化，另一方面增进积极的情绪体验。

2. 积极心理暗示 引导孕产妇积极的心理暗示，如心里默念"我很健康，宝宝肯定也很健康"。护士对孕产妇的努力和进步也给予充分肯定和鼓励，如"你给宝宝哺乳的方法非常正确"，并运用点头、微笑等方式帮助其树立信心，使其感受到有能力担任母亲角色，体现自我价值。

3. 放松训练 最为常用的放松方法有渐进性肌肉松弛、放松想象和生物反馈放松训练，可以单独使用或多种方法合用，减少与应激有关的激素分泌，减轻孕妇焦虑情绪和疼痛感。

4. 适当宣泄，释放烦恼 鼓励孕产妇向亲人、朋友、医护人员倾诉，或通过写日记、发短信等方式进行自我调整。

（五）增加孕产妇社会支持

鼓励孕产妇多与配偶沟通，家庭其他成员也要齐心协力，使孕产妇处于一个温暖的家庭氛围中，体会到每个家庭成员的支持与鼓励。鼓励孕产妇多与积极乐观的朋友交流，让良好情绪感染自己。

（六）提倡导乐分娩

导乐分娩是指为产妇提供专业化、人性化的服务，让产妇在舒适、无痛苦、母婴安全的状态下顺利自然分娩。导乐分娩的全过程由经验丰富且产科专业知识较强的助产士（导乐人员）从产程开始至产后 2h 全程陪伴。导乐人员进入产房后与产妇积极沟通，对产妇身体、心理状况进行全面评估，介绍各个产程的特点，告知产妇配合的技巧和重要性，使产妇能够积极应对。导乐人员感同身受的陪伴与讲述，能增加产妇的信任和安全感，消除其恐惧和焦虑情绪，对促进自然分娩具有积极推动作用；亦可根据实际情况开展家庭化分娩或丈夫陪伴分娩。

（七）加强安全防护

高度警惕抑郁症产妇潜在的自伤、自杀、伤婴甚至杀婴行为，加强安全保护，及时转入专业机构，由精神科医师对其进行抗抑郁药物治疗及心理治疗。

第二节 儿童病人的心理特点与心理护理

——— 导入情境与思考 ———

林某，女性，3岁。因不明原因反复发烧（38℃以上）伴咳嗽持续1个多月，在当地县医院治疗效果不佳，转入其他城市三甲医院治疗，由母亲陪护。入院后，林某反抗所有治疗和检查；频繁哭闹，尤其是当医护人员靠近时，甚至踢打医护人员和母亲；吵着要玩手机，只有让其玩手机才能安静下来，一旦停止其玩手机就会再次吵闹，即使之前已经约定了玩手机的时间限制。母亲诉其生病前没有这么吵闹，玩手机能遵守约定时间限制，也能与熟悉的小朋友一起玩耍。护士发现母亲在林某入睡时偷偷哭泣。

请思考：

1. 林某和其母亲各存在什么心理特点？

2. 试分析林某和其母亲为何有这些心理特点？

3. 作为护士，如何帮助林某和其母亲？

一、概述

儿童期具有不同的定义，狭义儿童期指6、7岁至11、12岁的时期，广义儿童期指出生到11、12岁，甚至是18岁之前的时期。本节采用广义儿童期的概念，儿童病人是指自出生至18岁罹患疾病者。个体在儿童期经历快速的发展变化，不同年龄阶段儿童具有显著不同的心理发展特点。同时，儿童病人由于年龄尚小，其对自己身体本身和疾病均缺乏深刻的认识，难以准确对病情和心理状态进行描述和表达，且缺乏社会和经济独立能力，对家庭照顾者高度依赖。因此，对于儿童病人的心理活动的理解和护理需要综合考虑其发育和家庭因素。

二、儿童病人的心理特点及影响因素

（一）儿童病人的心理特点

1. **新生儿期** 新生儿期是指出生后至1月龄的时期。该时期儿童已初步具备了视、听、嗅、味、触等感觉，其中触觉系统高度发育成熟，抚触和按摩刺激可促进其成长，例如，与母亲进行身体接触可促进亲子联结。新生儿能够区分基本面部表情如高兴、悲伤、吃惊，且能在舒适或不舒适时分别显示出愉快或不愉快的情绪。在该时期罹患严重疾病的新生儿通常被放置于保育箱或保育室中，疾病本身及医疗护理操作可引起儿童不适；母子身体接触机会减少，可能会影响亲子联结。

2. **婴幼儿期** 婴幼儿期是指出生后1个月至3岁之间的时期，其中出生后至1岁的时期也被称为婴儿期，1至3岁的时期被称为幼儿期。该时期儿童的运动、感知觉、记忆和语言功能发展迅速，但思维仍处于低级阶段，不能计划自己的行动和预见行动的后果，且易受外界影响而分散注意力。婴幼儿开始出现复杂情感体验，被奖励或爱抚时会产生愉快情绪；而被责备或惩罚时则产生痛苦体验。婴幼儿的自我意识逐渐增强，渴望摆脱成人束缚，学会与同伴交往。婴儿期病人通常无法描述疾病，幼儿期病人可对疾病进行简单描述，指出哪个部位疼痛或不舒服。该时期儿童对于患病没有完整概念，所以，其对疾病的情绪和态度带有直觉性质，通常不会产生像成人那样的担心、焦虑情绪和乐观或悲观的态度。住院婴幼儿病人因躯体不适和环境改变，对照顾者的依恋（attachment）增加，但由于治疗护理需要而被迫与照顾者分离，易产生恐惧感和分离性焦虑（separation anxiety）。

知 识 链 接

分离性焦虑与依恋

分离性焦虑是婴儿早期情绪发展的主要成分,表现为当与母亲或主要照顾者离开时哭闹、追随、恋恋不舍,并伴有求助、反抗及警惕行为。分离性焦虑大约始于7、8月龄,14月龄达到顶峰,以后逐渐降低。分离性焦虑与依恋有关。

依恋是在儿童和特定个体(最主要是母亲)之间形成的一种正性情绪联结,可分为安全型依恋(secure attachment)、回避型依恋(avoidant attachment)和反抗型依恋(resistant attachment),后两者亦被称为不安全型依恋。依恋质量可影响婴幼儿情绪情感、人格、社会性行为的健康发展以及将来如何与他人建立关系,安全依恋型儿童更有安全感、更自信,面对失败能坚韧不拔,具有更好的情绪和同伴关系;而不安全依恋型儿童通常面临更多的心理和社会方面的困难或问题。

---

3. 学龄前期 学龄前期是指3~7岁之间、入小学之前的时期。该时期的儿童社会性语言出现极大发展,分析外界环境事物和调节自己行为的能力增强,既能通过直接感知认识事物,也能通过语言认识不能直接感知的事物。学龄前期儿童的情感仍具有易变性和冲动性的特点,但随着儿童成长其稳定性不断加强,能在一定程度上控制情感的外部表现并发展社会性情感(如交朋友,与大家一起做游戏)。游戏是学龄前期儿童的主导活动,参与联合游戏和合作游戏等建构性游戏有益于儿童心理发展。该年龄阶段的住院儿童病人心理活动开始复杂,易产生恐惧(如怕打针、怕吃药、怕被父母遗弃等)和被动依赖的心理,常表现出哭闹、拒食、压抑、睡眠不安、退行或攻击行为等。

4. 学龄期 学龄期是指7岁至12岁之间的时期,通常儿童处于小学阶段。该时期的儿童能更细致地分析综合外界事物,更善于调节控制自己的行为,注意力更集中。低年级学龄儿童情绪较外露、易激动、不深刻、持续时间较短,并且随着认知和情绪调控能力的增强,情绪反应强度逐渐降低,并开始学会表达和处理自己的心理感受。学校是学龄期儿童除家庭之外的主要成长场所,学习是主导活动,同伴关系成为重要的社会关系。儿童由于疾病而脱离预期的学校生活和同伴,可能出现孤独、恐惧、焦虑和悲伤等情绪。长期慢性疾病儿童病人的心理反应更为复杂,甚至会出现心理障碍。

5. 青少年期 青少年期通常指12~18岁的时期,是由儿童期走向成年期的转变期。该时期身体快速发育,抽象逻辑思维日益占主要地位,语言表达能力进一步增强,冲动控制、工作记忆、抑制等高级认知功能逐步成熟。青少年情绪多变,容易激动和紧张,自尊和自我意识不断提高,具有强烈的独立感,不喜欢成人过多干涉,重视同伴关系。与其他年龄阶段相比,青少年期心理行为发育更为复杂,更易出现精神和心理问题甚至是疾患。青少年对机体器官功能异常的体验比较明确,对疾病的严重性与后果的认识进一步深刻。青少年患病时,特别是患严重疾病或慢性疾病时,往往会产生痛苦的情绪体验,对疾病及治疗有很强的情绪反应,出现如否认、理智化、代偿、愤怒等成人样反应,但因其社会阅历尚浅、韧性不足、情绪波动大,且对疾病和治疗的认识、理解和应对较为有限,相较成年病人,其对疾病应激的心理适应更有难度。

6. 儿童病人常见心理问题

(1)适应问题:儿童病人面临住院这一重大生活环境的改变,可产生适应问题。对于低龄儿童病人,可表现为哭闹、拒绝检查或治疗、过度使用电子产品,甚至是退化现象等,如哭闹、不能独立进食、吸吮手指等;对于学龄期和青少年病人,可能出现睡眠不良、悲伤反应、情绪低落、手机依赖或游戏依赖。适应问题通常持续时间较短,在熟悉病房环境、医护工作人员和医疗护理程序后可明显缓解。

(2)抑郁:儿童病人的抑郁通常以易激惹性增高和躯体主诉为主要表现,而不是典型的诉说情绪低落,所以容易被忽略。比较常见的躯体症状主诉有关节痛、肋骨疼痛、肠胃问题、头痛、疲倦、虚弱

Note:

以及食欲改变等,其中慢性腹痛和头痛在儿童抑郁中尤其常见。低龄儿童病人抑郁程度通常较轻,可通过分散注意力方式减轻症状,而青少年病人抑郁程度可能轻重不等,且较难通过分散注意力而缓解。

(3)焦虑:儿童病人易发生分离性焦虑和恐怖性焦虑。具有焦虑症状的儿童病人常表现为过分担忧,如坐立不安、疲倦、注意力不能集中、易激惹、肌肉紧张和睡眠障碍。焦虑症状可以是一过性的,也可具有持续性,其严重程度多与儿童是否存在焦虑易感素质、发育水平、家庭功能和躯体疾病的应激程度有关。重大疾病(如癌症、器官移植)应激可导致儿童和其照顾者出现创伤后应激症状甚至是创伤后应激障碍。

(4)躯体化:躯体化是指以躯体症状表达心理困扰的倾向,在儿童和青少年中非常普遍,尤其是年幼儿童。儿童和青少年的躯体不适主诉通常可归为4类:心血管症状、胃肠道不适、疼痛或虚弱和假性神经系统症状。对于躯体化的判断通常需要通过各种辅助检查以排除器质性疾病,但在实践中需要避免过多检查,应结合病人的生物、心理和社会特点进行综合判断。

(5)退行:退行是儿童面对应激时的常见表现,突出特点是在情感或行为上表现比实际年龄幼稚,如依附成人,不愿与人交流、哭闹以及其他与抑郁类似的症状。退行行为在儿童住院治疗期间最易发生,一般随疾病缓解或出院而缓解。

(6)依从性差:依从性通常指病人的健康行为与医疗推荐相一致的程度,可包括按时服药、复诊、饮食、锻炼和其他生活方式等问题。不依从可导致治疗效果差。需要长时间治疗疾病或缺乏恰当家庭支持的儿童病人普遍存在不依从问题。

(二)儿童病人的心理影响因素

1. **年龄阶段**　不同年龄阶段的儿童整体发展水平存在很大差异,发展阶段的差异将会影响儿童对患病的认识和反应,进而影响其心理。

2. **气质**　易养型气质的儿童行为比较有规律,情绪处于中低强度状态,具有很强的适应性,一般会对新情境表现出好奇心,有安全感;难养型气质的儿童活动无规律,有更多消极情绪,适应性差,面临新情境往往缺乏安全感,且反应强烈;起动缓慢型的儿童不太活跃,很少表现强烈的情绪,心境普遍较为消极,适应缓慢,对环境的表现相对平静。某些儿童属于混合型气质类型,可能同时具有上述两种或三种类型的特点。

3. **家庭和照顾者因素**　家庭是儿童成长的主要场所,家庭环境因素,如父母教养方式和行为、祖辈教养、父母关系、家庭功能、家庭社会经济地位均可影响儿童的心理状况,儿童病人照顾者的心理状况也可影响儿童的心理状况。

4. **疾病和药物治疗**　某些疾病本身或者用于治疗疾病的药物会影响心理反应,如颅内感染、颅脑外伤等疾病可引发器质性精神障碍,镇静药物使用可能造成谵妄,许多疾病及药物反应会产生嗜睡、食欲减退、睡眠障碍等自主神经紊乱症状。

5. **医疗环境因素**　对于住院儿童而言,医院环境不同于儿童熟悉的生活环境,其活动范围受限,活动内容受治疗方案和病房管理的约束,易使儿童病人产生被禁锢的感觉;医疗仪器设备噪声、通宵照明等因素可影响睡眠和昼夜节律;检查、治疗、抢救和监护等活动均可引起儿童病人和照顾者的应激反应,进而产生心理问题。

6. **其他因素**　如遗传素质、疾病知识水平、同伴关系、与医护人员关系等因素均可能影响儿童病人的心理健康状况。

三、儿童病人的心理护理

(一)布置符合儿童心理特点的环境

病区布置应尽量温馨,病室可采用鲜明的色彩和活泼的图案、玩具等装饰,允许儿童带一些家中熟悉的物品如图片、画册等进行陈列,使病室呈现儿童喜爱的风格;允许儿童保留一些在家中的生活习惯,让其在医院也能获得快乐、轻松的内心体验,减少由陌生感造成的焦虑和恐惧。有条件的医院可设置亲子病房，允许父母或其他照顾者能对其陪伴，以消除分离性焦虑。

（二）不同年龄阶段儿童病人的心理护理措施

1. **新生儿期** 新生儿的情绪反应常通过哭来表达，护理人员要善于观察，体会哭声所表达的含义，找出原因，并给予精确护理。在与新生儿交流时，可以用亲切的目光、喃喃细语、温柔的抚摸使其安静、满足，获得愉快的情绪体验。

2. **婴幼儿期** 为儿童提供丰富多彩的适宜刺激，如读书、讲故事、做游戏等，一方面促进其认知发展，另一方面增加其对医护人员的信任，从而减轻适应问题。关注儿童情感需要，鼓励照顾者（尤其是母亲）与孩子在视听、触摸、语言和情感方面的沟通，促进亲子联结。如儿童无照顾者陪护，护理人员要尽可能多地轻拍、抚摸、搂抱、亲近儿童，使其产生安全感。执行护理操作时，可采用转移注意力的方法提高其配合度。另外，在病情和安全允许的情况下，尊重儿童的自主性，允许其去做力所能及的事情。

3. **学龄前期** 通过做游戏、讲故事、读书、谈儿童感兴趣的话题等方式，与儿童建立信任关系，使其尽快适应医院生活。执行护理操作前做好解释，争取儿童的主动配合。关注儿童的心理变化，注意识别与心理问题有关的躯体主诉，及时给予相应的心理支持。理解并尊重儿童，允许其宣泄消极情绪。鼓励康复期儿童参与到照顾自己的日常生活中，增加其掌控感，减少退行行为。

4. **学龄期** 用儿童听得懂的语言向其讲解疾病相关知识，采用游戏法、示范法、提问法、练习法对儿童进行启发式健康教育，以满足儿童的好奇心并主动配合治疗与护理。帮助儿童与病室小朋友建立新的伙伴关系，以互相鼓励，互为榜样。允许康复期儿童适当补习功课，以减轻因耽误学业造成的焦虑。给予儿童一定的自主权和选择权，并注意保护其自尊心和隐私。

5. **青少年期** 针对青少年的性格、疾病特点、家庭背景等因素，实施针对性地认知调整和心理疏导策略，使青少年能够尽快调整心理状态，适应疾病应激和医院环境。使用恰当的语言对其进行疾病和治疗相关知识健康教育，提高自我效能和自我护理水平，提高其治疗依从性。青少年通常渴望同伴交往，护理人员可协调并促进病友间的相互了解，丰富其住院生活。要注意保护青少年病人的自尊心，病情允许情况下满足其独立或参与活动的需要。

（三）为儿童病人照顾者提供支持

儿童患病对家庭而言是重大应激事件，但照顾者通常因缺乏与疾病相关的知识，容易担心疾病预后，而产生焦虑，甚至是恐惧情绪。照顾者心理状况可影响儿童的心理状况和对儿童的照护质量。因此，护理人员除了对儿童尽职照护外，还需对其照顾者提供心理支持。可对其进行健康教育，帮助家长了解疾病的病因、临床表现、发展、转归及预后，使他们可以正确对待疾病的变化和预后。运用倾听、共情、安慰与开导、解释建议等方法帮助照顾者调节负性情绪。传授儿童心理应激反应调节策略、亲子关系改善策略等技巧，提高照顾者建立和谐亲子关系、识别和调节儿童心理问题的能力，使其在儿童康复过程中发挥作用。

第三节　老年病人的心理特点与心理护理

 导入情境与思考

王爷爷，76岁，初中文化。不慎在行走中摔倒致髋关节粉碎性骨折。12h前行"髋关节置换术"后顺利返回外科ICU病房，现进行补液、输血等一系列治疗。老人清醒后，发现输液架上挂有液体，身体连有监测装置，挥舞着手臂哭喊："你们抽我的血！要害死我！""我老伴呢？"（老伴已去世多年），老人一边喊叫一边试图拔掉血氧监护仪，并自行挣扎着要翻身坐起。护士上前安抚，老人不听劝阻并用巴掌用力拍打护士。老人平日神智正常，可独立活动，有睡眠障碍，长期服用艾司唑仑，近期未服药，否认药物过敏史。

 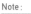

请思考：

1. 依据上述案例，你认为王爷爷目前可能存在什么医疗问题？
2. 作为护士，应如何针对病人出现的问题进行心理护理？

一、概述

老年是个概括的含义，在不同时代、不同国家，老年人的界定是不同的。衰老是一个涉及身体、社会、心理、精神和文化变化的过程。在我国，把 60 周岁及以上的成年人称为老年人。老年病人是指患有急慢性疾病的老年人。

老年人常面临着各种身体健康、心理、社会家庭改变等问题的考验，由于生理上各系统功能减退，心理上也会有各种变化。对于一些尚能进行日常活动的老年人，可以通过锻炼、与亲友联系、参加社会活动等方式调整自己的心理，使自己的人格、处事能力、人际关系维持在良好健康范畴。但是，由于一些慢性、老化性疾病以及其他严重的疾病等影响，老年人由"健康角色"变为自理能力变差或不能自理的"病人角色"，其心理会发生翻天覆地的变化，其中部分老年人在疾病侵袭身体后未能得到及时、良好的心理疏导而发生精神疾病，从而进一步影响身体健康。

老年人心身健康，是社会稳定、进步与文明的重要体现，针对老年病人的心理护理，是护理工作者、老年人家庭及社会义不容辞的责任。

二、老年病人的心理特点及影响因素

老年病人可出现焦虑、抑郁、恐惧、认知改变等心理障碍，心理障碍的发生常与疾病本身、性别、高龄、收入、居住情况、家庭关系、个人经历等因素相关。

(一)老年病人的心理特点

1. **恐惧**　医疗环境的陌生、不良事件的打击、治疗手段的刺激、对预后不良结果的预期、对死亡的畏惧等因素影响下，老年病人可出现恐惧心理，对治疗、检查、功能锻炼等表现出惊恐、拒绝、失眠症状等。如 ICU 病房中，监护设备的使用、隔壁病床危重病人的抢救使老年人对预后及治疗发生恐惧感，从而产生惊恐症状；发生过跌倒的老年人发生跌倒恐惧症从而拒绝进行任何活动。

2. **焦虑**　疾病改变了生活方式，病人不能获知病情的真实状况，长期忍受疾病治疗的痛苦，易使老年人出现焦虑、挑剔，甚至出现发怒、易激惹行为，从而影响治疗依从性。由于用药出现胃肠反应、肝肾功能损害、静脉损伤，或病情恢复缓慢，老年人出现焦虑心理，从而拒绝使用药物。

3. **抑郁**　疾病本身的影响、生活不便、经济压力、试图摆脱疾病状态却又不能改变现实状况等诸多因素使老年病人出现悲观、抑郁心理，表现对周遭事物缺乏兴趣、郁郁寡欢等。抑郁的发生与疾病本身带来的认知功能改变、老年人本身人格特点、患病时间长短、个人收入、社会支持状况等因素相关。如长期卧床老年病人由于躯体活动障碍、社会参与水平降低、获取信息量有限，产生抑郁情绪；脑卒中疾病中后期，部分老年人出现严重抑郁，对周遭人、事物表现淡漠，甚至对于日常最喜欢的事物、子女、亲人都表现淡漠。

4. **孤独感**　陌生的环境、与周围人群关系的不适应、长期住院的单调刻板感、归属感缺乏等负性体验均会增加老年病人的孤独与寂寞感，这种孤独感在丧偶、缺乏亲密照料者、刚入院的老年病人中表现尤为突出。严重的孤独感会增加老年病人的抑郁与凄凉感，对疾病采取消极、被动态度，治疗依从性减弱，甚至于治疗期间离开医院；长期卧床的老年病人，长期忍受病痛、生活不便，孤独感、被遗弃感累积，性格愈发冷漠、退缩。

5. **依赖**　多数老年病人需要他人照顾，依赖感增强，表现出不同程度的护理依赖。部分长期患病的老年病人，表现为对家庭、子女、医务人员的依赖感增强，产生病人角色的习惯化，从而获得自身安全感。如可以出院的老年人，由于对医务人员的护理依赖不肯离开医院。有部分老年人在长期的"依赖"中逐渐转为"以自我为中心"的人格特质，情感反应和行为表现出幼稚化，出现退化性行为，如明明可以忍受病痛却要大声呻吟、哭喊，以此引起照料人的注意；明明可以依靠健侧手完成的吃饭、洗漱却不肯自行进行，需要依赖照护者完成。老年病人的退化性行为常与自身机体的活动受限、照护者的细致周到相关。

6. 疑病 患病后的老年人，社交活动减少，常将注意力过多地集中在自身，有部分老年人出现感觉过敏、疑病心理，这种疑病心理的老年病人对自身感受的程度常与躯体改变的程度不相符，如日常躯体出现的轻微不适，正常生理范围内的呼吸、心跳、胃肠蠕动变化常被其认为自身发生了严重的疾病，病人反复、多次求医以获得满意的疾病诊断。长期疑病心理得不到疏导，老年病人内心常存在冲突、焦虑，部分老年病人可出现躯体化障碍，以持久的担心或相信各种躯体疾病存在为主要支配观念，反复就医并用药以消除不良疾病症状。

7. 回避 在一些已经确诊疾病而自身又深觉疾病不可挽救、过分担忧疾病痛苦及后果的老年人身上可出现回避行为。为避免精神上的惊恐体验，老年人持续性地回避与疾病有关的事件或话题，回避与熟人的交往，甚至回避治疗。有些平日具备独立人格特点的老年病人还可出现深层回避，表现为在大众面前深藏自己的内心感受，而私下自行寻求帮助，如确诊中、晚期肿瘤的老年病人，内心深处极为担忧、痛苦，却表现出若无其事，回避提到与肿瘤相关的话题，回避熟人，回避治疗，私下通过书籍查找相关知识，或求助宗教，试图减轻自己的精神压力。

8. 认知障碍 老年人由于大脑不同程度的退行性改变，加之患病等急性应激因素影响下，常发生不同程度认知障碍。谵妄是老年住院病人最易发生的并发症之一，手术、麻醉、缺氧性疾病、脑血管疾病等是谵妄的常见诱发因素。谵妄的老年病人可有多方面意识障碍以及各种异常精神症状，表现为时间、空间定位能力下降，视幻觉，遗忘，言语障碍，运动 - 行为异常，睡眠 - 觉醒周期紊乱，人格改变等。多数老年病人谵妄可为一过性，但如不能早期识别，也可转变为慢性谵妄，出现严重心理障碍。例如素日健康的老年人，由于骨折而紧急入院采取手术治疗，术后出现失忆、幻觉、躁狂等行为。

（二）老年病人的心理影响因素

1. 疾病本身 疾病本身可对心理产生一定影响，如脑血管疾病带来的认知障碍、情绪和人格改变。

2. 年龄 随着年龄增长，情绪障碍、认知障碍的发生率呈现增高趋势。

3. 人格特征 平日内向、悲观的老年人比平日乐观、开朗的老年人患心理障碍的概率稍高。

4. 经济与社会保障 是否具备独立的经济来源或可靠的经济保障，是老年病人心理困扰的重要原因。社会支持系统如家人、朋友、老同事提供的心理支持，可提高老年病人的心理健康水平。

5. 医源性因素 入院期间，病房的环境、用药、医源性操作以及医务人员的态度、技术水平，都会在一定程度上影响老年病人的心理活动。

知 识 链 接

跌倒恐惧症

跌倒恐惧及与跌倒有关的心理问题普遍存在于老年人中，其造成的活动减少、协调能力减弱等后果会导致老年人跌倒风险增加。

Tideiksaar 于 1986 年提出跌倒恐惧症的概念，指一个人因恐惧跌倒而导致不敢进行任何可能会跌倒的活动，若尝试做这些活动则可能会出现焦虑、眩晕、心悸等症状。通常，老年人除对跌倒本身感到害怕外，还会对跌倒后不能站起或跌倒后不能独立生活表示担忧。由于这种担忧，造成老年人的回避行为及焦虑情绪。随着焦虑和认知需求的增加，导致不适性恐惧反应加剧，进一步引起老年人活动限制。

在减少老年人跌倒恐惧方面，干预方式主要包括认知行为疗法和运动干预。

三、老年病人的心理护理

(一)老年病人的心理健康教育

老年人对病情的评价多以悲观为主,使老年人正确认识和对待疾病(包括疾病带来的影响),积极配合治疗、护理是老年病人心理健康教育的重点。如利用社会支持系统、举办健康教育讲座、使用心理教育手册、面对面交流等方式帮助老年病人改变错误认知、增强对疾病的了解及承受能力,并使其认识到心理对于身体康复的重要性,能够以乐观、坚强的心态对待疾病,积极配合疾病的治疗及护理。

(二)老年病人的心理护理措施

老年病人突出的心理需求是被重视、受尊重,因此,尊重、理解是老年病人心理护理的主要核心。

1. 环境、社会维度 增强环境和人际支持。

(1)建立良好的护患关系,创造友好的病房氛围,减轻老年人"医疗接触期"的戒备感、孤独感及恐惧感。

(2)尊重老年人的生活习惯,做到"四轻",维护舒适环境,协助生活护理。

(3)减少环境不良刺激,在危重症病房注意做好不同病情病人之间的环境隔离,监护设备适度遮挡。

(4)利用家人、朋友、照顾者等社会支持力量,增强老年人康复积极性及信心。

2. 疾病认知维度 积极提供信息支持,改变不良认知。

(1)提供疾病易患因素、治疗、预后等相关知识,满足老年人信息需求,减轻其焦虑、抑郁心理。

(2)躯体化障碍、疑病、自身感觉过度敏感的老年病人,耐心倾听其体会,逐步解释、渗透疾病知识,改变其对疾病的不合理认知,应用转移注意力、行为放松训练等方式减少不良认知的暗示作用。

(3)有回避心理及行为的重症老年人,对待病情的评价多以悲观为主,在护理中不应急于交流疾病本身,可在建立信任感、消除戒备的基础上,逐步渗透疾病知识,利用同类正性病例引导老年人关注生活过程、积极提高生活质量,理性并乐观对待疾病。

3. 情绪、情感维度 加强不良情绪疏导、增强情感支持。

(1)教会老年人调控不良情绪的方法,如积极诉说、增强交往、增加自然环境接触、理性对待衰老。

(2)提高情感支持,通过言语、倾听、肢体触摸等方式满足其被爱、被尊重及归属感。

(3)躯体化障碍病人除在疾病认知维度提供支持外,更应注重其心理疏导,去除症状背后的压力、焦虑、不安全感或孤独感。

4. 行为维度 调整生活方式,给予适度帮助,减少不良应对行为。

(1)长期卧床的老年病人,易产生依赖心理,行为能力出现不同程度退化,应积极鼓励其进行力所能及的日常活动、配合照顾者进行健康肢体功能锻炼,并对其行为及进步及时给予肯定和表扬。

(2)行动方便者,在疾病康复期,除参与日常生活活动外,鼓励其进行慢跑、快走、体操等适度有氧运动,克服害怕跌倒等不良心理因素影响,积极进行康复训练,促进疾病康复。

5. 认知障碍老年病人的心理护理 针对疾病本身及情绪、行为进行心理护理。

(1)入院前患有轻度认知障碍的老年人,除针对入院疾病本身护理外,应加强环境安全与人身安全的管理。

(2)对于入院后出现急性认知障碍的老年人,不可盲目认为其变疯、变傻,对其强行采取约束带约束、言语恐吓等方式镇压,反而加重其症状。对疾病或治疗因素诱发的急性认知障碍的老年人,除积极治疗原发病外,可对其采取情感支持、环境支持、增加外界信息输入、健康教育、行为训练、认知和回忆训练等方式进行心理护理。对于中重度认知障碍并伴有精神症状者,可在积极心理支持同时配合医生使用精神、神经类药物。

第四节　临终病人的心理特点与心理护理

 ———————— 导入情境与思考 ————————

　　李某，女性，51岁，本科学历，事业单位工作人员，老公是公务员。生有一子，但儿子中学时因车祸不幸而亡，此后李某郁郁寡欢。因腹部疼痛，食欲减少住院，诊断为胰腺癌晚期，肝、肺、骨转移。姑息治疗后，卧床，明显感腹痛、消瘦，进食很少。李某完全知晓病情，治疗初期比较积极，后来不上心。住院期间，老公及姐姐轮流照顾，表现安静，神情淡漠，不愿意交流，偶尔与同事谈及往事，与家人谈到安排自己的后事。3个月后病人离世，姐姐极度哀伤。

　　请思考：

　　1. 李某属于哪一期的心理反应？

　　2. 如何帮助李某减轻心理压力、缓解心理痛苦？

　　3. 如何帮助家属正确面对病人的死亡？

一、概述

　　临终是由于各种疾病或损伤等原因造成人体主要器官功能趋于衰竭，生命活动即将终止或临近死亡的阶段。第一位成功进行心脏移植的南非医生巴纳德认为：一个人在死前，其生命品质退化无法复原称之为临终。对临终的理解暂无具体的权威规定，但多数文献将其定义为"在医学上已判明无法治疗，将在3～6个月内死亡"，是生命必经的最后阶段。护士在病人即将到达人生终点之时，了解临终病人的生理状况及心理特点，实施有效的心理护理措施，可以提高其临终生活质量，维护其尊严。

二、临终病人的心理特点及影响因素

（一）临终病人的心理特点

　　当病人进入生理功能逐渐衰竭的临终状态，承受生理痛苦的同时，心理上也经历着剧烈的痛苦，随之出现各种复杂的心理反应。心理学家库伯勒·罗斯（Kubler Ross）通过对临终病人深入的观察研究，将大多数临终病人经历的心理活动变化分为以下5个阶段：

　　1. **否认期**　病人得知自己患了不治之症时，通常表现为否认，最初的反应是"不，一定是弄错了……"。认为不可能是自己，不相信诊断相关检查报告结果，从心理上不接受获知的消息，常常希望通过各种途径找到改变诊断的依据。如一位50岁的乳腺癌病人，半年后复发转移，一直不接受病情快速进展的事实，常常找医生建议治疗方法，试图缓解病情。从心理学角度看，否认是一种常见的心理防御反应，是因内心极度的焦虑或恐惧而出现的自我保护意识，是个人对令人震惊、意外等坏消息的缓冲过程，以降低内在及精神的痛苦程度。

　　2. **愤怒期**　病人在有关自身疾病的坏消息被确认、证实后，死亡的事实无法否定时，常常表现为悲愤。往往会怨天尤人，抱怨命运不公，易迁怒于医护人员和家属，再加上因为疾病带来的不适，出现以自我为中心，情绪变化大，行为反应强烈，骂人、砸东西、不吃不喝、拒绝治疗。这种愤怒情绪，是病人强烈求生的愿望及无助的心理表达，有正反两种作用。从积极方面看，意味着病人可能会积极寻求资源和帮助，主动与家属和医生探讨更有效的治疗方法。但持续的愤怒也会带来消极结果，导致周围人不敢靠近而疏远，得到的社会支持会下降，甚至亲人也会放弃对他的感情投入。

　　3. **妥协期**　病人经历了否认、愤怒情绪体验后，感受到其对身心带来的不利影响，渐渐进入妥协期，又称为协议、讨价还价或交涉阶段。病人表现出平静、安定、友好和沉默，是对延缓死亡的一种意愿和企图的表现，想千方百计地延长生命，或希望免受死亡的痛苦与不适。病人知道死亡无法避免，仍然讨价还价，寻求治疗偏方、渴求出现奇迹。一方面向上天许愿，寻求保佑、帮助，另一方面与医护人员商讨给自己"用好药、好方法，还有什么事情要做，要多活一段时间……"在这一阶段，病人治疗态度积极，常表现为能顺从地接受治疗，要求生理上有舒适、周到的护理，希望能延缓死亡的时间。

4. 抑郁期 随着身体状况的日益恶化，病人知道自己生命垂危，感到灰心和绝望，会进入到极度的悲伤情绪中，常表现为哀伤、情绪低落、沮丧、消沉等反应。病人感受到巨大的失落感，其自我认同及与他人关系丧失，觉得人生无意义。抑郁从某些方面看是不可避免的，也意味着病人愿意放弃、放下，保存自己的身体能量，有利于其在生命后期安详、宁静并顺利过渡到接纳死亡，但病人希望能得到更多的温情和关怀。如一位大面积心肌梗死病人，知道再无有效的治疗方法后，不愿意吃药、进食，完全卧床不动，期望女儿天天来看他。处于这一阶段的病人也有可能会寻求解脱，甚至采取自杀行动，选择放弃生命。

5. 接受期 这是临终病人的最后阶段。病人开始接受死亡即将到来的现实，内心安宁平和，已经做好死亡准备，不再抱怨命运，会思考自己生活的过往和生命的意义。有些病人表现为接纳、无奈、无力感，承认死亡即将发生，逐渐失去自主性，内心对死亡做好了准备，心态上终止了与外界的互动和参与，不想再救治，心境趋于平静。如一位男性病人说，我活到80岁了，这辈子我尽力了，也够本了，只希望走的时候不要太痛苦。也有部分病人表现为退缩孤立，呈现对外界的封闭，与外界隔离，静心思考和整理自己的情绪，切断与世界的联系，较难接近。如一位女性病人，面对家人及医务人员的询问从不回答，没有任何表情和反应。

实际上，临终病人心理特点及发展变化个体差异很大，持续时间长短不一，有些病人先接受，再否认；有些病人在接受、否认中不断往复；有的病人心理反应持续处于某一阶段，直到生命最后时刻，或者几个阶段的心理特点同时存在。

（二）临终病人的心理影响因素

临终病人的心理呈现不同的状态，病人因不同的认知、人格、病情及家属的支持程度等，而呈现不同的反应。

1. 认知水平 临终病人的认知水平，会影响其对临终的应对策略。对疾病的认知、理解及接受程度不同，在临终期会呈现不同的情绪状态。根据病人的文化程度、谈吐、个人爱好、对疾病的理解等认知水平，判断其接受疾病结局的承受力及态度，有助于采取适合的沟通及心理照顾方法。

2. 人格特征 人格影响认知水平、应对方式和社会支持。人格特征不同的临终病人，承受力会有差别，对疾病的应对方式及情绪、行为反应也不同。判断临终病人的人格特征，分析和了解病人面对疾病痛苦及死亡的心理反应，有助于了解病人的不同需求。

3. 疾病程度 临终病人因不同疾病及疾病带来的不同生理变化，不同的病程期，伴随的不同症状等，也会产生不同的心理及行为反应。病人病情加重时，逐渐无力应对身体各种不适感受，尤其预知到死亡临近时，病人会越来越经历孤单、无力或不公平等各种内心体验，甚至出现预期性的哀伤。

4. 家属支持 临终病人因不同的家庭关系和背景，家属对病人治疗、照顾态度的不同，都会对病人的心态有不同程度的影响，包括家属对病人关怀的程度，对病人疾病应对的态度，是否积极关注病人的状况，对病人意愿的看重，家庭关系如何，病人在家庭中的地位，家庭的经济支付能力，社会关系及赋予的支持等。了解病人的社会资源及各种支持状况，可以指导或协同社会支持，帮助病人获得更好的生命及心理支持。

三、临终病人的心理护理

（一）临终病人的心理健康教育

对临终病人的心理健康教育重在实施生死教育，即引导病人及家属科学、人道地认识死亡、对待死亡，使病人认识到生死是生命的自然规律，是一个人完整生命过程的必然组成部分。生死教育可以

Note:

缓解临终病人的心理压力和精神痛苦,甚至减轻其失落感和恐惧,建立适宜的心理适应机制,使其改变认知,重新认识并体验到生命不一样的价值和意义,从而安然地接受死亡现实,安然地走完人生旅途。

知识链接

生死教育

生死教育又称为生命教育或死亡教育,源于1928年的美国,可以帮助人们理性地了解生命的发展规律,尊重生命、认识生死、接纳死亡。我国有关生死教育的方式、内容及培训处于初期探索阶段。在社会经济文化发展迅速,尤其是步入老龄化社会的当代,医务人员及社会公众需要关注优生、优逝,了解死亡的基本知识,建立正确的生命价值观。组织病人及家属开展"安心茶话屋""我的愿望清单"等群体分享活动。对终末期病人及家属采取适当的方式,探讨生命和死亡价值观,使病人及家属接纳死亡事实,降低对死亡的恐惧,以实现逝者安宁,生者安心。

(二)临终病人的心理护理措施

多数病人的临终过程其生理及心理状态呈渐进性发展,无论病人的心理状态处于哪个阶段,都必须首先缓解病人的疼痛、失眠、呼吸困难、发热、腹胀、恶心、水肿等不适症状;满足其生理舒适的同时,根据病人心理特点及情绪反应,采取多种心理干预方法,如支持疗法、人际关系疗法、尊严疗法、小组支持疗法、认知行为疗法、意义疗法、人生回顾、叙事回顾、放松技术、冥想、芳香疗法等。针对病人的不同心理特征予以个性化心理照护,使病人得到最大的心理支持。

1. 满足需求和心愿　充分重视病人的需求和意愿,根据临终病人不同阶段心理特点,维护病人的自尊,与病人建立良好的信任关系,使病人感受到安全和被关怀。如处在接纳期的病人,结合病人的文化背景及家属的种族和习俗等,主动引导病人表达内心深处的想法和意愿,期望以什么方式准备后事,希望见到什么人,有什么生前预嘱等,尽力帮助家属共同达成病人最后的心愿,以减轻其焦虑不安、悲伤恐惧等不良情绪,实现生死两相安。

2. 肢体的触摸与陪伴　本着"陪伴人生最后阶段旅程"的态度,给病人创造需要的自由空间,注重对病人肢体的接触和无言的陪伴,尽量满足其各种诉求及意愿。许多病人害怕孤独面对死亡,希望临终时有人陪在身边,对肢体感知抱有期望。因此,对病人的触摸,超过语言的力量,安静地陪在床边,轻轻地按摩、握手、拥抱、轻抚额头,播放病人喜爱的音乐,使病人能直接感受到关爱、温暖和安全。在病人即将离世前,引导家属轮流安静地坐在病人身边,轻轻地按摩病人后背,或者倾听病人缓缓说话,让病人安详地离世。对抑郁阶段的病人,更需要增加亲人的陪伴,避免发生意外,满足需求,协助病人完成未尽事宜。

3. 专注倾听与接纳　面对病人的各种情绪表达,专注的倾听和充分的接纳,注意探索其情绪背后的意愿。指导病人亲属陪伴并宽容病人的沮丧、忧郁、焦虑、愤怒、恐惧、悲伤等情绪,不宜指责及盲目要求病人坚强,使病人感受到真正被了解和理解,从而感受到内在的关怀。如对于处在否认期的病人,要给予充分的理解和支持,尊重病人的心理防御心态,认真倾听病人诉说,鼓励病人充分表达自己的恐惧和不安,使病人感受到被周围的人关怀。

4. 同理与共情　面对临终病人,以同理心及共情的能力,站在病人的立场设身处地地思考,如同感受到对方的情绪体验一样。从人本出发,理性对待病人的心理问题,最大限度地了解并理解病人的内心感受,以同理和共情的心态接受并产生共鸣,同时向病人表达觉察到的感受及意义,达到彼此的真诚和信任,使病人更愿意说出自己的真切体验和内心想法,真正体会到被支持。譬如,要理解病人的愤怒是一种疾病适应性反应,病人的不友好不是针对任何个人,也不是对亲人存有怨恨,而是对死亡的恐惧和绝望的外在表露和宣泄,要以温和、宽容的态度对待病人,并采用恰当的方法进行疏导。

5. 生命回顾　根据病人的状态及心理反应,选择合适的时机,创造病人期望的环境,采用问话的形式,帮助病人回顾以往生命历程。再次重温生命各阶段的故事,以不同的心态体会并理解曾经的伤痛、快乐、努力、创造、工作和爱,重新诠释自己一生的追求与价值意义。根据病人的年龄,在病人平静及愿意的情景下,进行问话,如:你最深刻的记忆是什么?小时候有哪些愉快经历?想成为什么样的人?你最感兴趣的事情是什么?最看重的关系是什么?遇到过的困难是如何面对的?你期望什么样的生活?你还有什么事情未实现?

在生命回顾过程中,经历自我实现、希望与信念、安宁与舒适,使其获得支持,实现"四道人生"(道谢、道歉、道爱、道别),让病人在病痛缠绕的困苦中重新定义真正的自我,找到生命的意义和价值。

6. 社会支持照顾　取得多方团队的支持,如社工志愿服务团队、社区、慈善团体等的关心与援助,满足病人的特殊需求。根据家谱图了解家庭关系,帮助病人与家庭和解、满足未了的心事,协助病人达成"爱与被爱""宽恕与被宽恕"的愿望。

(三)临终病人家属的心理支持

1. 关注家属的心理需求　了解家属的内心想法和需求,接纳其感受。临终病人家属往往比病人本人更难接受死亡的事实,若不能顺利度过,其心身健康和生活质量将受到极大损害。护士需要多和家属沟通,善于主动了解家属的真正需求,如陪伴和倾听家属的故事,帮助家属达成病人和家属本人的心愿,以减轻其焦虑不安、歉疚无奈、悲伤恐惧等情绪。对家属的付出、辛苦和努力给予积极的肯定,尊重家属及病人的前提下,对家属提供力所能及的帮助。

2. 理性选择治疗方案　帮助家属正确认识死亡的本质和意义,接受病人疾病的现状、发展及转归,尽早接受亲人死亡是不可避免的事实,减轻悲痛的程度,缩短悲痛的过程。了解家属对疾病及病情的理解和认知,尊重家属的情感反应,反复与家属沟通,使其期望值回到理性范围,配合制订医疗方案。

3. 做好丧亲后的哀伤辅导　失去亲人后,家属产生精神情感的、生理的和行为的反应,是人生最具威胁的、恐惧的情感体验。此时应尊重、鼓励家属宣泄内心的痛苦,帮助家属创造环境和条件,安全地表达悲伤情绪,做好丧亲后的哀伤辅导,即悲伤辅导,减轻亲人的丧失对家属带来的心理冲击。丧亲者丧亲后出现强烈的情感失落,其悲伤反应及情绪表现都是正常的,指导病人家属或朋友注重陪伴,加强生活起居的照顾,维持身体舒适,或更换环境、陪伴旅游、协助种花草、喂养宠物等转移注意力。必要时寻求专业心理人员帮助,实施心理干预。

知 识 链 接

生前预嘱

生前预嘱是生命末期病人在完全清醒状态下,由本人自愿签署的、需要或不需要哪些医疗护理的指示性文件,是病人按自己的意愿对自己的临终安排,期待自己有尊严地度过生命终末期。2013年6月25日,北京生前预嘱推广协会推出了"我的5个愿望":

1. 我要或不要什么医疗服务。
2. 我希望使用或不使用生命支持治疗。
3. 我希望别人怎么对待我。
4. 我想让我的家人和朋友知道什么,你们这样做可以使我最后的日子变得有意义。
5. 我希望谁帮助我。

生前预嘱能让病人提升自我生命意识和掌控感,充分表达自己的想法和意愿,不仅能减轻病人对医疗服务产生的恐惧及痛苦体验,同时能降低病人对家庭经济负担等方面的担忧,专注于活好当下。

Note:

(孙慧敏　满　力　关持循　崔乃雪)

本 章 小 结

孕产妇心理特点有惊讶与矛盾、接纳与期待、依赖性增强、担心与焦虑、产后沮丧、产后抑郁症等,其心理变化受年龄、人格特征、躯体因素和社会文化因素影响。通过心理健康教育、营造温馨的环境氛围、耐心倾听、主动安慰、教会孕产妇简单有效的应对技巧、增加社会支持、提倡导乐陪伴分娩等,使孕产妇顺利度过孕产期。加强安全防护,把产后抑郁症的危害降至最低。

住院儿童病人可出现适应问题、抑郁、焦虑、躯体化、退行、不依从等心理和行为,其心理特点与年龄(发育阶段)、气质、家庭和照顾者因素、疾病和治疗因素、医疗环境因素和其他生物社会因素等有关。护理工作者可结合儿童年龄特点布置适宜的病区环境,开展针对性的心理护理,并对照顾者提供必要的健康教育和心理支持,以促进儿童病人的心理健康。

老年病人常面临着生理、心理两方面的功能衰退,恐惧、焦虑、抑郁、依赖、认知改变等心理问题在老年病人中显得尤为突出。老年病人心理问题的发生常与疾病本身、年龄、收入、社会支持状况、人格特征、医源性因素等相关,应针对环境、社会、疾病认知、情绪、行为等维度进行心理护理。充分理解老年病人的心理特点,提供良好的心理护理,是护理工作者、老年人家庭及社会义不容辞的责任。

临终病人的心理特点包括否认期、愤怒期、妥协期、抑郁期及接受期五个阶段。临终病人的心理受认知水平、人格特征、疾病程度及家属支持等因素影响。实施临终病人心理健康教育,针对病人不同心理特征给予个性化心理照护,并重视临终病人家属的心理支持,对缓解临终病人及家属的心理压力和精神痛苦非常重要。

思 考 题

1. 叙述孕产妇的心理护理措施。
2. 简述学龄前期儿童病人的心理特点及心理护理要点。
3. 对于入院后出现急性认知障碍的老年病人应如何提供心理护理?
4. 结合案例,制订一份临终病人的心理护理方案。

Note:

URSING

第九章

临床各类病人的心理护理（二）

09章　数字内容

学 习 目 标

- 知识目标：
  1. 掌握内科病人的心理特点和心理护理方法；手术前、手术中及手术后病人的心理特点和心理护理方法；危重症病人的心理特点和心理护理方法；传染性疾病病人的心理特点和心理护理方法。
  2. 熟悉内科病人、手术病人、危重症病人及传染性疾病病人心理反应的影响因素。
  3. 了解术前焦虑与手术结果的关系。
- 能力目标：
  能识别内科病人、手术病人、危重症病人及传染性疾病病人的心理问题，并能实施有针对性的心理护理。
- 素质目标：
  建立以病人为中心的理念，具有同理心和仁爱精神。

　　在临床各类病人中,内科病人、外科手术病人、危重症病人和传染性疾病病人所患疾病要么没有特效治疗办法,反反复复,迁延不愈;要么需要手术或者隔离;要么疾病危重,甚至致命。由于上述病人的心理问题时有发生,对他们的心理护理格外重要。护士要准确掌握其心理状态,分析心理问题产生的原因,运用心理护理的知识和技能,及时进行有效心理护理,这对于促进病人早日康复和提升整体护理质量具有重要意义。

第一节　内科病人的心理特点与心理护理

 导入情境与思考

　　50岁的赵先生在住院时抱怨:"为什么我不能吃喜欢的东西,其他人就可以?为什么我要每天验血还要打针,其他人都不用这样?"赵先生住院是因为不按要求服药,引发低血糖昏迷。他最近被诊断为糖尿病,目前还不能很好地适应治疗方案。他认为自己患病与家庭的饮食结构有关,因而对妻子抱有敌意。护士试图让他明白,不遵守治疗方案会造成严重后果。他非常担心疾病影响自己的工作,担心长期用药产生不良反应,也害怕下次发病时身边没有人而得不到及时救治。因此,一直紧张不安、情绪低落。

　　请思考:

　　1.赵先生的心理特点是什么?

　　2.影响赵先生心理变化的因素有哪些?

　　3.如何对赵先生进行心理护理?

一、概述

　　一般来说,内科(internal medicine department)是不进行开放性手术治疗的科室,即诊疗手段不具有创伤性或仅有轻微创伤的科室。它在临床医学中占有极其重要的位置,既是其他学科的基础,又与各临床学科之间有密切的联系。内科包括呼吸内科、消化内科、心血管内科、神经内科、内分泌科、血液内科、风湿病科、传染病科、老年病科、小儿科等,在临床实践中,内科疾病最常见。

　　临床实践和大量研究已经证明,由于大多数内科疾病具有病程长、反复发作、疗效不显著的特点,病人发生心理障碍的可能性更大,如心血管内科疾病中的高血压、冠心病,呼吸系统疾病中的哮喘,消化内科疾病中的消化性溃疡、肠易激综合征,内分泌科疾病中的糖尿病、甲状腺功能亢进,感染科疾病中的慢性乙型肝炎。此外,各内科疾病中的心理障碍又对躯体疾病产生巨大的负面影响;再者,内科护理服务的对象年龄跨度较大,从青少年、中年、老年直至高龄老人,各种健康问题和对卫生保健的需求高度复杂。因此,了解内科病人在疾病发生、发展和诊疗过程中可能出现的心理问题,挖掘导致心理问题的原因及影响因素,并实施针对性的心理护理,对病人有效应对疾病、提高生活质量具有重要意义。

二、内科病人的心理特点及影响因素

(一)内科病人的心理特点

　　临床观察发现,内科病人心理特点比较典型的三个时期分别是疾病初期、反复发作期、稳定期或恢复期。

1.疾病初期病人的心理特点

　　(1)震惊:内科病人在疾病诊断初期,特别是在没有任何预警情况下得知患病信息时,震惊比较常见。病人主要表现为眩晕感、不知所措,与情境分离,行为不受控制等。这些表现可能持续几秒钟,甚至数周不等。

Note:

(2)否认与侥幸:震惊之后,病人首先出现的心理反应是否认,不接受患病的事实;有的病人尽管身体已出现不适,仍坚持上班,想以此证明自己健康状况良好;病人常心存侥幸,幻想医生误诊,要求重新检查。

(3)拒绝:有些病人认为医生诊断有误,拒绝改变原来的生活方式、行为习惯;有些病人因疾病早期症状较轻或无症状,对疾病的危害认知出现偏差,或不愿接受不同于他人的生活方式,如糖尿病病人,可能拒绝治疗或检查;也有病人不敢正视自己的疾病,如乙型肝炎病人,选择用逃避的方式来应对危机,拒绝承认疾病的存在或症状的进展。

(4)敌意:病人不得不面对确认患病的事实时,可能会怨天尤人,认为自己患病是由于某人、某事或不公正待遇造成的;再加上患病后,个人实现人生理想的机会受阻,或生活方式受到干扰等,因而抱怨、敌意、愤怒、怨恨更加明显。

(5)恐惧:突发急危重症的内科病人,可能会产生恐惧心理,如急性心肌梗死病人可因持续剧痛而产生濒死的极度恐惧,迫切希望得到及时救治;身患慢性、难治性疾病时,病人也极易出现恐惧反应,表现为紧张不安、夜不能寐、日不思饮。

2. 内科疾病反复发作期的心理特点 有些内科疾病迁延不愈、反复发作,导致病人情绪不稳。

(1)焦虑:病情反复急性发作、迁延不愈,又无特效药物治疗的内科病人,常陷入无奈、焦虑状态,提心吊胆,甚至伴有睡眠障碍、易疲劳、晕眩等问题。产生的主要原因:①疾病反复急性发作,影响了工作、生活和学习;②有些病人目睹过危重病人抢救、死亡等情景,担心自己发病时得不到及时救治;③有些传染病病人,担心把疾病传染给周围人;④有些病人担心自己的经济承受能力。

(2)抑郁:有些内科疾病随着病程的进展,可能出现多种并发症,病人的工作能力、家庭生活、事业发展、经济收入等均会受到不同程度的影响,因而有些病人不积极配合治疗、应对疾病,反而表现出自信心下降、消极悲观、情绪低落、自我评价降低、兴趣索然、自我封闭等状态。

(3)敏感多疑:有些病人对各种化验、检查结果特别关心,病情稍有好转就欣喜若狂,病情一旦反复就情绪低落,出现"恶变"观念;对周围人的眼神、语气,甚至医护人员正常的言行均特别敏感。

3. 定期或恢复期病人的心理特点

(1)兴奋与欣慰:经积极的治疗和护理,有些内科疾病可治愈,病人会因身体逐步康复、即将回归正常生活而欣慰,或产生兴奋情绪,甚至不听医护人员规劝,过多活动。

(2)接受与适应:有些病人已接受患病事实,逐渐适应与病共存,他们了解治疗方案,治疗依从性好;平时关注自己生命体征及疾病症状的变化,希望能解除病痛;与周围人的关系变得和谐、融洽。

(3)依赖与退缩:有些病人因长期与疾病共存,接受医护人员或他人的关心、照顾,从病人角色中"继发性获益",形成病人角色的"习惯化",认为自己不能活动,不能工作,不愿意摆脱病人角色,认为自己理所当然得到照顾,也有病人因怕痛而放弃功能锻炼。

(4)厌世:也有内科病人随病程迁延,机体功能出现下降,或累及多个系统,引发较严重的并发症,病人有可能对治疗失去信心,对医护人员的信任度下降,甚至抗拒治疗、自暴自弃。

值得注意的是,不是所有内科病人均会出现上述心理问题,而且不同病人表现的心理问题和严重程度也各不相同。

(二)内科病人心理的影响因素

影响病人心理变化的因素除疾病本身外,还与病人的个体因素及所处的环境因素有关。

1. 疾病相关因素

(1)疾病本身:某些内科疾病对病人的威胁较大,可能致残、致畸,或威胁病人的生命;某些疾病伴有剧烈的疼痛。病人感受到的威胁越强,就越不容易应对,也越可能引发各种心理反应。

(2)疾病治疗方案:有些治疗方案可伴有剧烈疼痛,或严重的药物副作用;有些治疗方案会干扰病人的日常活动,甚至完全改变其生活方式和习惯。以上种种均会损害病人对疾病的适应,而引发病人的心理变化。

2. 个体因素

(1)年龄:不同年龄阶段的内科病人对疾病本身及治疗方案的理解程度不同,影响其心理变化的因素也不完全一致。如幼儿,因为认知能力有限,不能完全理解疾病及治疗方案,因而影响其心理变化的关键因素可能与活动受限、陌生的医院环境、与亲人分离等有关。青少年关注的是与同伴保持一致、被同伴接受,而患病可能导致了此目标受阻,因而成为逃避治疗、否认患病的主要因素。影响成年人心理变化的主要原因为实现人生理想受阻、多年的生活方式受到干扰;老年人常由于安度晚年的目标受到影响而发生心理改变。凡此种种,均可成为导致内科病人心理问题的影响因素。

(2)性别:研究发现,男性较女性更易遭受疾病的影响,心理问题也较严重。因为男性的自信多来自健康的身体和强有力的体魄,而身患疾病则意味着要扮演依赖者的角色,这显然违背了我国传统文化中男性强壮、独立的性别角色特点,所以男性比女性更难接受患病的事实。

(3)病前人格特征:不同人格特征的个体对身患内科疾病的事实认知评价不同,心理反应也不相同。坚强、乐观的个体,具有与疾病进行长期抗争的勇气和毅力,在应对疾病时,能够在希望和绝望中寻求平衡,在逆境中顽强地追求人生目标和生活的质量;而自卑、自信心不足、消极悲观的个体,轻微挫折或身体不适就容易引发精神紧张、焦虑等负性情绪。

3. 环境因素

(1)物理环境:主要指医院环境。无论多么现代化的医院环境,对病人来说都存在诸多的不自由,甚至有时会使病人产生压抑感,因而不良的物理环境成为病人心理问题产生的原因之一。

(2)社会环境:当健康问题受到影响时,无论是暂时还是慢性的健康问题,病人的日常生活都会被打乱,需要病人及其家庭进行合理调整。此处的社会环境主要指由那些与病人存在血缘关系、亲密关系、社会关系的人构成的社会支持系统。社会支持系统是否强大、对病人的影响是积极还是消极,均会对病人心理产生不同影响。亲友少、人际关系不和谐的病人,获得的社会支持薄弱,难以有效缓冲患病带来的一系列负面影响,往往会产生负性心理。

三、内科病人的心理护理

内科病人心理护理的主要目的是使病人正确认识所患疾病,适应内科疾病的症状,适应医院环境和治疗护理,提高治疗和护理依从性;病人能控制负性情绪,保持乐观,为应对将来的不确定性做好心理准备。

(一)认知调整

应用认知干预技术,改变病人的不合理认知,改善病人的不良情绪和行为。

1. 帮助病人识别不合理认知及其与不良情绪间的关系,明确自己对治疗效果承担的责任,积极参与治疗和护理。

2. 耐心讲授疾病相关知识,帮助病人改变不合理信念。

3. 教会病人树立合理信念,接受理性的生活哲学,避免受到不合理认知的影响。

(二)行为矫正

应用行为干预技术纠正病人的不良行为方式,下面以 A 型行为方式以例,介绍行为矫正的具体措施。

1. **行为评估** 采用访谈法、观察法或 A 型行为量表测量法,评价病人是否具有 A 型行为特征。

2. **制订计划** 护士与病人一起商讨,制订 A 型行为纠正方案,主要包括需要纠正的行为、行为产生的根源、具体的矫正目标及矫正措施。

3. **措施实施**

(1)督促病人每天记录其主观的紧张或紧迫感。

(2)放松训练,降低交感神经的兴奋性,使病人产生安详和幸福感,以利于不良情绪的缓解或消除。

Note:

（3）教会病人自我控制技术：第一阶段是自我监督，记录紧张感在何种情况下发生以及与何种因素有关；第二阶段是自我强化，主要通过自我奖励或惩罚，强化其适应性行为，减弱易诱发疾病的危险因素。

4. 效果评价　再采用访谈法、观察法或 A 型行为量表测量法，了解病人行为矫正的效果，并提出进一步的改进措施。

（三）情绪疏导

1. 评估情绪状态　采用观察法或心理测量法评估病人的情绪状态，通过访谈法了解不良情绪产生的原因，作为情绪疏导的依据。

2. 鼓励倾诉　鼓励病人向医护人员、亲友或专业心理人员倾诉压力与烦恼，以获得理解、支持或专业性帮助；或以写日记的形式，表达出心中的压力、烦恼或困惑。

3. 技术指导　教会病人运用积极暗示、注意力转移、自我控制等技术，如常提醒自己"遇事不着急"，暗示自己"疾病没什么可怕的，我有信心战胜它"。鼓励病人多参加户外运动、听音乐，将注意力从疾病、躯体不适转向其他活动。也可以进行放松训练，降低病人骨骼肌的紧张水平，达到消除过度紧张和焦虑情绪的目的。

第二节　手术病人的心理特点与心理护理

导入情境与思考

陈女士，36 岁，公司经理，丈夫是工程师，女儿 6 岁。几天前，她无意间发现右侧乳房有一个黄豆大小的肿块，无痛，质地坚硬，即去医院就诊。经过 B 超等检查后，医生考虑癌症的可能性大，需要住院进行手术治疗。次日，她住进了医院，等待手术治疗。入院后，她感到非常紧张，恐惧，极度悲观失望，整晚辗转难眠。她担心癌症扩散，她害怕死在手术台上，担心乳房切除术后会改变她性感而优美的体形，害怕术后伤口疼痛和感染，恐惧术后化疗、放疗会引起头发脱落；她还担心今后自己的生活、工作受到重创。

请思考：

1. 陈女士术前存在哪些心理问题？

2. 如何实施心理护理？

一、概述

手术作为有创性治疗手段，对病人而言是一种严重的心理应激，可使其产生一定的心理反应，严重而消极的心理反应可直接影响手术效果及术后康复。因此，护士应了解手术病人的心理特点，提供有针对性的心理护理，这对减轻或消除病人的消极心理反应，帮助其顺利度过手术期、取得最佳康复效果十分重要。

二、手术病人的心理特点及影响因素

不同疾病和不同手术方式病人的心理特点及影响因素不同，国内外许多学者对此展开研究。1990 年，Krouse 报告了子宫恶性肿瘤病人行子宫切除术所经历的心路历程。确诊后，病人产生内疚、尴尬、恐惧、焦虑及否认心理；手术后出现焦虑、抑郁、担心体像改变及人际关系变化。由于许多妇女将子宫与女性化、性驱力、性吸引以及作为妻子或母亲的角色相联系，子宫切除可使其自尊受到伤害，担心手术对性功能有不良影响，害怕影响夫妻关系。下面重点介绍手术后病人共性的心理特点及影响因素。

(一)手术病人的心理特点

1. 手术前病人的心理特点　术前病人主要有恐惧、焦虑和睡眠障碍等心理问题。病人表现为紧张不安、忧心忡忡、焦躁、失眠多梦,有的因过度焦虑而出现心悸、胸闷、胸痛、气促、手发抖、坐立不安、出汗等心身反应。有数据表明,90% 以上的病人会产生恐惧和焦虑。

研究发现,术前焦虑水平与术后疼痛的程度、镇痛药的用量、住院时间成正相关。急诊手术和择期手术所引起病人的心理反应不尽相同。严重外伤病人实施急诊手术时,因面临死亡的威胁,病人求生欲望强烈,对手术的恐惧退居次要地位,往往能以合作的态度等待手术;择期手术的病人,会随着手术日期的临近,对手术的恐惧与日俱增,有的甚至超出了对疾病本身的担心程度。

2. 手术中病人的心理特点　术中病人的心理反应主要是对手术过程的恐惧和对生命安危的担忧。部分病人在手术台上等待手术的过程中,会产生强烈的恐惧感,担心不能下手术台。

手术时,病人置身于陌生的环境中,话语不多的紧张气氛、手术中金属器械的碰撞声、对切口、出血情况的想象、内脏牵拉疼痛等均可使病人紧张及恐惧。局部麻醉和椎管内麻醉的病人,手术过程中处于清醒状态,注意力大多集中于手术过程的各种信息上,能从医护人员的言谈来判断自己病情的严重程度及手术进展是否顺利,因此紧张、恐惧情绪极为强烈。

3. 手术后病人的心理特点　多数病人在被告知手术顺利完成后而产生轻松、庆幸心理,即使有躯体不适和疼痛反应,仍然能积极配合治疗和护理。有的病人手术后因疼痛、部分生理功能丧失、体像改变、手术效果未达到预期、生活不能自理、未恢复工作,可继发严重的心理障碍。常见的术后心理障碍如下:

(1)意识障碍:多在手术后 2~5d 出现意识混乱或谵妄,一般在 1~3d 消失,仅少数可继发抑郁。临床表现轻重不一,轻者表现为定向不全、理解困难、应答缓慢、近事记忆障碍;重者出现恐惧、激动不安、视幻觉、错觉、被害妄想、甚至可发生意外伤人或自伤。手术所致创伤、失血、电解质紊乱、内分泌障碍、继发感染等均可诱发术后意识障碍的发生。老年人接受髋部骨折复位术、胃肠手术、冠状动脉旁路移植术后,出现术后谵妄较为常见。

(2)抑郁:主要因为心理丧失感所致,表现为悲观失望,睡眠障碍,自我感觉欠佳,活动减少,自责自罪,有的病人甚至出现自杀意念,极端者会有自杀行为。多见于乳房、卵巢、子宫、睾丸切除术,颜面手术、眼球摘除术、截肢及器官移植术的病人。病人因术后容貌、体像、性功能改变,躯体的完整性遭到破坏,而出现抑郁等情绪反应。

(3)焦虑:术前焦虑水平高的病人,一般术后仍维持较高水平的心身反应。表现为对手术效果及身体康复的担心,躯体反应表现为心悸、胸闷、睡眠不佳等。

(4)疼痛:当麻醉药物的效果消失以后,病人开始出现疼痛。一般而言,手术伤口愈合后,功能恢复,疼痛即消失。在病人手术成功且伤口愈合良好的情况下,疼痛持续存在数周或更长时间,而又不能用躯体情况解释时,则成为一种术后不良心理反应。病人术后持续疼痛的原因可能是因手术与疼痛获得心理或物质方面的利益,如因病获得较长时间的休息、家人的关注、哌替啶等成瘾药物的使用,使其疼痛在无意识中保持下去。

(二)手术病人心理的影响因素

1. 手术前病人心理的影响因素

(1)对手术的担忧:病人因不适应住院环境,对手术、麻醉过程不了解,担心术中疼痛、出血过多、麻醉意外、麻醉作用过早消退、手术失败、术中死亡而顾虑重重、恐惧、焦虑。甲状腺手术病人因担心手术损伤喉上神经、喉返神经所致的发音嘶哑而恐惧;子宫切除术、前列腺切除术的病人因担心性功能及婚姻质量受到影响而焦虑;结肠造口术病人因担心生活方式及自我形象改变而苦恼;女青年面部手术时,担心手术影响容颜而紧张焦虑。如果病人经历过一次失败的手术,当年手术前后不愉快的心理体验可能重现,会加重其术前焦虑。

(2)对医护人员过分挑剔,对医师的技术水平不信任,或医护人员有过不良的言行态度,均可导致病人不同程度的恐惧及焦虑。

（3）对手术疼痛的恐惧。

（4）其他原因：担心手术增加家庭经济负担，如器官移植手术的费用较高，术后还需长期使用昂贵的免疫抑制剂；担心手术影响其家庭生活、工作及学习而紧张焦虑；对注射器、血液和医疗设备恐惧，如10%～21%的病人对注射器恐惧，在封闭的磁共振成像设备里可能诱发幽闭恐惧症。

此外，术前焦虑的影响因素还包括手术种类、病人年龄、性别、文化程度、经济状况、人格特征、应对方式等。少年、儿童及老年人的术前焦虑反应较重；文化程度高的病人想法及顾虑较多；经济状况差者，焦虑情绪较重；性格内向、多愁善感、情绪不稳定以及既往有心理创伤史，如早年母子分离、受他人虐待、夫妻不和的病人比较容易出现焦虑反应。

术前焦虑与手术结果的关系：术前重度焦虑的病人在手术过程中全身肌肉紧张，麻醉效果欠佳，手术疼痛较剧烈，这与术前焦虑降低了病人的痛阈有关。虽然有的病人手术非常成功，但术后自我感觉欠佳。Janis（1958）认为术前焦虑程度与术后效果存在着倒U形函数关系，即术前焦虑水平很高或很低者，术后的心身反应严重且恢复缓慢；术前焦虑水平适中者，术后恢复效果最好。这是因为高水平焦虑能降低病人痛阈及对疼痛的耐受性，其在术中及术后感受到更加强烈的疼痛及心理上的痛苦，导致其对手术效果感觉不佳；术前焦虑水平低或没有焦虑的病人，因采取了回避和否认的心理应对机制，对手术的危险性、术后并发症的可能性及术后康复的艰巨性缺乏应有的心理准备，一旦面临不尽人意的现实时，则无法应对，影响术后的康复。术前焦虑水平适中的病人，在心理上能够对手术及其带来的种种问题有正确的认识及充分的准备，能较好地适应手术和术后的各种情况，术后感觉较好，躯体恢复较为顺利。研究显示，术前焦虑与术后焦虑、疼痛程度和术后恢复存在线性关系，即术前焦虑水平高的病人，术后疼痛剧烈，机体康复的速度较慢。

2. 手术中病人心理的影响因素　不是全麻的病人，影响其心理状态的因素包括医护人员的态度、医护人员言语暗示、麻醉效果不理想导致的疼痛、手术不顺利、手术室的气氛、仪器设备及器械的声音。

3. 手术后病人心理的影响因素

（1）手术是否成功：如果肿瘤包块未能切除、术中大出血、病理结果为恶性等，会加重病人的心理负担。

（2）发生了术后并发症、持续存在疼痛等不适症状、康复不理想。如发生了术后出血、切口感染、切口裂开、肺炎、深静脉血栓形成等，疼痛、恶心、呕吐及腹胀等症状长时间不能消除，体像改变，性功能受到影响，身体迟迟未能康复，均可影响病人的心理状态。

（3）心理社会支持不足，不能有效缓冲手术带来的心理压力，可导致情绪障碍。

三、手术病人的心理护理

（一）手术前病人的心理护理

1. 提供手术相关信息，做好术前心理准备。病人入院后，护士应热情接待，详细介绍病房的环境及生活作息制度，以消除陌生感；介绍医护人员的业务水平和以往手术成功的经验；介绍选择手术治疗的必要性、所需费用、术前检查的目的、麻醉方式、手术大致过程、术中配合方法及术后注意事项，做到知情同意，帮助病人获得足够的信息，消除疑虑，从而积极配合手术治疗。

2. 采用支持性心理治疗技术及行为治疗技术，减轻负性心理。针对病人术前焦虑、恐惧的心理，采用倾听、解释、保证、指导及鼓励等支持性心理治疗技术，建立良好的护患关系，给予病人强有力的心理支持。

对于术前焦虑较为严重的病人，可采用以下行为治疗技术：

（1）放松训练：采用渐进性肌肉松弛训练法、腹式深呼吸法、正念（身体扫描、冥想等），帮助病人减轻焦虑和恐惧心理。

（2）示范法：让病人学习手术效果良好的病人克服术前焦虑及恐惧的方法，从而树立信心，以积极的心态应对术前焦虑等不良情绪。

（3）催眠暗示法：医护人员通过采用正性暗示语，增加病人的安全感，降低心理应激的程度。

（4）认知行为疗法：病人术前焦虑反应的程度和方式取决于病人对手术的感受和认知，通过帮助其改变认知偏差，来减轻焦虑反应。

3．强化社会支持　病人手术后十分需要医护人员、家人及朋友的关心与支持，因为良好的社会支持能帮助其减轻或消除负性心理，树立战胜疾病的信心。护士可通过行为评估、与病人家属沟通等方式，了解病人社会支持的状况。积极向病人家人及朋友提供疾病及手术的信息，鼓励并指导他们在精神、情感、经济诸方面给予大力支持，使病人获得温暖、信心和力量，减轻术前焦虑。

4．保证术前病人充足的睡眠　必要时按医嘱给予抗焦虑、镇静安眠药物。

（二）手术中病人的心理护理

1．病人进入手术室后，护士应热情接待、亲切问候；主动介绍手术室环境、先进的医疗仪器设备、经验丰富的主刀医师及麻醉师、术中配合方法，增强病人对手术的信心。

2．手术室应保持安静、整洁，床单无血迹，手术器械需掩蔽。

3．医护人员谈话应轻柔和谐，遇到意外需冷静，勿惊慌失措，忌大声喊叫，以免对病人产生消极暗示，使其紧张。当病人在清醒状态下手术时，医护人员不能说令病人恐惧、担心的话，如"大出血""止血困难""包块太大""广泛转移了"；不谈论与手术无关的话题，不闲谈嬉笑，不窃窃私语，以免病人误解。

4．对于需要做病理切片检查、等待检查结果以决定是否进一步实施手术的病人，医护人员应给予安慰；巡回护士应始终陪伴在病人旁边，密切观察其病情变化及心理反应。

（三）手术后病人的心理护理

1．及时反馈手术信息　当病人麻醉苏醒后，医护人员应告知手术顺利完成并达到了预期目的，使其放心。应向病人传达有利信息，给予安慰及鼓励。如病情许可，把切除的病灶给病人看，使其认识到病根已切除。对于手术过程不顺利，或病灶未能切除者，应注意告知的时机与方式。

2．处理术后疼痛等不适　病人术后疼痛强度既与手术部位、切口方式和镇静剂应用情况有关，又与个体的疼痛阈值、耐受能力及对疼痛的经验有关。一般而言，意志薄弱、烦躁、强光、噪声等可加剧疼痛。护士应告知病人术后疼痛的规律：即术后24h疼痛最明显，2～3d后可逐渐缓解，使病人有充分的心理准备。护士可从病人的表情、姿势等非语言表达方式中观察疼痛情况，鼓励用语言表达疼痛。指导病人采用非药物措施，如数数字、听音乐、放松技术等方法分散注意力，减轻疼痛。必要时遵照医嘱使用镇痛药。

3．帮助病人克服抑郁、焦虑等负性情绪　观察病人的心理反应，对术后情绪烦躁、抑郁、焦虑、失眠等问题，应积极处理。术后病人出现抑郁、焦虑的原因之一，是病人评价疗效的方法不当。多数病人往往将自己的病情与做过相同手术的病人比较，或者是与自己对术后疗效的期望相比较，导致术后感觉欠佳。应告诉病人评价疗效的正确方法，根据自身的病情特点、手术情况、手术后检查情况来评价，使其认识到自己正处于康复之中。还需要强化病人的社会心理支持系统，鼓励其亲朋好友勤探视，鼓励病人宣泄负性情绪，从而帮助其克服消极情绪。

4．做好出院的心理准备　大多数病人伤口拆线后即可出院，然而，因其生理功能尚未完全恢复，护士应向病人进行出院后饮食、自我锻炼、心理调适、定期复查等方面的健康教育，帮助病人做好出院的心理准备。注重对手术导致生理功能受损、体像改变、残疾等病人的心理支持，如截肢、卵巢切除、子宫切除等手术可导致病人在心理上出现重大创伤，护士应给予同情和安慰，使他们树立信心，勇敢、乐观地面对现实，配合后续治疗，尽快恢复正常生活与工作能力。

病人术后的功能结局，即生活质量受到多种因素的影响，如病人和家属为手术所做的准备是否充分、术前恐惧与焦虑的发现及处理、手术期间对外科医护人员的信任程度、对疼痛有效控制以及术后谵妄等问题的发现和处理,因此,手术病人的心理护理应重视对上述问题的识别与干预。

知 识 链 接

体像与手术

体像是关于人身体的内在心理体验。人体适应身体的变化,如衰老、创伤和手术导致的改变,需要个体的积极努力才能实现。大面积深度烧伤病人,因皮肤及外貌改变、关节畸形,需要艰难地适应体像的改变。手术类型可能影响体像的结局。例如,经腹腔行子宫切除术者因腹部留有手术瘢痕,比经阴道行子宫切除术者对体像的不满意度更高。

造瘘病人因生活方式、自我形象的改变而焦虑。造瘘所带来的功能失调、皮肤受损、肛周伤口愈合不佳可增加病人的心理负担;粪便意外漏出可限制病人的活动或旅行,产生愤怒、抑郁和焦虑心理。通过健康宣教、给予心理社会支持,可提高病人心理应对能力,逐步接受体像改变。

第三节　急危重症病人的心理特点与心理护理

导入情境与思考

张大爷,82 岁。患有高血压、冠心病、糖尿病、吞咽功能障碍。因吸入性肺炎急诊入住 ICU。临床表现为发热、呼吸困难、口唇发绀、轻度休克和高血糖。入院后病人烦躁,呻吟不止;陌生的环境,频繁吸痰、抽血、输液、翻身,令他紧张、痛苦及焦虑;机器的响声、其他病人的叫喊声使他心烦意乱、难以入睡;胃管、输液管及监护仪导联线使他动弹不得;没有家人陪伴,使他感到孤独、无助和忧郁。他担心增加儿女的经济负担,害怕自己死在医院。入院第 4 天,行气管切开术;家属看到张大爷虚弱的样子,痛哭流涕,这加重了他紧张恐惧的心理。护士通过写字板与张大爷沟通,发现他不知道自己在哪里,也不知道现在是白天还是黑夜。

请思考:

1. 张大爷的心理问题有哪些?

2. 影响张大爷心理的因素有哪些?

3. 护士应如何对张大爷进行心理护理?

一、概述

急危重症可由多种原因引起,如心搏骤停、急性心功能衰竭、呼吸功能衰竭、肾衰竭、多器官功能衰竭、大出血、休克、脑疝、急性中毒和各种意外造成的严重躯体损伤等。急危重症起病急,病情危重,病人面临生命危险,需要立即诊治和抢救,病人因面临强烈的应激,且缺乏足够的心理准备,往往出现复杂的心理反应。尽管急诊抢救室、重症监护室拥有先进的医疗仪器设备和高素质的医护人员,病人能得到及时救治,但仍然有 50% 的病人在监护期间出现不良心理反应。因此,医护人员在抢救病人生命的同时,应关注其心理状态,给予有针对性的心理干预,提高抢救成功率,促进其康复。

二、急危重症病人的心理特点及影响因素

(一)急危重症病人的心理特点

临床观察表明,不同病种急危重症病人的心理反应特点具有以下规律:

1. 恐惧和焦虑　多发生在病人初入院或进入监护室后 1~2d,病人大多出现明显的恐惧与焦

虑、睡眠障碍,严重者可有惊恐发作或精神病性症状,这是合理的心理反应及原始心理防御机制。如患急性心肌梗死的病人可因持续剧痛而产生濒死的极度恐惧、惊慌失措。急诊入院病人因突然离开熟悉的环境和亲人,面对陌生而紧张的环境,易产生"分离性焦虑"。

2. 否认　病人进入监护室后第 2 天即可出现否认心理,第 3~4 天达到高峰。病人否认自己有病,或承认患病的事实,但否认入住监护室的必要性。调查显示,约 50% 的急危重症病人出现否认心理。短期的否认可以缓解病人过度紧张焦虑的情绪,对病人具有保护作用,若长期存在否认心理则不利于其适应疾病过程和康复,不利于树立战胜疾病的信心。

3. 孤独和抑郁　约 30% 的病人在入住监护室的第 5 天后出现孤独、抑郁等情绪反应。主要原因为病人认识到疾病预后不好,身体状况、社会功能将会受损,对治疗前景悲观;与外界隔离,同室病友之间因病情严重缺少交流;医护人员与其谈心的时间较少;家属探视的时间有限,均可使病人出现孤独、悲观、沮丧、抑郁心理,有的甚至出现自杀倾向。例如,有的病人因担心丧失生活自理能力,不能重返工作岗位,失去经济来源而忧虑;有的病人因创伤导致肢体瘫痪、截肢、脏器摘除或头面部毁容而产生抑郁情绪;有的病人因监测和治疗的需要连接着多根导联线或留置多根导管,如吸氧管、气管插管、鼻饲管、导尿管、持续性静脉通道,使其产生强迫静卧和捆绑感、无助感。

4. 愤怒　意外受伤者,因感觉委屈而愤怒;患不治之症者抱怨命运不佳而愤怒;持续疼痛难以忍受者也易产生愤怒情绪。病人主要表现为烦躁、敌意、行为失控、吵闹哭泣和寝食难安,同时伴有心率加快,血压和血糖升高。

5. 依赖　病人在重症监护室里,一切活动均由医护人员辅助,独立性下降。有的病人经过精心治疗与护理后,转危为安,病情稳定,被允许离开重症监护室时,却因担心疾病再次复发而不能得到及时救护,病人对已经熟悉的监护病室的环境及医护人员产生依赖,不愿意撤离。

（二）急危重症病人心理的影响因素

1. 疾病因素　疾病来势凶猛、伴随症状明显(如发热、呼吸困难、疼痛、恶心),给病人造成难以忍受的痛苦及不适,且病人毫无心理准备,担心医护抢救不及时会危及生命安全,由此产生恐惧的心理。此外,急性病骤然改变了病人的生理功能、心理、社会生活状况,使其难以迅速适应病人角色的转变。

2. 环境因素　病人进入急诊室或重症监护室,会产生很大的心理压力。监护室与外界隔离,病人面对的是天花板、监护仪、除颤器、输液装置和吸氧用具等;看到的是医护人员紧张而严肃的表情;听到的是单调的仪器工作声、仪器报警的异样声音,医护人员严肃的谈话声以及其他病人的痛苦呻吟声。持续 24h 的治疗、监护及照明,频繁干扰病人的睡眠,使病人没有完整的睡眠周期。调查发现,50% 的病人认为医护人员关心的不是病人本身,而是他们身旁的监护仪器数据的变化情况,使病人备受冷落,特别是全喉切除及气管切开等建立人工气道的病人,因不能通过语言与医护人员进行沟通,孤独感尤为严重。

3. 治疗因素　由于诊断及抢救的需要,病人短时间接受许多不熟悉的医疗护理操作及特殊检查,如动静脉插管、B 超检查、X 线检查、放置胃管及尿管、血气分析等,给病人带来诸多不适与痛苦;此外,停止呼吸机,因身上的插管多产生的被束缚感等因素,均可使其感到紧张焦虑、恐惧等负性心理。

三、急危重症病人的心理护理

（一）减轻或消除负性情绪

负性情绪可增加病人病情复发、恶化的可能性,应针对病人恐惧、焦虑、抑郁、愤怒等负性情绪采取以下心理护理措施:

1. 热情接待,向病人介绍主管护士及医生的情况和监护室的环境,解释入住监护室的必要性和暂时性,说明各种监护仪器使用目的及使用中可能发出的响声,使其熟悉环境、理解各种医护操作程序,消除紧张、恐惧心理,积极配合各项治疗。

Note：

2. 认真观察病人病情和心理状态，沉着冷静、有条不紊、熟练地进行救治，切不可在病人面前显得手忙脚乱、惊慌失措，以良好的言行举止赢得病人信任，使其产生安全感。

3. 加强护患沟通，给予病人强有力的心理支持，同情、安慰、鼓励病人，增强其抗病的信心。切勿在病人面前谈论病情，更不能有暗示病人病情危重的言语，如"今天的病情比昨天差多了"，从而避免病人情绪波动。对气管切开、气管插管应用机械通气及其他语言沟通有困难的病人，要认真观察其面部表情、手势及身体姿态，及时了解和满足病人的心理需要，必要时，可使用护患交流本，通过书写与病人沟通。对自杀未遂的病人，不要嘲讽、讥笑，更不能当作饭后的谈资。对肢体伤残者，要关爱和鼓励病人，调动其主观能动性，积极配合治疗。

4. 对处于愤怒情绪状态的病人，护士应理解其冲动的言行，不训斥病人，鼓励其合理宣泄情绪，缓解心理压力。

5. 安排家属短时间探视病人，并介绍病人的病情及治疗护理计划，令其放心。探视前，告知他们在病人面前保持情绪稳定，不要流露悲伤、绝望的心态，交流内容不涉及治疗费用问题，多谈及正面和积极的信息，以免增加其心理负担，影响病情和治疗效果。

（二）应对否认心理

对病人短时间存在的否认，可不予纠正，如果病人持续存在否认，应积极应对。疾病导致的危机并不因病人的否认而消失，反而可能蔓延和加深。护士应耐心解释，说明进入监护病室对于救治及康复的重要性，鼓励其接受患病事实，结合认知疗法，帮助病人纠正认知偏差，积极配合救治。

（三）减轻或消除依赖心理

部分病人易对监护室环境和护士的特殊照顾产生依赖心理。依赖虽有助于提高病人的遵医行为，但过度依赖则不利于调动其主观能动性，影响康复。因此，对即将撤离监护病房的病人，护士要向其解释清楚：因已经度过了危险期，需要转到普通病房继续治疗，并保证普通病房也有良好的救治条件，以消除其顾虑。必要时，逐渐减少病人在监护室所受到的特殊照料，为其转出监护室做好心理准备。

（四）改善监护室的环境

采用柔和的灯光，避免光线直射病人的眼睛，夜间灯光调暗淡些。在病人视野范围内安置时钟和日历，能确定白天黑夜，使其能保持时间观念，帮助病人重新获得定向力。应注意使病人保持白天清醒、夜间睡眠的习惯，尽量将干预性的操作安排在白天病人清醒时执行，减少因治疗的随机性而经常打搅病人。在进行护理操作时，对于清醒的病人应给予解释，并做到走路轻、说话轻、操作轻、关门轻，将噪声降至最低。

第四节　传染性疾病病人的心理特点与心理护理

———————————————— 导入情境与思考 ————————————————

小吴，男性，网络信息管理员。近期在单位组织体检时发现慢性乙肝和肝硬化。小吴于3年前自觉无明确诱因出现全身乏力、食欲不振，伴有腰背发酸、四肢关节酸痛等症状，从未到医院进行系统检查和治疗。想起父亲10年前因肝硬化去世，非常恐惧。入院后陌生的环境，使其紧张、焦虑、难以入眠。他感到很懊悔，没有重视身体健康，未及时检查。他还感到悲观，认为疾病不能根治，且会转变肝癌。他有自卑心理，担心别人用异样的眼光看他，工作也因此受到影响。家人探视时避而不见，害怕将疾病传染给家人。

请思考：

1. 小吴有哪些心理问题？

2. 如何实施心理护理？

一、概述

传染性疾病是由各种特异性病原体引起的能在人与人、动物与动物或人与动物之间相互传播的一类疾病。我国实行分类管理,分为甲、乙、丙三类。甲类传染病又称为强制管理传染病,包括鼠疫和霍乱。乙类传染病又称为严格管理传染病,包括传染性非典型肺炎、人感染高致病性禽流感、病毒性肝炎、艾滋病、肺结核等。丙类传染病又称为监测管理传染病,包括血吸虫病、丝虫病、麻风病、流行性感冒、手足口病等。

传染病病人一旦被发现,需及时诊治,并向附近的疾病预防控制机构或医疗机构报告。因大部分需要隔离治疗,病人缺乏心理准备,且面临着强烈的心理应激,对病人的工作、生活和心理产生了一定的不良影响。因此,掌握传染性疾病病人的心理特点,实施有效的心理干预,对指导病人积极面对疾病、配合治疗、促进康复有着十分重要的意义。

二、传染性疾病病人的心理特点及影响因素

(一)传染性疾病病人的心理特点

对于传染性疾病病人在治疗护理工作中,需要采用一些有别于其他病人的治疗护理方法,临床观察及研究发现,不同传染病病人有以下心理特点:

1. 自卑与孤独　因疾病的传染性和对疾病相关知识的缺乏,对医院防护隔离措施不理解,使传染病病人爱与归属、社会交往的心理需要暂时受到限制和剥夺,病人会极度敏感。最常见的表现为紧张、意志消沉和睡眠障碍,担心疾病不能治愈。认为自己给他人造成威胁,不被人接受,担心受到冷落和歧视,如害怕被家庭冷漠、被社会遗弃,从而产生自卑、孤独心理。

2. 恐惧与抑郁　疾病治疗的特殊性,以及病人对治疗的过分关心,机体感受的过分关注,都给病人造成了极大的心理压力。担心疾病会传染给家人,亲朋好友对自己会不会另眼相看,对今后的工作和生活是否有影响,使病人忧心忡忡、惶恐不安,恐惧感油然而生。有的病人因疾病因素,严重影响生活、学习和工作;有的病人因缺乏疾病的保健知识或因经济等各种原因不能坚持服药,甚至擅自停药,造成病情反复而产生抑郁。病人对周围人群的言行非常敏感,情绪不稳定,一旦受到消极暗示,可出现抑郁情绪。

3. 悲观与失望　有些传染性疾病具有病程长、根治难的特点,加上长期治疗、长期服药的痛苦,部分病人甚至因患病而暂时丧失劳动能力,导致无法履行对家庭的义务,给病人带来沉重的精神压力。一旦治疗效果不明显,病程反复,就会产生悲观与失望,有的沉默寡言、极度消沉、拒绝治疗,甚至出现报复社会的心态和行为。

(二)影响传染性疾病病人心理的因素

影响传染性疾病病人心理的因素包括疾病本身、病人的个体因素及病人所处的环境因素。

1. 疾病相关因素

(1)疾病本身:大部分传染性疾病对病人的威胁较大,病原体可终生携带,疾病甚至会威胁病人的生命。病人感受到的威胁越强,就越不容易应对,也越可能引发各种心理反应。

(2)疾病治疗方案:有些治疗方案时间较长,伴有严重的药物副作用;有些治疗方案对病人的日常活动产生很大影响,甚至改变病人原有的生活方式和习惯。以上种种均会损害病人对疾病的适应,而引发病人的情绪波动。

2. 个体因素

(1)年龄:不同年龄阶段的传染病病人对疾病往往有着不同的理解和认知。如儿童病人,因为有限的认知,会认为医院是"可怕的场所",其心理变化的关键因素与陌生的医院环境、与亲人分离有关;成年人的心理变化是因疾病影响学习、工作、生活以及人际交往等;老年人常由于病程长和药物副作用的影响而发生心理改变。

（2）性别：研究发现，男性较女性的心理更易受到疾病的影响。

（3）人格特征：不同人格特征的个体对疾病的事实认知评价有所不同，心理反应也不相同。情绪易受压抑、逆来顺受、消极悲观的"C型性格"容易出现悲观、恐惧、抑郁等负性情绪。

3. 环境因素

（1）物理环境：主要指医院环境。医院陌生的空间、治疗性的环境带来的各种不舒适，是病人心理问题产生最主要的原因。

（2）社会环境：包括医院的社会环境和个体的社会支持系统。医院的社会环境包括医务人员的语言、行为举止、工作态度以及同室病友之间的相互影响、医院规章制度等。社会支持系统主要由亲属关系、亲密关系、社会关系的人构成。

三、传染性疾病病人的心理护理

（一）心理健康教育

医护人员主动介绍疾病对病人生理功能、心理状态、社会角色功能等方面的主要影响。帮助让病人树立正确的疾病观，告知疾病的相关知识，使病人对传染病有正确的认知，正确对待疾病和自身情况。指导病人和其家属充分认识到心理康复在疾病转归中的重要作用，多关心、支持、爱护病人，积极引导病人调整不良情绪，避免因心理问题对疾病的发展产生不利影响。

（二）心理护理措施

1. 认知调整　应用认知调节法或认知干预技术，改变病人不合理认知，矫正不良行为，改善不良情绪。

（1）关键是找到病人所具有的不合理信念，帮助其建立合理信念，理性接受生活。

（2）耐心讲授疾病相关知识，引导病人正确认识自己的心态对治疗效果的影响，积极参与治疗和护理。

（3）护理人员开展认知共情和情绪分享，刺激病人的内在驱动力，从而帮助病人有效进行认知调节。

2. 情感支持

（1）主动热情的接待和护理人员言行真诚、可信、耐心、详细的讲解，可以建立良好的护患关系，尽量消除病人的顾虑，引导病人正确对待疾病，满足病人的合理需求，缩短护患间的心理距离。

（2）做一名合格的倾听者，给予病人有效的心理支持，尊重、理解、鼓励病人，让病人知晓过度发泄情绪对疾病康复不利，转变病人对疾病的态度，增强战胜疾病的信心，积极配合治疗与护理。

（3）重视亲情护理，做好家属思想工作。亲人对病人的理解与支持是病人树立战胜疾病信心的坚强后盾。告知病人家属多陪伴、多关心病人，让病人感受到家庭的温暖。

3. 情绪疏导

（1）解释指导：向病人介绍传染病的发生发展过程与隔离治疗的重要性，说明隔离时间和环境使病人意识到治疗期间采取隔离防护的必要性，而非冷淡和歧视，从而打消病人的恐惧心理，减轻病人的心理压力。

（2）沟通交流：通过解释性、鼓励性的沟通与交谈，开导病人。强调疾病的可控可治性，尤其病人出现孤独、抑郁、无助的心理时，可能会放弃治疗甚至产生轻生的念头。护理人员应及时发现，鼓励病人勇敢面对疾病，重拾对疾病治疗的信心。

（3）保守隐私：护理人员应有高度的职业素养和道德观念，做好病人各项心理、护理工作的同时，也要病人知晓家属在经济、情感等支持方面，对疾病治疗的重要性。如病人不能接受也不同意的情况下，护理人员不得随意向他人透露病情，更不能私下谈论与病人隐私有关的话题。

4. 合理宣泄　对于处于不良情绪状态的病人，护理人员在充分理解的前提下，鼓励病人采取合理的途径宣泄，缓解心理压力；也可通过看幽默剧、绘画、欣赏音乐或运动来转移注意力。

（周　英　张银玲　杨　芳）

Note：

本 章 小 结

内科病人在疾病初期大多出现震惊、否认与侥幸、拒绝、敌意、恐惧心理;在疾病反复发作期可产生焦虑、抑郁、敏感多疑等心理问题;在稳定期或恢复期可出现兴奋与欣慰、接受与适应、依赖与退缩、厌世等心态。内科病人心理护理措施包括应用认知干预技术,改变其不合理认知,改善其不良情绪和行为;采用行为干预技术矫正病人的不良行为方式;通过情绪疏导,减轻或消除负性情绪,保持乐观心态,提高治疗依从性,促进疾病康复。

手术前的病人有恐惧、焦虑和睡眠障碍等问题,术中非全麻病人可产生对手术过程恐惧的心理,术后病人可有意识混乱或谵妄、抑郁、焦虑、疼痛等心理问题。手术病人心理护理措施包括帮助术前病人做好手术的心理准备、给予心理社会支持、保证充足的睡眠、减轻术前焦虑;对术中病人通过心理支持增强对手术的信心,消除恐惧心理;对术后病人及时反馈有利信息,处理术后疼痛等不适,帮助其克服抑郁、焦虑等负性情绪,做好出院的心理准备。

急危重症病人的心理反应包括恐惧、焦虑、否认、孤独、愤怒和依赖。心理护理措施包括介绍监护室的环境及入住的必要性,加强护患沟通,给予积极的心理支持,减轻或消除负性情绪,改善监护室环境,避免噪声、强光及随意打搅对病人的影响。

传染性疾病病人有自卑与孤独、恐惧与抑郁、悲观与失望心理。心理护理措施包括开展传染性疾病健康教育,通过认知调整改变病人对于疾病的不合理信念,给予强有力的情感支持,树立抗病信心,保护病人的隐私,鼓励宣泄负性情绪。

思 考 题

1. 简述内科病人的心理特点及心理护理要点。
2. 简述手术病人的心理特点及心理护理要点。
3. 简述急危重症病人的心理特点及心理护理措施。
4. 简述传染性疾病病人的心理特点及心理护理要点。

Note:

NURSING

第十章

临床各类病人的心理护理（三）

10章 数字内容

学 习 目 标

- 知识目标：
  1. 掌握肿瘤病人的心理反应分期、常见心理问题及心理护理；器官移植受者术前、术后的心理健康教育及心理护理措施；突发事件创伤后人群的心理特点和心理护理。
  2. 熟悉肿瘤病人的心理评估和心理特点的影响因素；器官移植受者术前、术后的心理特点。
  3. 了解器官移植受者、突发事件创伤后人群的心理特点及影响因素。
- 能力目标：
  应用所学知识，发现肿瘤病人、器官移植病人和突发事件创伤后人群的心理问题，并选择合适的心理护理方法。
- 素质目标：
  树立以病人为中心的护理理念，具备尊重、关爱、理解病人的职业精神。

在临床各类常见病症中,肿瘤发病率逐渐上升,突发事件多发、频发,器官移植不断发展,它们均可作为应激源,导致病人产生各种心理问题,影响疾病预后。及时发现病人的心理问题,找到产生心理问题的原因并采取有效的心理护理措施,成为护士重要的工作内容和任务。

第一节　肿瘤病人的心理特点与心理护理

导入情境与思考

周女士,70岁,初中文化,退休教师,已婚,育有1子2女。半年前,因"胃恶性肿瘤、肝部继发性恶性肿瘤"收住消化内科。周女士入院后,前3d情绪低落,沉默不语。之后,周女士开始与同病房病友交谈,询问责任护士有关化疗、深静脉置管及换药相关的知识。治疗半个月后,医生与家属谈话表示根据病人检查结果,病人的预后极差,且无化疗方案可以选择。周女士与家属商议后选择出院。出院当天,周女士向医护人员表示感谢后平静出院。

请思考:

1. 周女士从入院到出院,经历了怎样的心理反应?

2. 针对周女士阶段性的心理变化特点,应当开展怎样的心理护理?

一、概述

肿瘤(tumor)是机体的正常细胞在各种内在和外在有害因素(致癌因素)的长期作用下,引起局部组织的某个细胞在基因水平失去对其生长的正常调控,导致其过度增生而形成的肿块。根据肿瘤的生物学特征及其对机体影响的不同,可将肿瘤分为良性肿瘤(benign tumor)和恶性肿瘤(malignant tumor),其中恶性肿瘤通常被称作癌症(cancer),是严重危害病人生命健康的慢性疾病。恶性肿瘤的疾病负担及经济负担呈上升趋势,给病人和家属造成了极大痛苦,也为心理护理工作带来巨大挑战。本章主要探讨肿瘤病人的心理特点与心理护理。

二、肿瘤病人的心理特点及影响因素

(一)肿瘤病人的心理反应分期

一般而言,病人在得知肿瘤的疾病诊断后,其心理反应可分为四个时期,但不同病人的心理分期、各期持续时间及出现顺序均存在较大差异,以下四个时期可同时发生或反复出现。

1. **休克-恐惧期**　当病人突然得知自己的诊断时,心理受到极大冲击,反应强烈,可表现为眩晕、心慌、震惊、恐惧,甚至出现木僵状态。此期短暂,可持续数小时或数日。此期病人尚不能主动表达内心的感受和痛苦,对他人的帮助会表示拒绝。

2. **否认-怀疑期**　当病人从剧烈的情绪震荡中冷静下来时,开始表现出不相信患病事实,怀疑诊断可靠性,甚至辗转多家医院就诊、咨询,企图否定疾病诊断。这是病人面对疾病应激所产生的保护性、防御性心理反应,可缓解其恐惧感及痛苦体验,此期若持续时间过长可延误治疗。

3. **愤怒-沮丧期**　当病人接受疾病现实后,随之表现出激动、愤怒、烦躁、不满和怨天尤人,常以谩骂或破坏性行为向家属或医护人员发泄内心的痛苦与不满情绪,甚至出现冲动行为。病人还会出现悲哀、哭泣、抑郁和绝望等情绪,严重者可出现自杀倾向或自杀行为。

4. **接受-适应期**　病人经过激烈的内心挣扎,已经能够接受事实,能正确认识生命终点的到来,心境变得平和与祥和,通常不愿多说话。到疾病晚期时,病人常处于消极被动应付状态及无助状态。

（二）肿瘤病人的心理特点

1. 焦虑和抑郁 约有三分之二的病人有焦虑或抑郁症状。焦虑症状是病人对肿瘤本身及治疗的反应。除某些肿瘤本身可引起焦虑症状外，肿瘤的诊断、治疗也会引起病人的焦虑情绪，而肿瘤治疗的不良反应，如恶心呕吐、疲乏等症状，常常加重病人的焦虑情绪。与癌症相关的焦虑会放大疼痛感，干扰睡眠，对生活质量产生负面影响。若焦虑症状持续存在，会发展成为焦虑障碍。虽然焦虑可发生在肿瘤的各个阶段，但通常在疾病诊断及疾病进展时达到顶峰。

抑郁症状是肿瘤病人常见的情绪反应。肿瘤相关抑郁（cancer-related depression，CRD）是指因肿瘤及相关并发症导致病人失去个人精神常态的情绪病理反应，表现为情绪低落、精力不足、兴趣减退、悲观伤感、自罪观念与自杀倾向等，常伴有睡眠障碍、乏力、疼痛等躯体症状。抑郁与疼痛控制差、依从性差、长期接受治疗有关，可增加肿瘤的死亡风险。

2. 恐惧 恐惧是初期肿瘤病人的主要情绪反应。恐惧情绪的产生主要源自病人对肿瘤未知的恐惧、对肿瘤治疗不良反应及并发症的恐惧、对疼痛的恐惧和对死亡的恐惧。病人多采取攻击或逃避的方式来降低恐惧感。癌症复发恐惧是最常见的恐惧反应，是害怕、担心或忧虑肿瘤可能会复发、进展或转移的心理状态，常表现一系列非常态的行为模式，如对身体的过度检查、过度警觉及过分关注身体症状变化，并将身体的某些症状如疼痛、胸闷作为病情加重的征兆。中重度癌症复发恐惧的病人侵入性思维的发生频率更高，无法控制癌症相关的想法以及强烈的困扰感。长期过度恐惧会加重病人的焦虑和抑郁情绪。研究显示，约49%的肿瘤病人有明显的癌症复发恐惧。

3. 孤独和无助 肿瘤病人因保护性隔离、社会约束行为、社会价值受到打击等原因在治疗期间经常感到孤独，甚至产生被遗弃感。此外肿瘤病人因手术、化疗等带来副作用和个人形象受损，常存在较强的病耻感，进一步加重其孤单感及社会隔离。研究显示38%～59%的肿瘤病人存在中度以上的孤独感，且疾病后期的孤独感更加明显。孤独感会使病人疼痛、抑郁、疲乏的发生概率增加2倍至4倍。当治疗效果不理想、出现严重的并发症或肿瘤转移、肿瘤晚期疼痛难以忍受时，病人常会丧失希望，对治疗失去信心，产生强烈的无助感。无助感是肿瘤晚期的常见反应，45%～65%的晚期肿瘤病人存在无助感。无助感与病人的疾病适应不良、生活质量差、自杀倾向有关。

4. 被动依赖 肿瘤病人一旦认同诊断，由于过度悲观和恐惧，可出现自信心不足、缺乏主见、依赖性增加、行为退化、被动顺从等表现。病人患病后总认为应受到别人的照顾和关怀，饮食生活完全依赖亲人照料，没有精力顾及自己的家庭和社会角色，甚至连力所能及的事情也不愿动手。家人为更好地关心病人，常替其做很多事情，更助长了病人的依赖心理。

5. 创伤后应激障碍 肿瘤作为应激源具有不可回避性、持续性、重复性和多元性等特点，肿瘤病人在这类强烈而持久的创伤性应激源作用下，表现出警觉性增高、侵入性思维、再体验和逃避等创伤后应激障碍（post-traumatic stress disorder，PTSD）的临床表现。肿瘤病人的再体验症状表现为反复回忆确诊癌症时的冲击感、常伴心慌、气急等躯体症状。肿瘤病人的侵入性思维主要体现为不由自主地思考自己患病的原因以及对未来健康的担心，而身体内部一些细微的反应常引起病人对疾病恶化和复发的高度警觉。研究显示肿瘤病人创伤后应激障碍的发生率为7.3%～13.8%，而肿瘤复发或转移时，创伤后应激障碍发生率可高达80%。

6. 癌因性疲乏 癌因性疲乏（cancer related fatigue，CRF）是一种由癌症及其相关治疗引起的一系列痛苦而持续的主观感受，主要表现为非特异性的无力、虚弱、缺乏激情、易累、嗜睡等。与一般的疲乏相比，癌因性疲乏具有发生快、程度重、持续时间长、不可预知、不能通过休息或睡眠缓解等特点，严重影响了病人的自理能力和生活质量。女性、年轻人、伴有焦虑或抑郁症状者癌因性疲乏更加严重。

知 识 链 接

化疗脑

化疗脑又称为化疗相关认知障碍（chemotherapy related cognitive dysfunction），是目前公认的与治疗多种实体瘤经典化疗方案相关的不良反应，表现为病人在化疗中或化疗后记忆力和学习力降低、注意力减退、推理能力和执行功能降低和空间感损害，降低病人的生活质量和工作能力。有13%～70%的肿瘤病人接受化疗后出现不同程度的认知障碍，其中35%的病人在治疗结束数月到数年的时间内症状持续存在。国际上推荐使用霍普金斯词汇学习测验-修订版、连线测验和语言流利度测试来量化评估化疗相关认知障碍病人的认知受损程度。

（三）肿瘤病人心理特点的影响因素

肿瘤病人的心理特点受到人口学因素（性别、文化程度、收入水平）、生理学因素（疲乏、疼痛）、疾病和治疗因素（肿瘤分期、类型、症状负担、治疗方案）与心理社会因素的影响，本节主要关注肿瘤病人的心理社会因素。

1. 认知评价　病人对肿瘤疾病的认知较为消极，普遍认为恶性肿瘤是不治之症，对疾病的接受度较低。部分病人对病情和治疗的理解不够透彻，常处于迷茫状态，不能正确面对放疗、化疗所引起的恶心、呕吐、食欲差等不良反应，甚至误认为出现疼痛即意味着死亡。病人因疾病或治疗所产生的身体变化或缺陷（如脱发、器官缺失或身体形象改变）而产生巨大的心理压力和较强的病耻感，进一步加重了对疾病的消极认知，也加重了病人的心理痛苦。

2. 应对资源与能力　肿瘤病人作为一个特殊群体，在应对方式上较其他群体更容易采取自责、回避、屈服和幻想等不成熟的应对方式，不利于提高病人的疾病接受水平。病人在面对肿瘤的慢性应激、可能出现的并发症以及工作性质的改变时，缺乏足够的应对能力，无法满足期望和现实的冲突，也无法建立起成熟的心理防御机制和积极的应对方式。

3. 社会支持　肿瘤病人的社会支持需求主要包括家庭支持（家庭照顾者的需求、经济支持）、医务人员的支持、社会人员的支持、隐私保护。尽管社会各界已在肿瘤病人的支持方面采取了一系列措施，病人获得的社会支持仍不完整，包括病人的社会支持网络体系不断缩小、病人与家属间的交流不够、疾病治疗的经济负担持续加重、病人自身的实际需求与医护人员提供的支持服务不匹配等，这些均会加重病人的心理负担，影响其心理健康。

三、肿瘤病人的心理护理

（一）心理健康教育

护士可通过面对面咨询、电话访谈、团体干预和发放宣传资料的方法给予肿瘤病人心理健康教育，通过自我授权提高肿瘤病人的健康结局。

1. 提供与疾病及治疗相关的知识与信息　护士根据病人的情况，选择合适的方式向其解释与疾病及治疗相关的知识，以提高病人的自我护理能力，避免病人因知识缺乏而出现不遵医的行为。护士可提供诊断期的病人关于疾病诊断与治疗的相关信息；提供治疗期的病人关于治疗方案选择、治疗程序、治疗效果、不良反应及处理方法的相关信息；提供康复期的病人关于饮食、锻炼、疾病复查、自我监督与自我管理等康复相关知识；提供有关疼痛和疼痛管理的信息与技术，包括疼痛的原因与机制以及减轻疼痛的方法与技术。

2. 提供肿瘤心理相关的知识与信息　指导病人了解心理因素对肿瘤发生、发展与预后的影响，解释疾病消极感知的原因，指导病人了解否认、愤怒、焦虑等情绪是个体面对疾病的正常反应以及表达情绪的重要性，鼓励病人及时调整其不良情绪以促进疾病的治疗与康复。

3. 提供疾病应对的方法与策略　指导病人学会想象、冥想、生物反馈训练等放松技巧,通过指导病人建立积极的应对方式,掌握管理压力的技巧,以乐观的态度应对疾病和治疗,提高病人的心理自我调节能力。

(二)支持性心理护理

为肿瘤病人的全病程(尤其是在诊断初期、治疗期、病情晚期躯体症状明显时)提供以人为本的心理支持。创设安全、舒适的治疗环境,减少环境对病人的各种不良刺激。理解病人的情绪反应,运用语言和非语言的交流方式给予病人安慰、鼓励与陪伴,以授权的方式提供日常情感支持。充分尊重病人人格的情况下,根据病人具体情况决定支持性心理护理的方式,包括与病人建立信赖关系,提供安全的互动环境,主动了解病人的感受与需求,鼓励病人情绪宣泄,倾听并给予共情反应,提供家属心理支持和同伴支持等,提供机会让病人表达内心的真实想法与感受,协助病人明白问题所在,调动与疾病斗争的主观能动性。

(三)协助病人克服负性情绪

定期开展肿瘤病人的心理筛查,及时识别病人否认、焦虑、抑郁、恐惧、孤独等负性情绪,并给予积极处理。充分理解病人在疾病发展过程中所表现出的负性心理状态,积极挖掘病人本身存在的正性能量,如解决问题的能力、心理弹性等,帮助病人调动自身心理资源促进自我情绪调节。充分认同否认作为病人确诊阶段保护性应对防御机制的重要性,避免直接质问病人的否认行为,不急于让病人接受现实。对于焦虑的病人,正常化或肯定焦虑情绪,并指导病人适时进行放松训练或正念减压焦虑情绪。对于抑郁的病人,应做好自杀筛查和评估,采取积极措施解决病人的情绪和癌痛等问题以预防自杀,必要时建议医生提供抗抑郁药物。对于恐惧的病人,利用情感暗示等方式鼓励病人自由谈论其恐惧感受,纠正病人对肿瘤的错误认知,引导病人将癌症经验纳入生活"新常态"。对于孤独的病人,应帮助其寻找缓解孤独情绪的心理社会资源,提高其社会融入能力,减轻社会疏离感。

(四)优化认知与应对策略

1. 认知重建　了解病人对疾病的认知程度,及时纠正其错误的、偏离的认识。开展多种形式的认知干预以帮助病人调整认知结构,重新建立正常的防御机制和应对。如通过叙事疗法鼓励病人讲述其患病经历,并引导病人重新构建积极的替代故事;通过生命意义干预,帮助肿瘤病人重新对生命进行诠释,发现生命的价值和意义。

2. 积极应对　协助病人了解不同的应对方式与其情绪的关系,以及消极应对在其心理痛苦中的作用。指导病人识别过去有效的处理技巧,结合其个人特点制订积极有效的应对方式。肿瘤病人的积极应对策略包括面对疾病的现实、保持希望和乐观、表达情感、寻求支持、采取参与式立场、寻找积极意义等。指导病人通过积极锻炼身体、表达性写作、放松训练、冥想技术、正念减压、生物反馈、音乐疗法、积极暗示等应对技巧缓解躯体不适和心理痛苦。

(五)构建有效的社会支持系统

努力构建一个综合的肿瘤病人支持系统,结合临床和非临床的支持服务以确保病人获得最适当和全面的社会支持。充分评估肿瘤病人在疾病不同时期的情感和社会支持性需求,根据其所处疾病阶段和身体状况,提供最适当的社会支持以满足其需求。给予病人准确、及时的信息支持,如提供疾病宣传手册、开展教育讲座、成立疾病问题小组、建立网络支持平台,满足病人对信息的需求,减少疾病不确定感,增强自我效能感。

鼓励家属充分参与病人心理护理的全过程,经常给予病人陪伴、共情与支持。为病人创造一个有归属感的环境,组织团体活动和支持心理小组干预,鼓励病人参与同伴支持项目,直观感受来自社会的支持,增加日常生活中的社交联系,增加病人的归属感。

鼓励病人主动寻求各种社会支持,帮助病人在家庭、社区、工作单位以及癌症协会、抗癌社团等社会组织间建立一个互相理解、团结一致的抗癌同盟,满足病人与他人良好交往的需要,增加其生活的希望感,提高生活质量。如果病情允许,鼓励病人参加公益性社会活动,一起鼓励其他有类似经历的病人,在帮助他人过程中稳固并强化自身信心。

第二节　器官移植病人的心理特点与心理护理

 —————————————— 导入情境与思考 ——————————————

　　李先生,45岁。李先生有慢性肾小球肾炎病史15年,患慢性肾功能衰竭3年。1年前行同种异体肾移植术,手术顺利,术后各项生理指标恢复良好。李先生一方面因重获健康而欣喜;另一方面,对新植入的肾脏格外关注,处处小心,不参加任何活动,怕伤害来之不易的肾脏。1年以后对新器官的异体印象逐渐消退,生活逐渐走向正轨。他热爱旅行,经常到国内外游览,不能定期上医院复查,未能按时按量服用免疫抑制剂。护士电话随访,嘱其来院复诊。体检:尿蛋白(+)、镜下血尿、尿肌酐轻度增高,血压150/95mmHg,遂入院治疗。李先生焦虑不安,后悔没能遵医嘱服药、复诊,住院后食欲不佳、失眠,非常害怕再次发生尿毒症。

　　请思考:

　　1. 分析李先生肾移植术后的心理特点。

　　2. 针对李先生的状况,如何实施心理护理?

　　器官移植被誉为21世纪"医学之巅",经过半个多世纪的发展,除了人脑之外,人类已能开展心脏、肾脏、肝脏、肺脏、骨髓、血管等几乎所有重要脏器的移植,已经成为终末期器官功能衰竭病人的有效治疗手段。

一、概述

　　器官移植(organ transplantation)是将身体的某个健康器官置于同一个体或同种另一个体,或不同种个体的相同或不同部位,置换已处于终末期的衰竭器官,挽救病人生命的高端医学技术。随着器官移植技术日趋成熟和高效免疫抑制剂的应用,器官移植已成为治疗器官功能衰竭的有效手段。

　　人体器官移植从来源上,可分为尸体器官移植与活体器官移植;从器官供者与受者是否为同一个体,分为自体移植和异体移植;从移植位置不同,分为原位移植、异位移植与旁原位移植。

　　器官移植术对供者和受者都是重大的应激事件,供者往往关注缺失脏器会降低生命的安全系数;受者既获得"重生"的希望,又面临排斥反应、代谢紊乱、移植器官功能恢复延迟、药物不良反应、经济负担沉重、生活方式改变等问题,他们大多会产生各种心理问题。本节重点讨论器官移植受者的心理特点及心理护理。

二、器官移植病人的心理特点及影响因素

　　器官移植技术快速发展的同时,也受到伦理、经济、法律、文化等多方争议,使医护人员及病人面临很多压力与心理冲突。了解器官移植病人的心理特点及影响因素,采取有效的干预措施,对减轻其不良心理反应,树立治疗信心,提高治疗依从性及生活质量,促进生理、心理、社会层面的康复具有重要意义。

　　(一)心理特点

　　1. 器官移植术前的心理特点　需要器官移植的病人均患有慢性疾病,病程长,身体日渐衰弱,多数病人对手术持积极态度,且将手术视为救命稻草,期待劫后余生。移植手术多数是大型手术,手术复杂且时间长,加之供体器官来源不足,许多病人需要等待很长时间,另外器官移植费用昂贵等,病人充满期待与希望的同时,又非常焦虑、恐惧,新生的希望可能因健康状况恶化及漫长的等待而破灭,抑郁情绪常见。

2. 器官移植术后的心理特点 病人术后的心理反应过程可分为三个阶段：异体物质期、部分心理同化期和完全心理同化期。异体物质期多见于手术后初期，病人对移植器官产生强烈的"异物感"，难以接受，自觉机体功能与"异体"不协调，自己身体的体像和完整性遭到破坏，为自己的生命安全感到担忧，为丧失自己的脏器怀有强烈的失落感，对新植入的器官感到陌生、不安、格外关注，倍加小心。进入部分心理同化期后，病人逐渐习惯植入的脏器，异体印象逐渐消退，对其过分关注减少。完全心理同化期是指病人将新脏器视为自身的一部分，除非被问及或检查，一般不会提到其存在。病人的人格特点可因供者的影响而发生戏剧性变化，喜欢打听供者的情况，希望详细了解供者的特征，甚至刨根问底地探听其生活琐事，有的受者心理行为因之发生相应变化。如女性病人移植男性肾脏后，心理活动变得男性化。

（二）影响因素

影响器官移植术前病人心理状况的主要因素为病人的身体状况、人格特征、等待供体的时间、对移植手术的认知、社会支持状况、家庭经济状况等。

器官移植术后病人的心理状况主要受移植器官功能状况的影响，移植器官功能良好，病人开心、放心；移植器官功能较差，病人焦虑、恐惧。术后保护性隔离时期远离亲人陪伴，病人倍感孤独。术后长期使用免疫抑制剂产生的不良反应和经济压力，致使病人焦虑、悲观和抑郁。此外，应对方式、社会支持、经济状况、人格特征、能否回归社会均可影响病人的心理，影响病人康复和生活质量。

三、器官移植病人的心理护理

1. 心理健康教育 移植手术前向病人及家属讲解器官移植的风险与益处，交代所需费用，及如何提高身体功能，使其有足够的心理生理准备，迎接手术。向移植术后病人宣教情绪对机体免疫功能的影响；指导家属给予病人强有力的情感及物质支持。根据病人身体状况，鼓励参与力所能及的社会活动及工作，释放心理压力，提高生活质量。

2. 器官移植术前心理护理措施 护士与病人多交流，鼓励病人打开内心世界，说出困惑，及时消除病人的疑惑，充分尊重病人和家属的知情同意权，手术前向病人和家属介绍器官移植术的基本过程与风险，调动病人的积极性参与手术准备。强化病人的社会支持系统，必要时动员社会慈善团体资助病人，点燃病人生命的希望。通过放松技术缓解病人的紧张情绪，譬如，选择轻松舒缓的轻音乐，使病人心情放松，帮助其顺利度过等待器官移植的日子，以良好的心理状态迎接器官移植手术。

3. 器官移植术后心理护理措施 移植术后病人在无菌病房保护性隔离时期，非常孤独、恐惧，护士积极应用支持性心理疗法，态度和蔼可亲，热情温暖，耐心倾听病人心声，认真观察病人的生理和心理反应，及时处理术后疼痛、睡眠不佳等问题。做好康复宣教，向病人介绍免疫抑制剂的作用和不良反应，以及不良反应的观察指标与应对措施。病人必须严格遵守治疗方案，不能私自减量或停药，以免发生排斥反应和移植器官功能丧失。为病人适当安排文娱活动，减少对移植器官的过分关注，重新恢复正常的人际关系和社会生活，逐步回归社会。继续加强病人的社会支持，指导家属多关心病人，让病人感受到家庭温暖。组织联谊活动，鼓励病人参加病友联谊会，发挥同伴积极示范作用，提高治愈信心。

第三节 突发事件创伤后人群的心理特点与心理护理

 ———————————— 导入情境与思考 ————————————

乐某，女性，40岁。晚饭后陪父母散步时，被失控的汽车撞伤，父母当场死亡，她因左下肢严重创伤，实施了截肢手术。乐某刚住院时，出人意料的"镇静"，冷漠、反应迟钝、答话简单，对治疗导致的疼痛反应也很平淡。数日后，她开始不肯配合治疗，甚至出现过几次拒绝、逃避治疗的行为。了解

 Note:

后得知，她因目睹父母死亡，自己却无能为力，而感到深深的内疚与自责。此外，在得知必须截肢时，她怨恨上天不公，产生了抵触情绪，偶尔还会冲动，对医护人员也不信任。护士准确评估了她的心理状态，了解到影响其心理变化的因素，采取个性化的心理护理措施，乐某的负性心理才慢慢得到缓解。甚至在有病友出现沮丧、悲观时，她还能进行现身说教。

明天她就要出院了，护士发现她虽然偶尔也会有一些悲观，但与前期相比，她基本能接受疾病的现实，而且对未来的生活也充满了期待。

请思考：

1. 乐某在突发事件创伤后存在的心理变化有什么特点？

2. 如何对其进行个性化心理护理？

一、概述

《中华人民共和国突发事件应对法》中指出，突发事件是指突然发生，造成或者可能造成严重社会危害，需要采取应急处置措施予以应对的自然灾害、事故灾难、公共卫生事件和社会安全事件。突发事件不仅会带来物质财产与经济损失，还可能造成躯体创伤、功能障碍，甚至威胁人们的生命安全。由于突发事件前病人大多身体健康，对突发事件也没有心理防备，因此，突发事件后往往会导致病人出现心理适应障碍，已成为危及病人及其家庭、社会的一大健康隐患。护士在为病人提供生理护理的同时，必须提供早期、及时、持续、有效的心理护理，以减轻病人的不良心理反应，促进其心理康复和社会适应。

二、突发事件创伤后人群的心理特点及影响因素

无论是病人还是与之相关联的人群，在经历或目睹突发事件后，躯体、心理都会感受到巨大的冲击，产生不同的心理反应。

（一）心理特点

1. **急性应激反应**　在遭受急剧、严重的突发事件后，少数人会在数分钟或数小时内产生一过性精神障碍，最核心的症状为创伤性重现体验，回避与创伤有关的人或事，麻木，高度警觉；其次，还可表现为分离症状，如情感反应迟钝，不真实感，对创伤的重要部分遗忘；在经历突发事件创伤后，对环境的知觉减弱（如茫然）、注意狭窄、定向错误等。严重时，可出现幻觉、妄想、严重焦虑等。一般在数天或一周内缓解，最长不超过一个月。

2. **紧张与恐惧**　由于病人在毫无心理准备的情况下遭遇突发事件，面临伤与残、生与死的威胁与考验，而且病人对病情、治疗、预后等相关疾病信息了解不够，对医院的环境和医护人员又感到陌生，有些病人会惊慌失措，伴有交感神经极度亢进的躯体症状，如心悸、呼吸困难、面色苍白、全身发抖、手足冰冷或大汗、行走无力。

3. **庆幸与内疚**　成功获救的病人，当死亡威胁解除后，会产生劫后余生的庆幸。但是，对于目睹亲友死亡而自己却无能为力，有些病人还可能感到深深的内疚与自责，可能表现为不主动配合治疗和护理，甚至拒绝、逃避治疗。

4. **愤怒与仇视**　当病人认识到病情现状，特别是自己原有的人生理想实现受阻时，有可能产生极端愤怒，抱怨上天不公，产生怨恨、抵触情绪，无端发怒，易激惹，好冲动，甚至将这种愤怒发泄、迁怒到接近自己的人身上，表现出对医护人员的不信任、仇视、对治疗和护理不满意，严重者可能出现毁物、伤人、自伤等异常行为。

5. **悲观与抑郁**　随着死亡威胁的逐渐远离，病人的丧失感或不安全感可能会逐渐加重，如亲人、朋友死亡的丧失感，肢体残缺或容貌受伤的丧失感，家园和财产损失的丧失感，职业前景不确定的不安全感。病人往往很难接受现实，长期沉浸在忧伤、悲观、绝望的情绪中难以解脱，对如何适应伤后

生活感到茫然，心情抑郁，不配合治疗护理、自暴自弃，甚至萌发轻生念头。

6. 病态性依赖心理 病态性依赖心理是指病人对家属或他人过分依赖，情感脆弱，甚至带有幼稚色彩。主要表现为安于病人角色，怀疑自己的能力，自信心减弱，愿意听从指导、接受帮助，不做主观努力。其产生可能与继发性获益有关，即病人因为疾病得到比无病时更多的关注、关心。这种心理特点可能会导致病人的功能恢复及适应过程延长。

7. 创伤后应激障碍（post-traumatic stress disorder，PTSD） 创伤后应激障碍是指个体经历、目睹或遭遇到涉及自身或他人的实际死亡，或受到死亡威胁，或严重受伤，或躯体完整性受到威胁后，所导致的个体延迟出现和持续存在的精神障碍。创伤后应激障碍的表现：①与唤起突发事件有关的症状，如噩梦、闪回、想起突发事件时强烈的情绪反应和生理感觉；②与避免想起突发事件有关的症状，如避开与突发事件有关的人、地点或活动；③与消极情绪有关的症状，如对社交活动缺乏兴趣，对未来悲观，难以体验到积极情绪；④觉醒和反应的症状，如睡眠困难、易怒、注意力难以集中、易激惹、过度警觉。护士应准确识别此类情况，及时转诊，请心理治疗师或精神科医师治疗。

8. 创伤后成长（post-traumatic growth，PTG） 创伤后成长是指在与具有创伤性质的事件或情境进行抗争后所体验到的心理正性变化。有些病人在生命得到挽救、躯体创伤得到治愈的同时，自身的心理潜能也被激发，恢复和成长的力量得到强化，心理获得了成长，人生态度由悲观转向乐观，对未来生活也充满期盼。

（二）影响因素

1. 创伤程度 躯体功能的损伤程度、是否致残、既往有无突发事件创伤史均可成为影响病人心理的因素。通常情况下，创伤程度严重、有致残可能的病人，负性心理更严重；既往有无突发事件创伤史对个体的心理影响因人而异。

2. 人格特征 突发事件创伤后，神经质、对外界刺激敏感、耐受性差、适应能力差、依赖性强、消极应对方式倾向的病人，更容易产生负性心理。

3. 认知因素 对突发事件创伤和现实处境认知评价不同，病人的心理反应也不同。不合理的认知评价，会使病人产生较严重的负性心理；合理的认知评价，则有利于病人的创伤后适应和成长。

4. 社会因素 病人的经济收入水平、享有的医疗保险水平、社会支持水平，创伤前后有无经历负性生活事件如离婚、家人死亡、家园损坏等均是影响病人心理变化的因素。

5. 环境因素 医院的物理环境（医疗设施、条件）、人文环境（医院文化、制度政策、服务态度、医疗水平）均是影响病人心理变化的因素。

三、突发事件创伤后人群的心理护理

1. 着陆技术 着陆技术的核心是使个体从应激事件上暂时离开，与现实或自我建立连接，远离负性感受，回归平静。该项技术广泛应用于焦虑、惊恐、解离等情况，当病人感到强烈的情绪，或有自伤冲动，或不可控制地回想突发事件时，可以指导病人通过着陆技术来放松。具体操作是通过让病人看到眼前的事物，回到当下，也可以通过听、品味、触摸将病人的注意力从内在思考转回到外部世界。

感知觉察（sensory awareness）：可帮助病人觉察自己的感知体验：保持眼睛睁开，环顾房间，关注周围环境，越详细越好，如窗帘的颜色、杯子的形状；抱住枕头，感受它的柔软程度；手握一杯凉水，用触觉感受温度；稳稳地站在地上，用触觉感知与地面接触的状态。

认知觉察（cognitive awareness）：问一些关于自己的问题，重新定位当下的自己。如我在哪里、今天星期几、今天几号、今年是哪一年、我多大了。

该技术可以在任何时间、任何场合使用。可以在练习着陆技术前后，用0～10分对情绪进行评分，判断着陆技术的效果。

2. 保险箱技术 保险箱技术是一种负面情绪处理技术，需要依靠想象来完成。在突发事件创伤

初期，很多创伤性记忆不适宜去处理，护士可帮助病人构建和完善一个保险箱，在确保其各项功能正常、绝对安全的前提下，将心理创伤性材料"打包封存"其中；之后，再将保险箱放到想象中绝对安全的地方，只有病人自己能随时取到，从而起到与创伤性刺激保持距离的效果，使病人在短时间内从负面情绪中解放出来。

3. **紧急事件应激晤谈**（critical incident stress debriefing，CISD） 紧急事件应激晤谈是一种广泛应用于突发事件中遭受各种心理创伤人员的心理干预技术，分为 6 个阶段。①导入期：主要包括紧急事件应激晤谈简介、目的和原则；破冰游戏（认识新朋友或名字接龙）；教会创伤者情绪稳定技术、放松技术。②事实期：鼓励团体成员回顾事件的真实情况，呈现事件全过程；干预者以倾听为主，不必过多回应；2～5min/人。③感受期：通过描述当时的想法及导致的情绪反应，进一步澄清事件发生后个人在情绪反应前的认知活动和感受。④症状期：创伤者从心理、生理、认知和行为等方面描述自己应激反应的表现；讨论危机事件过程中及现在的体验、生活改变及影响。⑤指导期：对突发事件发生后的反应进行"常态化"处理，提供必要的专业帮助，鼓励团体成员树立信心。⑥再入期：澄清被忽略或不清楚的问题；对干预进行总结，关闭创伤事件。

紧急事件应激晤谈的目的是通过减弱应激急性症状来减轻突发事件造成的不良后果，减少出现继发精神症状的风险。该技术通常应用于同质性团体，以 12 人左右为宜，7～9 人效果最理想；一般在突发事件发生后的 24～72h 开始，每次持续 2～3h。

知 识 链 接

我国心理援助的发展阶段

国家卫生健康委员会和民政部等部门联合发布了《中国精神卫生工作规划（2002—2010年）》，将精神卫生援助纳入灾后重建中。总体来看，我国心理援助的发展与三次重大灾难事件相关，可以分为传染性非典型肺炎疫情时期心理援助的萌芽阶段、汶川地震心理援助的发展阶段和新型冠状病毒肺炎疫情时期规模化心理援助形成阶段。

1. 传染性非典型肺炎疫情时期（心理援助的萌芽阶段及其特点） 2003 年传染性非典型肺炎疫情，社会各界的心理援助力量纷纷涌现，我国心理援助开始萌芽。此阶段的特点是"一多二缺一出现"，即心理援助多自发、缺乏组织性和专业技术支撑、心理援助研究开始出现。

2. 汶川地震时期（心理援助的发展阶段及其特点） 2008 年汶川发生地震后，吸取了 2003年传染性非典型肺炎疫情期间心理援助的经验，开展了大规模心理援助和心理援助研究，表明我国心理援助进入了发展阶段。此阶段呈现出心理援助响应及时、心理援助国际眼光、心理援助力量强大和心理援助研究丰富的特点。

3. 新型冠状病毒肺炎疫情时期（规模化心理援助形成阶段及其特点） 这一时期的心理援助不仅具有系统性、组织性和专业性，而且还开展了线上和线下相结合的全方位心理援助，我国形成了规模化的心理援助。此阶段的心理援助具有国家领导人高度重视、国家相关部委指导有力、凸显中国文化自信、专业化提升、创造了"互联网＋"心理援助新形式等特点。

在心理护理过程中，护士还可以应用强化社会支持、适应能力训练等方法，同时观察病人是否存在与自杀相关的异常行为或告别性语言，做好预防自杀的心理护理。

本 章 小 结

器官移植术前病人的心理特点主要表现为充满期待与希望的同时，又非常紧张、焦虑、恐惧；术后心理反应分为三个阶段：异体物质期、部分心理同化期、完全心理同化期。影响器官移植术前病人心理状况的主要因素包括病人的身体状况、人格特征、等待供体的时间、对移植手术的认知、社会支持状况、家庭经济状况；术后病人心理状况主要受移植器官功能状况的影响。器官移植病人的心理护理措施主要包括心理健康教育；术前多交流、介绍手术基本过程及风险、强化社会支持系统、缓解紧张情绪；术后应用支持性心理疗法、做好康复宣教、适当参加文娱活动，转移注意力。

肿瘤病人心理反应分为四期：休克-恐惧期、否认-怀疑期、愤怒-沮丧期、接受-适应期；心理特点包括焦虑和抑郁、恐惧、孤独和无助、被动依赖、创伤后应激障碍、癌因性疲乏；肿瘤病人的心理社会影响因素有认知评价、应对资源与能力、社会支持；肿瘤病人的心理护理措施主要包括心理健康教育、支持性心理护理、协助病人克服负性情绪、优化认知与应对策略、构建有效的社会支持系统。

突发事件创伤后人群的心理特点主要包括急性应激反应、紧张与恐惧、庆幸与内疚、愤怒与仇视、悲观与抑郁、病态性依赖心理、创伤后应激障碍、创伤后成长；影响因素包括创伤程度、人格特征、认知因素、社会因素、环境因素；心理护理措施包括着陆技术，使个体从应激事件上暂时离开，与现实或自我建立连接，远离负性感受，回归平静；保险箱技术，帮助病人构建和完善一个保险箱，使病人在短时间内从负面情绪中解放出来；紧急事件应激晤谈技术，主要包括导入期、事实期、感受期、症状期、指导期和再入期。

（张银玲　满　力　董超群）

思　考　题

1. 简述肿瘤病人常见心理问题的心理护理要点。
2. 简述器官移植病人术后的心理特点和心理护理要点。
3. 简述突发事件创伤后人群的心理特点和心理护理措施。

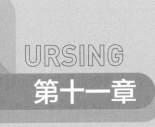

URSING

第十一章

护士心理健康与维护

11章 数字内容

学 习 目 标

知识目标：

1. 掌握心理健康的标准及护士应具备的职业心理素质。

2. 熟悉护士常见的心理问题以及影响护士心理健康的因素；维护和促进护士心理健康的个人策略及组织策略。

3. 了解护士心理健康的现状及意义。

能力目标：

1. 能对护士的心理健康现状进行评估。

2. 能正确分析护士心理健康的影响因素。

3. 能正确提出维护和促进护士心理健康的具体策略。

素质目标：

具有良好的职业心理素质，为病人提供高质量的护理服务。

随着社会的发展、人民生活水平的提高以及人们对健康的重视,人们对护士的社会期望越来越高,对护理工作的要求也越来越高。护士在高质量完成护理工作的同时,还肩负着改善病人满意度、提升病人获得感的责任。护士不仅要有扎实的专业知识和精湛的护理技术,还需要具备医学、心理学、社会学、伦理学、法学等方面的知识,将自然学科和人文学科知识结合起来,以解决不同疾病、不同病人的复杂护理问题,这就对护士的职业能力和职业心理素质提出了更高的要求。护士作为与病人接触最为频繁的医务人员,面临的职业压力越来越大,多项研究显示,护士心理健康的总体水平低于一般人群。根据 2017 年《中国护士群体发展现状调查报告》的数据显示:超过 50% 的护士遭受过不同层面的心理创伤;在近一年内,41.2% 的护士遭受过病人或病人家属的过激行为,约 79% 的护士在工作中遭受过利器损伤,81.9% 的护士希望在职业过程中能够得到及时的心理援助。护士心理健康的维护与发展,既关系到护士自身,同时也与病人的疾病康复和健康促进息息相关。护士心理健康失调,不仅会影响自身生理功能和健康状况,还会降低工作效率和服务质量,对护理工作产生较大的影响。

 ———————————————— 导入情境与思考 ————————————————

王女士,40 岁,某三甲医院急诊科护士,负责急危重症病人的收治及抢救工作,工作紧张而忙碌。为了自己能不断适应时代发展对护理的需求以及自我提升,王女士利用休息时间参加继续教育和考试,并收集资料、申报科研课题、撰写论文。家中父亲已去世,母亲瘫痪在床需要照顾;丈夫已外派工作 1 年,每月回家 1 次;女儿读初三,近期成绩下滑严重。王女士近期感觉烦躁、坐立不安;对事物的变化反应过度紧张,有时还伴有胸闷、心悸症状,睡眠质量不高;情绪不稳定,易怒;对工作感到厌倦,工作效率及质量明显降低。

请思考:

1. 王女士出现了什么心理问题?

2. 影响王女士心理健康的因素有哪些?

3. 可以采取哪些策略来维护和促进王女士的心理健康?

第一节 护士心理健康概述

护士服务于医疗机构、社区和家庭护理的一线岗位,其职业要求已经不再仅仅是帮助病人恢复健康,还需要协助健康的个体及群体保持和促进健康;护士心理健康状况的好坏直接影响护理服务目标的实现,也决定着护理的质量和水平。一名心理健康的护士才能在高强度的工作中应对因各种压力导致的紧张焦虑,并做到尽职尽责地关爱病人、团结同事,进而能在护理专业方面锐意进取、有所建树;才能坚定而又不失温和地面对形形色色的病人,根据病人不断变化的病情给予恰当的护理。只有心理健康的护士才能在严苛的职业环境中长期保持工作的热情和专注,有充沛的精力,为病人提供细心、精心、耐心、热心的优质护理。

一、护士心理健康的概念

心理健康最早是由美国精神病学家斯惠特(Sweeter)提出的,他认为心理健康是指人的内部心理和外部行为的和谐统一,并适应社会准则和职业要求的良性状态。目前普遍认为心理健康是指拥有积极、有效的心理活动和平稳正常的心理状态,对当前和发展着的社会及自然环境、自我内环境的变化具有良好的适应功能,并不断地发展健全的人格,提高生活质量,保持旺盛的精力和愉快的情绪。从广义上讲,心理健康是一种持续高效而满意的心理状态;狭义上讲,心理健康是知、情、意、行的统一,是人格完善协调,社会适应良好。

Note:

护士心理健康尚无统一的概念,普遍认为护士心理健康是指护士的心理状态在自身及环境条件许可范围内能达到的最佳功能状态,表现为护士认知、情绪、意志、行为协调统一,具有良好的社会适应,能够有效地发挥个人的身心潜力及自身的积极社会功能。

二、护士心理健康的标准

(一)心理健康标准中的核心要素

心理健康目前没有统一的标准,不同学者从不同的角度提出了不同的观点。美国学者坎布斯认为心理健康的人应具备积极的自我观念、恰当认同他人、面对和接受现实、主观经验丰富。美国心理学家马斯洛和米特尔曼对心理健康提出了10条标准:①是否有充分的安全感;②是否对自己充分了解,并能恰当地评估自己的能力;③自己的生活目标是否切合实际;④能否与周围的环境保持良好的接触;⑤能否保持人格的完整与和谐;⑥是否具有从经验中学习的能力;⑦是否能保持适当和良好的人际关系;⑧能否适度地表达与控制情绪;⑨能否在不违背社会规范的范围内,适度地满足个人的需求;⑩能否在集体要求的前提下,有限度地发挥自己的人格。总结不同学者有关心理健康的标准,其核心要素包括以下几个方面:

(1)智力正常:指有正常的智力水平。智力是以思维为核心的各种认识能力和操作能力的总和,包括人的观察力、记忆力、注意力、思维力、想象力和实践活动能力。智力正常是衡量一个人心理健康的基本条件。

(2)情绪良好:指有健康的情绪特征。心理健康者能经常保持愉快、乐观、自信、满足的心情,善于从生活中寻求乐趣,热爱生活;同时善于调节和控制自己的情绪,使自己的情绪保持相对稳定。情绪健康是人的心理健康的重要指标。

(3)意志健全:指有健全的意志品质。意志是人自觉地确定目的,并根据目的调节支配自身的行动、克服困难,去实现预定目标的心理过程。心理健康的人常具备自觉性高、果断性强、坚韧性大、自制力好等意志品质,总是有目的地进行各项活动,在遇到问题时能经过考虑而果断采取决定,并善于克制自己的情绪。

(4)人格完整:指有完善的人格。人格完整的主要标志是人格结构的各个要素不存在明显的缺陷和偏差,有正确的自我意识和积极进取的信念、人生观,并以此为中心统一自己的需要、愿望、目标和行为。不同年龄阶段的人各有其心理行为特征,心理健康的心理年龄与多数同龄人保持一致,其心理行为也与其所扮演的社会角色相符合。保持人格的完整性是心理健康的最终目标。

(5)人际和谐:指有和谐的人际关系。心理健康的人,能以尊重、信任、友爱、宽容的积极态度与他人相处,拥有广泛而稳定的人际关系。

(6)适应环境:指有能动地适应环境的能力。心理健康的人,能够顺应社会文化发展趋势,根据客观环境的需要不断调整自己的身心行为,达到与客观环境和睦相处的协调状态。

心理健康是一个动态开放的过程,心理健康与不健康之间没有绝对的界限,心理健康的人在一个特别恶劣的环境中,也可能出现某些失常的行为。判断一个人心理是否健康,应从整体上根据经常性的行为方式进行综合性的评估。

(二)护士应具备的职业心理素质

护士的职业心理素质是指护士从事护理工作时综合的心理能力及稳定的心理特征,包括护士的认知能力、情绪情感、意志、气质、性格、技能等。护士的职业心理素质是护士工作顺利开展的重要基础。

1. 认知方面

(1)敏锐的观察力:护理工作重要内容之一为观察病人的身心状况变化。因此护士必须具备敏锐的观察能力,通过对病人各项生理指标、临床症状、心理行为反应等的观察,了解病人的病情状况及变化,洞悉病人的需求,掌握病人的心理状态,以明确护理诊断、提高治疗和护理效果。

Note:

（2）良好的注意力："健康所系、生命所托"是对护理工作很好的诠释。护士的注意力需要有良好的指向性和集中性，在千头万绪的工作中，护士需具备甄别、排除无关信息干扰的能力，确保病人的医疗护理安全；同时护士应具备一定的注意范围广度，力求做到眼观六路、耳听八方，将复杂的工作做到心中有数。

（3）准确的记忆力：护理工作的对象是人，护士的各项操作如执行医嘱、注射药物、测量生命体征等，都要做到准确无误；护士面对的病人数量多，护理计划也需要根据病人的病情变化随时进行调整，这些都需要护士具备良好的记忆素质，以避免差错事故的发生。良好的记忆一方面有助于护士更好地掌握病人的病情和治疗、康复情况，另一方面也有助于增进护士对病人的了解，赢得病人的信任。

（4）独立的思维能力：随着护理专业的发展，现代护理的独立功能占到70%，而依赖功能仅占30%，这就要求护士必须具备独立思维的心理品质。在面对病人千变万化的病情时，护士必须具备独立解决问题的思维能力，在有限的时间内运用自己已有的专业知识和技能作出准确的判断，并采取正确有效的护理措施。对病人由于病理状态下所引起的已存在的或潜在的行为反应，包括生理、心理、社会适应能力方面的反应，护士能独立应用护理手段加以解决或部分解决。如遇到失血性休克病人急诊时，护士必须能迅速评估病情，立即建立静脉通道，保持呼吸道通畅，密切观察生命体征、意识、面色及瞳孔等的变化，并做好记录；同时还要控制活动性出血，配合医生进行诊断性操作等，以保证病人呼吸、循环的稳定，为医生的诊断治疗提供良好的基础，为进一步抢救创造良好的条件，减少并发症的发生，提高急诊抢救的质量。护士若没有独立思维的能力，在这样危急紧迫的急诊抢救过程中，很难胜任。

2. 情绪方面　护理特殊的工作性质、环境氛围等，使护士容易产生紧张、焦虑、无助等情绪问题，而特定的工作对象又要求护士始终以良好的情绪状态，为病人营造良好的情绪氛围，这就要求护士具备良好的情绪调节能力与自控能力。护士积极的情绪，能调节环境氛围，唤起病人治病的信心。护士情绪低落、烦躁、焦虑，一方面容易影响病人的情绪状态，另一方面也容易发生护理差错。因此，掌握情绪管理及调解的方式和途径，保持稳定、愉快的情绪是护士极为重要的心理品质，尤其是当病人病情发展迅速时，护士充满信心、情绪稳定、沉着冷静可对病人产生积极的影响。

3. 意志方面　护理工作繁忙、多变、琐碎等工作特点需要护士具备坚强的意志力，具备意志的果断性、自制性、坚韧性等品质。意志的果断性表现为护士在危急、紧要关头，能根据病人的病情变化及时、正确、果断地进行理性决策。如一位病人突然发生了病情危象，需要医护人员立即采取急救措施，若对采取的抢救措施犹豫不决，就可能延误病情甚至危及病人的生命，这就需要意志的果断性品质。一位护士具备了果断的意志品质，就更能赢得时间，赢得病人的生命。护士意志的自制性表现为护士对生活事件的容忍、克制态度。护士护理的对象大多是处于疾病状态的病人，他们的情绪和人格状态亦不稳定，往往易于出现各种冲动和非理性行为。面对病人的各种冲动和非理性行为，护士的自制力能帮助护士容忍病人，克制自己的不良情绪和行为反应，维持自身良好的身心状态。研究表明，坚韧性水平高的护士拥有坚韧的意志品质，在面对困难和挫折时，能够采取积极应对方式，坚持不懈地去实现目标，所以心身健康水平就越高。而坚韧性水平低的护士在困难和挫折面前，意志力比较薄弱，容易采用比较消极的应对方式，导致心身健康水平较差。

4. 人格方面　护士的人格素质主要是指护士的人格特征，是由先天禀赋和后天经验积累所形成的。护士的心理健康水平也与其所特有的人格心理特征有关。研究显示，内向、喜欢独处且情绪不稳定的护士，心理健康状况较差；外向、对心理卫生知识了解愈多的护士，其心理健康水平愈高。良好的人格特征有利于护士角色功能的实施。一般说来，具有谨慎、深思、节制、平静、随和、活泼、健谈、开朗等人格特征的人，更适合从事护理职业。有研究显示，与一般护士比较，优秀的护士具有低敏感性人格特征，能理智、客观、坚强和独立地处理护理工作中的各种问题；而一般护士具有高敏感性的人格特征，处理问题时易感情用事，缺乏耐心与恒心。

5. 人际关系方面 护理工作的性质决定了护士需要与病人密切接触，护士需要保持和病人及其家属的密切联系与沟通，需要促进病人间的交流、协调病人与家属的关系等；护理工作的顺利实施需要与医生、护士、医技人员以及行政后勤等人员的密切配合与沟通；护士是连接医院各种复杂人际关系的纽带，始终处在护患关系的中心，这些均需要护士具备较好的人际交往及沟通能力。

6. 环境适应方面 护士能够顺应社会发展趋势，对社会现状有较清晰、正确的认识，能根据人们对健康的需要不断调整自己的身心行为，努力提高自身的技术水平和非技术水平，达到与客观环境协调、统一。

三、护士心理健康的现状

护理工作的严谨性、细致性和重要性要求护士在工作中注意力要高度集中，根据病人的病情变化和需求，随时为病人提供优质的护理服务，护士长时间处于精神高度紧张、高度应激状态。研究表明，长期应激可导致皮质激素水平升高，使人产生焦虑、抑郁、敏感等不良情绪。近年来国内外有关护士群体心理状况的研究显示，护士的心理健康水平总体较低，临床护士普遍存在心理健康问题，抑郁、焦虑、失眠、紧张、易怒、情绪枯竭等发生率较高，较容易感受到心身疲倦和无助。不同科室、不同医院级别、职业生涯不同阶段的护士心理健康状况不同。

（一）不同科室护士心理健康现状

研究表明，在不同科室中，护士面对职业压力源的数量和强度不同，其心理健康状况存在差异。重症监护室（ICU）、急诊科、手术室、儿科、妇产科、精神科、肿瘤科及传染科等科室，护士的心理状况水平低于其他临床科室。急诊科及 ICU 收治的病种复杂、病人病情危急，对护士的知识及能力素质要求比普通病房高，护士常常处于一种高应激状态，且护士也常面对濒死或死亡现象的刺激，这些都严重影响急诊科、ICU 的护士心理健康状况。手术室护士不仅需要掌握手术相关的知识，还需要掌握各系统疾病相关知识，工作范围包括术前访视、术中护理以及术后麻醉恢复。且随着医疗科技的发展，高、精、尖的手术不断涌进医院，需要护士不断学习掌握新技术手术的配合，高风险、高期望值、无规律的工作环境影响着手术室护士心理健康。精神科病人的不良情绪及行为异常较集中，护士需要随时关注并应对意外事件的发生，致使精神科护士容易出现心理抑郁和心理疲劳。有研究指出妇产科、儿科、肿瘤科、传染科护士的心理健康状况也较差。

（二）护士职业生涯不同阶段的心理健康现状

护士在职业生涯的不同阶段，其职业心理需求、面临的职业挑战不同，护士的心理健康状况也有差异。有研究者以加里·德斯勒研究的职业生涯发展理论为基础，结合临床护理工作的实际，将护士职业生涯分为 4 个阶段，即职业确定阶段（工作 5 年以内）、稳步发展阶段（工作 5～15 年）、职业中期危机阶段（工作 15～25 年）和维持阶段（工作 25～30 年）。职业确定阶段护士完成了从护生到合格护士的角色转变，该阶段护士心理波动最大、离职率最高；此阶段护士缺乏工作经验及技能，且生存压力大，部分护士因职业自信不足、工作量大而产生焦虑、抑郁情绪。在稳步发展阶段与职业中期危机阶段，护士一方面在工作上积极要求进步，渴望突破与实现自我价值，面临着不断提高与竞争的压力；另一方面，家庭生活负担逐渐增加，消耗了护士较多的时间与精力。有研究表明，处于该阶段的护士面对工作、家庭的双重压力时更易出现心理问题，是职业倦怠的高发群体。一部分护士因工作经验的逐步积累，情绪的自我调控能力逐渐增强，其心理健康水平逐渐提高。在维持阶段，大多数护士已经有了稳定的家庭与住所，生存的压力明显减小，但部分护士出现了身体上的不适或疾病，随着社会发展和医院人才结构的变化，医院更注重高学历、年轻护士的发展，这对高年资护士在心理上产生了一定的冲击；有研究表明许多高年资护士会对自身价值产生失落感，导致其出现心理健康问题。

（三）不同医院级别护士心理健康现状

研究表明，护士心理健康状况与医院级别相关，大型综合公立医院的护士较其他医院的护士心理健康水平差，发生焦虑、抑郁等不良情绪概率高。大型综合公立医院收治的疑难危重病人多，病人病情复杂,病人及家属对医疗护理质量期望值较高,护士工作强度及压力大,护士之间的竞争也大,这些因素导致大型综合医院的护士存在更多的心理问题。

四、护士心理健康的意义

护理工作具有高度的专业性和社会人文性,是一项繁重且人际复杂的医疗服务工作。在工作中,护士不仅随时需要根据病人病情变化作出迅速准确的反应,承担具体和实际的诊疗护理服务,还需以病人为中心,提供生理、心理、社会、文化的全面照顾。因此,护士的心理健康水平将直接影响其工作的状态和护理质量,进而影响病人的治疗和康复效果,将直接关系着人类的健康事业和人们的生活质量。

(一)护士心理健康状况影响其躯体健康和社会适应

大量研究表明,个体的心理健康状况不良容易导致躯体疾病的发生,心理健康与躯体健康相互联系、相互作用,进而影响个体的社会功能。若一个人长期处于高度紧张或抑郁状态下,会损害下丘脑,影响激素的分泌,使人体内环境严重紊乱,从而导致免疫功能抑制,机体抗感染能力和自身免疫能力降低,疾病就乘虚而入,其社会功能的实施势必受到影响。

(二)护士的心理健康状况影响护理工作的质量

护士的心理健康水平直接影响其提供的护理服务质量。护理工作充满挑战与压力,当这些压力持续存在并发展到一定程度时,护士就会产生焦虑、抑郁等负性情绪,若得不到及时调整和疏导,护士就会出现记忆力减退、注意力不集中、工作热情低、对待病人缺乏关爱等身心反应,这将导致护士的动作急促或过分迟缓,准确性下降,思维判断失误增加,对潜在的行为偏差和应付方法很可能顾此失彼,从而直接导致护理质量的下降,甚至影响病人安全;心理健康水平较高的护士,能尽快地采取措施去适应各种客观环境的变化,以正确的态度和方法来处理护理工作的矛盾和问题,能为病人提供优质的护理服务。心理健康水平低的护士对工作投入程度不高,容易消极地对待工作,行为效率降低,从而影响护理工作效率。

(三)护士的心理健康状况影响病人的心理健康

临床上罹患躯体疾病的病人,由于躯体疾病破坏了其正常的生活规律以及疼痛、躯体功能障碍等不适,容易出现情绪低落、注意力狭窄,甚至兴趣、爱好、思维行为方式都会发生改变。护士心理不健康,不具备同理心,就不能正确理解病人的行为,更无法恰当、巧妙地处理病人的心理问题。轻者影响护患关系,重者则可能对病人的身心造成损伤。因此,为了更好地服务于病人,促进良好的护患关系和医院和谐,护士首先必须具备良好的心理健康水平。

第二节　护士常见的心理问题及影响因素

护理工作的高风险性、高技术性、高负荷性以及医患关系的复杂性给护士的心身带来极大压力。过度的职业压力对护士的心理健康状况有较大的影响,并可引发一系列的行为效应和疾病状态。现有的国内外调查研究表明,护士人群的心身健康状况并不乐观。

一、护士常见的心理问题

护士职业的特殊性以及护士自身职业心理素质的差异导致护士产生各种心理问题,护士的心理问题将对护理质量以及病人安全产生重要影响。护士常见的心理问题在认知、情绪及行为方面体现为:

(一)认知方面

表现为注意力不集中、记忆力下降、思维能力紊乱、判断能力下降、工作中出现犹豫不决的现象,如护士在工作中经常出现对病人病情的观察能力、临床思维判断能力低下等。

（二）情绪方面

护士常见的情绪问题包括以下几种：

1. 焦虑　具体表现为烦躁、坐立不安，对事物的变化反应过度、过度紧张，常伴有头痛、胸闷、心悸、颤抖、尿频等躯体症状；有些护士也会伴随生活兴趣减退、运动力缺乏、活力丧失、食欲低下、沉默寡言等抑郁情绪症状。焦虑会导致护士工作效率低、工作失误率增加，人际关系恶化等。

2. 抑郁　护士每天面对高强度的工作，会因工作不顺利产生挫败感，因救治不了病人而自责，因职业暴露而担心等，这些将导致护士情绪低落、兴趣减退、活力丧失，感到自身没有价值，无法胜任工作等。

3. 恐惧和担心　一方面，目前国内医患矛盾紧张，医闹事件频发等因素导致护士心理压力增大，工作中提心吊胆，担心病人和家属故意刁难；另一方面，医院的工作环境中生物性和化学性危险因素远大于其他职业，对护士的工作带来巨大挑战，也加大了护士的恐惧程度。

4. 愤怒　当护士感到自己的工作不被病人、家属和社会认可，得不到应有的尊重时，就会出现愤怒的情绪反应，表现为易激动、情绪难以控制、暴躁、冷漠等，可能因一些微不足道的事情而大发雷霆。

5. 厌倦　护士每天面对高强度的工作，未得到应有的尊重和认可时，再加上家庭、社会支持不够、人际关系紧张等因素，护士会对工作产生厌倦心理，消极地工作，甚至对工作厌烦、丧失责任感。

6. 强迫　护士需要严格执行查对制度，在护理操作中需要执行操作前、操作中、操作后查对，以避免发生差错。这一工作特点导致有些护士做任何事情必须反复查对确保万无一失，若没能反复查对，则会担心发生差错事故而出现心神不宁、寝食难安。

（三）行为方面

长期处于应激状态的护士可出现行为异常。常见的不良行为反应包括个体行为和组织上的行为表现两大类。个体不良行为表现为吸烟、酗酒、药物滥用，不良饮食行为，以及对家庭成员或同事充满敌意、人际交往困难等，这些行为改变会影响个人的心身健康，如过量食用零食可出现体重增加、肥胖，神经性厌食则导致食欲减退、体重减轻甚至导致疾病；组织上的不良行为表现为旷工、离职、工作失误增多、筋疲力尽、工作效率低下等，这些不良行为将给组织带来巨大的损失。

二、护士心理健康的影响因素

护士在工作中不但需要面对和处理由于工作负担繁重、行业管理严格、人际矛盾突出等问题所带来的问题，而且还要直面病人的痛苦和死亡以及职业社会评价低等因素带来的负性效应，这些都会直接或间接地影响护士的情绪状态和心理健康。影响护士心理健康的因素包括社会与环境因素和护士个人因素。

（一）社会与环境因素

1. 职业因素　护士职业因素一方面指护士的工作具有责任大、风险高、不确定因素多、24h 轮班制等特点。在临床工作中，护士对病人的健康和生命承担着重大的责任，随时需要对病人病情变化作出准确迅速的反应；病人疾病的复杂性、不可预见性以及医学技术的局限性，使得护理风险无处不在，这就需要护士在工作中必须具备高度集中的注意力、准确的记忆力以及敏锐的观察力，以确保病人安全。护士工作需要 24h 轮班制，容易扰乱人的正常生理规律，导致睡眠质量不高。护士低质量的睡眠容易出现焦虑、紧张和疲倦感，使其容易出差错而导致医疗问题和事故，增加护士自身的思想压力。

护士职业因素的另一方面是指护士工作的环境具有职业暴露的高风险性。临床护士每天面临的各种职业暴露，如锐器伤、人类免疫缺陷病毒（HIV）感染等，在工作中稍有不慎就会发生各种锐器伤以及发生接触性、血源性、呼吸道感染等，这些都给护士带来不同程度的应激，导致护士出现恐惧心理。护士还需要经常直面病人的痛苦和死亡，置身于充满病痛的职业环境中。相关调查显示，经常要面对危重病人和死亡的护士比普通病房护士具有更大的心理压力。病人的死亡、家人的悲伤、哭泣与生死离别，使护士经常处于负性情绪状态中，持续不断地付出自己的情感资源，易导致护士情感资源消耗殆尽而处于枯竭状态。

2. 组织管理因素　由于各种原因，目前我国的护理管理模式不能满足护士角色范围扩大的需求。主要体现在：

（1）护士工作职责模糊：随着护理学科的发展，"以人的健康为中心"的护理模式使护士工作已从单纯地执行医嘱转移到为病人提供生理、心理、社会和文化的全面照顾，这种工作模式的转变需要护士付出更多的劳动和精力，而受相对滞后的护理管理理念和组织管理模式的制约，护士的工作职责模糊、工作内容庞杂，护士在工作中除了完成临床护理操作、满足病人的各种合理需要、尊重病人的各项权利、避免差错事故的发生外，还要处理病房中大量事务性工作，这将导致护士的职业压力增大，影响护士心理健康。

（2）护士人力资源配备不足：在护理组织结构中，普遍存在护理人员缺编现象，护理人员配备不足，护士工作负荷和工作能力不匹配。临床工作中，护士既要接受病人和家属的各种咨询，为病人实施各项基本护理操作，还要随时观察、评估病人的病情变化，根据病人的病情实施恰当的护理措施并给予评价，还必须时刻保持头脑清醒、精力充沛，为抢救病人随时做好准备，这些都使护士处于忙碌的工作状态。护士长期超负荷工作，工作负荷与护理人员的能力不匹配，对护士的心身健康产生不良影响。

（3）护士组织激励机制不完善：与同资历的其他医疗人员相比，给予护士继续深造和晋升的机会较少，使得护士专业技能和临床研究能力发展不足，护士在面对日益复杂的疾病及护理个案时，显得力不从心；护士的职称、工资和福利待遇、社会地位低、专业发展空间小等因素降低了护士的职业价值感，护士感觉自己付出了很多，却没有得到相应的回报，无工作成就感，最后导致出现挫折感，对护士的心理健康产生负面影响。

3. 人际因素　护理工作中人际关系主要包括护患关系、护士与病人家属关系、护护关系、护士与其他医务人员关系等，众多的人际关系及其相互间的角色冲突会给护士带来压力。护士在工作中面临的人际关系错综复杂，如果不能很好地处理，就会陷入人际冲突的困境，从而影响护士的心理健康。如护士要严格执行医嘱，医生在与病人交流的过程中告诉了病人医嘱的执行时间和内容，但由于一些原因，医生并未按时开立医嘱，这就容易导致医护、护患矛盾；有些病人认为自己的病情最重、最需要得到护士照顾，而护士同时要护理多位病人，为许多病人负责，如果未满足个别病人的需求，就会出现护患冲突、护士与病人家属的冲突。另外，护士在促进病人健康的过程中，往往需要其他医务人员的紧密配合，还要处理好与其他医务人员的关系，在现实工作中，由于各种原因，有时会出现医务人员之间相互推卸责任、相互埋怨、不配合等现象，这些矛盾和冲突都会对护士的心身健康产生影响。

（二）护士个人因素

护士在工作中不可避免地面对来自外在社会环境的压力，若护士能有效地应对，则能保持心身健康，反之则会对其心身健康产生损害。因此，个体的应对策略是影响护士心理健康的内在个人因素。人格作为心理应激的中介机制，在压力源及压力反应之间起重要的调节作用，对个体的心理健康有影响。大量研究表明，护士的职业发展与护士的心理健康也密切相关，提高护士的职业价值感、职业认同感，有利于提高护士的心理健康水平，护士的职业倦怠感损害护士的心理健康。鉴于此，影响护士心理健康的内在个人因素包括以下几个方面：

1. 护士的应对策略　应对方式是人们所采用的应对压力事件的策略和方法，被认为是影响个体心理健康状况的重要因素。研究表明，护士使用积极的应对方式可以促进心理健康，而使用消极的应对方式则可能引发心理问题，且目前大多数护士缺乏有效的应对措施，因此优化护士应对策略有利于促进护士的心理健康水平。应对策略可分为以问题为中心的应对策略和以情绪为中心的应对策略。

Note:

以问题为中心的应对策略包括所有直接对付应激源的策略，关注的焦点是要对付产生压力的事件，个体对面临的生活事件及自身所拥有的社会支持资源进行评估，采取适当的方式来消除或减轻威胁。以问题为中心的应对策略对那些可控的应激源通常是有效的。

以情绪为中心的应对策略关注的焦点不是去消除或减轻威胁，而是改变自己对应激源的认知，减轻压力产生的不适。以情绪为中心的应对策略对不可控性应激源产生的影响更加有效。譬如，当护士在面对病人救治无效而离世时，会体验到强烈的无助、沮丧、焦虑、哀伤甚至愤怒等负性情绪，此时护士往往无法找到改变外界应激情境的方式。面对这样的事件，就需要护士改变自己对此事的判断和看法，或者学习一些放松的技巧，这些都有利于减少对护士心理健康的不良影响。

2. 护士人格因素 人格是一个人处理问题时所表现出来的独特的思维方式和行为模式，与人的健康密切相关。不同人格类型的护士对于相同的压力情境和生活事件，处置方式可能会非常不同，在情绪、行为上的不同表现会对心身健康产生不同的影响。

A 型行为的人具有好胜心强、工作投入、做事认真、性情急躁、缺乏耐心等特点，该人格特征的人常处于紧张状态，较易产生内在的紧迫感及压力，从而导致疾病的产生。流行病学研究表明，A 型行为属于一种独立的冠心病危险因素。

B 型人格的人格特质与 A 型人格的人格特质截然相反，性情不温不火，举止稳当，对工作和生活的满足感较强。

C 型人格的人谨小慎微，常常过分要求自己，过度抑制自己的情绪，往往表现为内向、乖僻、小心翼翼、情绪不稳、多愁善感、易冲动。C 型行为易发生恶性肿瘤的倾向已为临床观察和实验所支持。

D 型人格被称为"忧伤人格"，包含负性情感和社交抑制两个维度。负性情感是指个体长期经历抑郁、忧伤、焦虑等消极的情绪体验。社交抑制是指个体在社会交往过程中压抑着自己对情感和行为的表达。研究表明，D 型人格与不良心身健康有关，患心理疾病的危险性较非 D 型人格的增加 5 倍，社交抑制和负性情感分别与焦虑、抑郁以及孤独感显著相关。

护士的人格特征既有个体遗传素质的基础，又有后天环境和教育的影响，对人格给予心理行为干预能更好地避免健康隐患。护士对自己的人格特质进行有意识的觉察与认知，也会改善心理健康状况。

3. 护士职业倦怠 大量研究显示，护士是职业倦怠的高发人群，护士职业倦怠不仅对护士的心身健康造成消极影响，还会影响护理质量以及病人的疾病康复和健康促进，不利于卫生事业的长远发展。职业倦怠又可称为身心耗竭综合征、工作倦怠、工作疲溃感等，是一种个体长期处于工作压力下，因心理能量在长期奉献给别人的过程中身心消耗过度，导致精力衰竭而产生的以极度的身心疲惫和感情枯竭为主的综合征，包括情感耗竭、人格解体、个人成就感降低三个维度。

情感耗竭指工作的需要以压倒性的状态耗尽了个体自身的能量，是倦怠症状中最为突出的症状表现，是职业倦怠体验的核心。人格解体又称去人格化，是指个体刻意与工作及与工作相关的人员保持一定的距离，对工作不投入，对自己工作的意义表示怀疑。个人成就感降低则表现为个体感到工作毫无成就感，无法体验到自身价值。职业倦怠会对个体的身心状况、个体的工作及组织产生巨大的影响。职业倦怠的护士在躯体上容易出现疲劳、头疼、睡眠问题、肌肉疼痛及各种以慢性病为主的心身疾病；心理上则易出现焦虑、抑郁、失望无助、低自尊以及自我价值感低等问题；在行为上更容易表现为对工作缺乏热情，甚至厌恶或害怕工作，无法关爱病人、工作满意度下降；在人际交往上则存在回避朋友、同事，社交减少，人际关系较差等问题。

护士在职业规划发展的不同阶段，其心理需求以及面临的职业压力不同，职业倦怠发生状况也有差异。研究表明，刚参加工作的青年护士，缺乏娴熟的临床护理技能以及沟通技巧等，在工作中容易受挫，极易产生情绪疲溃感，职业倦怠发生率高。随着护龄的增长，一部分护士对职业角色的认识逐渐深刻，具备了良好专业知识和职业素养，能更好地化解工作与生活中的各种矛盾冲突与压力，并产生职业认同感及职业成就感，减少了职业倦怠的发生；反之另一部分护士，在工作和生活的双重压力下,促进了职业倦怠的发生,是职业倦怠的高发人群。一些研究也发现,护士的低学历、低职称与职业倦怠密切相关。护士职业过程中的角色冲突、工作超负荷、社会认可度低等也是护士产生职业倦怠的重要因素。

4. 护士职业发展因素 护士职业发展是指护士在护理实践中,制订职业目标和职业计划,以适应职业角色、提高职业能力、实现职业成功的过程,是个体自我概念与外界现实环境合为一体的过程。护士良好的职业发展与职业价值感、职业认同感的获得密切相关。积极的职业价值感、职业认同感有助于减轻护士的职业倦怠,降低离职倾向,促进护士的心理健康。职业发展过程中公众对护理工作的重要性及护士的职业价值认识不足,护士缺乏与工作特性相对应的社会赞许、工资和奖金等方面的回报也降低了护士的职业价值感和职业认同感,对护理人员心理健康产生负面影响。

第三节 维护和促进护士心理健康的策略

一、组织策略

(一)构建护士完整的社会支持系统

1. 加强医疗机构对护士的支持 在医院及其他医疗卫生机构中,组织机构的支持与护士的工作直接相关,对护士的心理健康也最具有影响力。因此医院管理者应多给予护士相应的保护、支持和鼓励,创建相应的激励机制,充分发挥护士在工作中的主观能动性,体现护士的职业价值。

2. 加强护士外部的社会支持 良好的外部支持可有效维护和促进护士的心理健康。具体措施包括建立、健全各项法律法规,为护士提供合理的福利待遇;加强对优秀护士的报道与宣传力度,提高全社会对护士群体的尊重、理解和认同,这些对提升护士职业价值和社会地位,缓解护士心理健康具有重要意义。

3. 帮助护士获得家人的支持 保护和促进护士家庭和谐是使护士获得稳定支持、减轻压力、促进健康的有效途径之一。家庭和谐对护士心理健康的维护与促进不可忽视,护理管理者在为护士安排工作时尽量兼顾护士的家庭状况,帮助护士协调家庭角色和护士职业角色的冲突,维护其良好的家庭关系。

(二)明确护士职责合理配备资源

护士职责的模糊不清,将会导致护士角色混乱,增加护士工作冲突和压力,损害护士的心理健康。所以,相应医疗卫生部门应明确界定护士的工作职责,明确其权利和义务,配备符合标准的人力资源,保障护士合理的工作负荷,足够的物质供应和设备,创建良好的工作环境以提高护士的心理健康水平。

(三)提供必要的职业素养培训

医疗机构管理者应提供相应的信息和培训以减少护士因职业发展前景不确定性而产生的压力。应重视护士的职业技能培训,帮助护士提升职业素养,以应对人们不断增长的医疗护理服务需求和护理技术的革新与发展。管理部门应通过相应的培训和教育,帮助护士强化职业意识,学习掌握新的专业知识和技能,提高护士的职业素养,从而降低护士所感受到的职业压力,提高心理健康水平。

(四)对护士进行心理辅导和干预

针对护士存在和潜在的一般心理问题,医院管理部门可设置专门的场所和空间,使护士可以通过有针对性的放松活动消除身心紧张,并有机会宣泄情绪、交流情感、共享经验。也可在医院开设专门的心理咨询室,有针对性地对有需求的护士提供专业的心理咨询与干预,帮助护士维护心理健康。另外,还可以对护士进行定期的心理评估和咨询,为每位护士建立心理档案,以保证护士群体的适度工作压力以避免可能产生的心理损害。

Note:

二、个人策略

（一）认知策略

认知行为理论认为，人们生活中的应激源并不会直接作用于躯体产生不良情绪和行为，认知过程是行为和情感的中介。个体对生活事件和环境的认知评价直接影响其应对活动和心身反应，在生活事件与应激反应之间起决定性的作用。因此，对于护士来说，在工作和生活中，面对可能带来紧张、压力等体验的事件和情境时，采取科学、合理的认知评价，有助于缓解内心感受到的紧张、焦虑程度，使心理应激维持在一个适当水平，从而有助于维护和发展心理健康。护士可以更多地采取乐观的思维方式，从认知上改变护士对压力的自我解读，重新评估消极事件。研究表明，增强护士的职业获益感及职业认同感能有效促进护士的心理健康。护士在"职业保障、职业实惠、职业价值"三方面感知到职业获益和积极情感体验，认为从事护理职业具有就医便利、享有优质可靠的医疗资源、就业率高、工作稳定等职业优势，可增强职业获益感，从而改善护士的心理健康。

知 识 链 接

探索职业获益

针对"工作压力、职业倦怠"等护士职业的负性体验研究未能较好地改变部分护士离职的现象，全球性护士短缺引起的护理供需矛盾日益突出。随着积极心理学的理念不断向各个领域渗透，学者们更多关注负性生活事件带给人们的积极影响，更深入研究人们经历事件后获得的益处和成长。"工作压力始终与职业并存"历来是任何就职个体必须面对的。"满意度永无止境"则是从业者自身需求不断增长的真实体现。有学者尝试转换视角，探究护士感知的职业获益和成长等积极体验，为缓解护士职业倦怠、维护护士心身健康、稳定护士职业队伍提供了有效策略。

胡菁等将护士职业获益感定义为护士在从业过程中感知到职业带给自身的收获和益处，认同从事护士职业能促进自我的全面成长。护士职业获益感包括正向职业感知、良好的护患关系、亲友认同、团队归属感和自身成长五大主题，该概念框架已进行了实证研究，取得了初步成效。根据正向职业感知等五个方面制订认知干预方案，深入挖掘护士职业获益的丰富内涵，引导护士理性地转换视角，客观梳理并切实感受自身职业获益，促进护士悦纳职业、珍惜与职业间的缘分，更加积极努力地投入工作，促进护理队伍稳定健康发展。

（二）社会支持策略

社会支持一般是指个体所在的社会网络系统对其提供的各种支持与帮助，以及个体感受到的其他社会网络成员给予的关爱、关注和尊重。社会支持在改善个体生活压力带来的不良情绪，促进个体心理健康等方面具有积极作用。社会支持策略一方面是构建社会支持系统，让护士感受到自己生活在一个彼此联系且相互支持的人际网络中，是被爱、被关心、被尊重的，这种感受能帮助护士更容易地抵制压力所带来的负面影响，保持心理健康。社会支持策略的另一方面是护士积极参与和主动利用支持资源，这是社会支持策略的关键。护士处于压力情境时，往往过多关注自身的感受，而忽视了身边的支持资源，社会支持策略鼓励护士积极同家人、亲友和组织机构中的专业人士保持联系，建立持续而稳定的人际关系，并在必要时向他们寻求支持和帮助。社会支持策略提醒护士遇到困难或心情不佳时，及时向身边的人求助，这个人可以是领导、同事、家人、朋友、邻居、心理工作者或者任何可以寻求帮助的个体、组织或机构。这些社会支持系统可以帮助护士舒缓工作压力，保持积极向上的愉悦心情，有效缓解心理上的不适，更好地维护心身健康。

（三）情绪管理

大量研究证实，有效的情绪管理可提高个体的心理健康水平。情绪管理的概念目前并未统一，

Note:

不同学者从不同角度给予了不同解释，但大多包括情绪觉察、情绪表达、情绪调整三个方面的内容。情绪管理是个体在客观认识自我的基础上，进行有意识的培养，从而建立起科学的情感宣泄控制机制和自觉消除负面情绪的能力。有效的情绪管理不是要去除或压制情绪，而是对情绪进行疏导，在觉察情绪后，有意识地调适、抒解情绪，以保持适当的情绪体验与行为反应，缓解不当情绪与行为反应。这种有效的、合理的控制情绪的方法，可以使个体总是处在相对积极的状态。心理学家认为情绪调节是个体管理和改变自己或他人情绪的过程，在这个过程中，个体通过一定的策略和机制，使情绪在生理活动、主观体验、表情行为等方面发生一定的变化。情绪管理主要包括以下三个方面的内容：

1. **情绪觉察**　护士应具备准确觉察、评价情绪的能力。情绪觉察是情绪管理的第一步，护士要有意识地觉察自己的情绪状态。例如，当护士因为病人的无理要求而生气时，有意识地问自己："我为什么这么做？此时我有什么感觉？"如果护士可以觉察到自己对病人的无理需求感到生气，并清晰地意识到自己的情绪状态时，往往会更好地处理自己的情绪。有时候，人们由于一些原因不愿意承认自己有负面情绪，从而使负面情绪不能得到疏导，长期压抑往往不利于心理健康。

2. **情绪表达**　护士应具备准确表达自己情绪的能力，使情绪能适时、适度地以恰当的方式表达出来，做到真诚、客观地站在对方的角度思考问题，尽量做到不指责、不逃避、不抱怨、不迁怒。例如，护士因职称晋升受挫而感到不公平时，能客观分析原因，找到自身与其他职称申报成功人员在学历水平、科研以及业务能力水平方面的差距，而不是指责领导不公平，抱怨护士社会地位低、职称晋升空间小。准确表达情绪是一门艺术，需要护士有意识地学习掌握相应的理论、方法和技巧，并在日常工作和生活中加以应用。

3. **情绪调整**　有效地调整情绪是指以适宜的方式纾解情绪，是护士必备的情绪管理能力之一。调整情绪的目的是对情绪进行疏导，常用的方法包括积极自我暗示、转移注意力、适度宣泄、自我安慰、升华以及寻求专业帮助。纾解情绪的方式应避免伤害自己和他人。例如，当护士因病人的无理需求感到愤怒时，可对自己的愤怒情绪进行宣泄，但宣泄的对象、地点、场合和方法要恰当，不能伤害他人，也不能伤害自己。

（四）行为管理

1. **合理营养**　食物不仅影响身体健康，与人的心理健康关系也非常密切。研究发现，人的心理状态和情绪好坏受食物因素的影响。新鲜香蕉中含有可促进大脑产生 5- 羟色胺的物质，该物质可使人们产生愉快、宁静的心情；食用富含维生素 B 的食物，对改善心情不佳、焦虑、抑郁有显著的效果。因此，护士应学会合理的饮食营养配置，养成科学的饮食习惯，借助有益身心的食物调节自身的心理健康水平。护士可以从不同的途径和渠道获悉有关饮食与健康的知识，学习一日三餐吃什么和怎么吃，食物摄入的种类、数量和进食方式都会影响甚至决定个体的心身健康。维护和促进心理健康的策略之一就是从饮食管理开始。

2. **充足睡眠**　睡眠与人的心身健康密切相关。大量研究证实，良好的睡眠是衡量人们心身健康和生活质量水平的重要指标，也是保证人们工作质量的前提。护士由于职业的特殊性是睡眠问题的高发人群。睡眠问题不仅对护士的心身健康构成重大威胁，同时也影响护理工作效率和质量。护士应学会有效的睡眠管理，提高睡眠质量，具体建议如下：

（1）对睡眠有正确的认识。

（2）养成良好的睡眠习惯：①创造适宜的睡眠环境；②睡前避免饮茶喝酒、喝含咖啡因的饮料；③困倦时上床睡觉，不在床上从事除睡眠以外的事情，若 20min 未入睡，则起床从事一些轻松的活动，产生困意后，再次上床睡觉。

（3）积极寻求家人、同事和社会专业机构的支持。

知 识 链 接

网络化认知行为治疗

随着互联网的快速普及，针对失眠症状为主的网络化认知行为治疗（computerized cognitive behavioral therapy for insomnia，CCBT-I）因简便、经济的优势应运而生，研究证实其作用与传统实施的面对面 CBT-I 相似。CCBT-I 是以电脑为媒介，向用户传达清晰的失眠认知行为治疗操作步骤的一种高度结构化互动方式，病人可根据 CCBT-I 平台操作提示自助完成治疗，具有方便灵活、规范统一的特点。

目前 CCBT-I 平台大多为自助公益式，平台的应用已在西方国家得到快速发展，国外的 CCBT-I 平台主要有 SHUTi 和 CBT-ICoach，这些网络平台采取各种形式（如每日电子邮件、虚拟治疗师、视频）引导病人学习相关课程（如失眠的原因、解决失眠的方法）并完成自我练习，完成睡眠日记和量表评估，促进病人改善睡眠状况。

3. 科学运动 国际运动心理学会于 1994 年正式指出运动对心理健康具有积极的作用。大量研究表明，科学运动能促进体内 5-羟色胺、去甲肾上腺素和多巴胺等神经递质释放，进而影响机体的神经系统、内分泌系统、免疫系统和心血管系统，有利于肌肉、骨骼的新陈代谢，有效降低压力、改善睡眠、提高记忆力、缓解焦虑抑郁。科学运动还可以锻炼意志品质，调节人与人之间的关系，促进人际关系良性发展。因此，对处于高度职业紧张和较强职业压力下的护士来说，科学运动是缓解压力，促进心理健康的有效措施。

虽然运动对于心理健康的维护有诸多的好处，但是人们往往很难坚持规律运动。对此，给予以下建议：①在诸多的运动形式中，找到自己最喜欢的运动项目；②安排固定的运动时间，到时间就开始运动；③找到一起运动的伙伴，因为坚持锻炼往往需要额外的社会支持。

4. 学会放松训练 利用放松来强身健体、治疗疾病已有很长的历史。实践证明，放松训练不仅对机体的生理、生化功能产生良好的影响，而且还会产生一定的心理效应，因此放松训练不仅对精神紧张、焦虑等负性情绪体验有显著的缓解作用，而且对与心理应激密切相关的疾病也有一定作用。

放松训练的种类包括渐进性放松、自律训练、静默法、自我催眠和生物反馈放松训练。中国的气功、站桩、打坐、印度的瑜伽、日本的坐禅都可归纳为静默法，深呼吸、音乐、按摩、太极拳也是放松的方法。进行放松训练时需要精神专一，减少肌肉紧张。放松训练与其他心理训练方法结合应用也是研究者们一直探索的问题，如目前广泛应用的正念疗法联合渐进性肌肉放松训练，对焦虑、抑郁情绪都有显著的改善作用。护士可以通过学习，选择一种适合自己的放松训练方法，有规律地坚持练习，以维护和促进心理健康。

（五）职业发展策略

大量研究表明，良好的职业规划可帮助护士维持良好的职业状态，坚定职业目标，激发护士形成积极的职业认同感，从而促进其心理健康；护士缺乏职业目标，则工作积极性低，缺乏职业价值感，易产生职业倦怠。因此，护士首先应充分了解护理专业的发展和自身需求，确立适合自身发展的职业目标，明确个人职业规划；其次，护士应制订适合自身发展的小目标，且能够根据自己的实际情况采取有效的措施，确保目标有效达成，让自身职业得到更好的发展；在此基础上，护士应培养自信、自强的心理品质，不断优化自己，努力提升自我发展内驱力，适应人们对医疗服务的要求，激发其追求卓越的愿望，促进自身不断发展，实现职业价值，感受到自我价值，体验到自我完满。

（朱文芬）

Note：

本 章 小 结

护士心理健康尚无统一的概念,普遍认为护士心理健康是指护士的心理状态在自身及环境条件许可的范围内能达到的最佳功能状态,表现为护士认知、情绪、意志、行为协调统一,具有良好的社会适应能力,能够有效地发挥个人潜力和自身的社会功能。护士心理健康状况的好坏决定着心理护理的质量和水平,进而影响病人的治疗和康复效果。护士心理健康的标准包括智力正常、情绪良好、意志健全、人格完整、人际和谐、环境适应六个方面。护士常见的心理问题表现在认知、情绪和行为三个方面。影响护士心理健康的因素包括职业因素、组织管理、人际关系等社会与环境因素,也包括护士人格、应对策略、职业倦怠以及职业发展等个人因素。维护和发展护士心理健康的策略,从组织层面上有构建护士完整的社会支持系统;明确护士职责,合理配备资源;提供必要的职业素养培训;设置相应的机构和场所,对护士进行心理辅导和干预。个人层面上包括认知策略、获取社会支持策略、情绪策略、行为策略以及职业发展策略。

思 考 题

1. 护士心理健康的标准有哪些?
2. 护士常见的心理问题有哪些?
3. 护士心理健康的影响因素有哪些?
4. 促进和维护护士心理健康的策略有哪些?

Note:

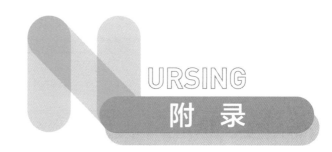

附录1 9项病人健康问卷（PHQ-9）

指导语：在过去的两个星期，您有多少时间被以下问题所困扰？在您的选择下画"√"。

项目	完全不会	几天	一半以上的日子	几乎每天
1. 做什么事都感到没有兴趣或乐趣	完全不会	几天	一半以上的日子	几乎每天
2. 感到心情低落	完全不会	几天	一半以上的日子	几乎每天
3. 入睡困难、很难熟睡或睡太多	完全不会	几天	一半以上的日子	几乎每天
4. 感到疲劳或无精打采	完全不会	几天	一半以上的日子	几乎每天
5. 胃口不好或吃太多	完全不会	几天	一半以上的日子	几乎每天
6. 觉得自己很糟，或很失败，或让自己或家人失望	完全不会	几天	一半以上的日子	几乎每天
7. 注意很难集中，例如阅读报纸或看电视	完全不会	几天	一半以上的日子	几乎每天
8. 动作或说话速度缓慢到别人可察觉的程度，或正好相反——您烦躁或坐立不安，动来动去的情况比平常更严重	完全不会	几天	一半以上的日子	几乎每天
9. 有不如死掉或用某种方式伤害自己的念头	完全不会	几天	一半以上的日子	几乎每天
这些问题在您工作、处理家庭事务，或与他人相处上造成了多大的困难	毫无困难	有点困难	非常困难	极度困难

附录2　7项广泛性焦虑障碍量表(GAD-7)

指导语:在过去的两个星期,您有多少时间被以下问题所困扰? 在您的选择下画"√"。

项目	完全不会	几天	一半以上的日子	几乎每天
1. 感觉紧张、焦虑和烦躁	完全不会	几天	一半以上的日子	几乎每天
2. 不能停止或控制担忧	完全不会	几天	一半以上的日子	几乎每天
3. 对各种各样的事情担忧过多	完全不会	几天	一半以上的日子	几乎每天
4. 很难放松下来	完全不会	几天	一半以上的日子	几乎每天
5. 由于不安而无法静坐	完全不会	几天	一半以上的日子	几乎每天
6. 变得容易烦恼或急躁	完全不会	几天	一半以上的日子	几乎每天
7. 害怕将有可怕的事发生	完全不会	几天	一半以上的日子	几乎每天

附录 3　Zung 自评抑郁量表（SDS）

指导语：下面有 20 条文字，请仔细阅读每一条，把意思弄明白。然后根据您最近一星期的实际情况在每一条文字后的四个答案中的一个画"√"。

项目	没有或很少时间	小部分时间	相当多时间	绝大部分或全部时间
1. 我觉得闷闷不乐，情绪低沉				
2. 我觉得一天之中早晨最好				
3. 我一阵阵哭出来或觉得想哭				
4. 我晚上睡眠不好				
5. 我吃得跟平常一样多				
6. 我与异性密切接触时和以往一样感到愉快				
7. 我发觉我的体重在下降				
8. 我有便秘的苦恼				
9. 我心跳比平时快				
10. 我无缘无故地感到疲乏				
11. 我的头脑跟平常一样清楚				
12. 我觉得经常做的事情并没有困难				
13. 我觉得不安而平静不下来				
14. 我对将来抱有希望				
15. 我比平常容易生气激动				
16. 我觉得作出决定是容易的				
17. 我觉得自己是个有用的人，有人需要我				
18. 我的生活过得很有意思				
19. 我认为我死了别人会生活得好些				
20. 平常感兴趣的事我仍然照样感兴趣				

附录4 Zung 自评焦虑量表(SAS)

指导语:下面有 20 条文字,请仔细阅读每一条,把意思弄明白。然后根据您最近一星期的实际情况在每一条文字后的四个答案中的一个画"√"或画圈。

项目	没有或很少时间	小部分时间	相当多时间	绝大部分或全部时间
1. 我感到比往常更加紧张和着急				
2. 我无缘无故感到担心				
3. 我容易心烦意乱或感到恐慌				
4. 我感到我的身体好像被分成几块,支离破碎				
5. 我感到事事顺利,不会有倒霉的事情发生				
6. 我的四肢抖动和震颤				
7. 我因头痛、颈痛和背痛而烦恼				
8. 我感到无力且容易疲劳				
9. 我感到很平衡,能安静坐下来				
10. 我感到我的心跳较快				
11. 我因阵阵的眩晕而不舒服				
12. 我有阵阵要昏倒的感觉				
13. 我呼吸时进气和出气都不费力				
14. 我的手指和脚趾感到麻木和刺痛				
15. 我因胃痛和消化不良而苦恼				
16. 我必须时常排尿				
17. 我的手总是温暖而干燥				
18. 我觉得脸发烧发红				
19. 我容易入睡,晚上休息很好				
20. 我做噩梦				

附录 5　失眠严重程度指数量表（ISI）

指导语：对下面每一个问题，圈出选定答案。

1. 描述您最近 2 周失眠问题的严重程度					
a. 入睡困难	无	轻度	中度	重度	极重度
b. 维持睡眠困难	无	轻度	中度	重度	极重度
c. 早醒	无	轻度	中度	重度	极重度
2. 您当前睡眠模式的满意度	很满意	满意	一般	不满意	很不满意
3. 您认为您的睡眠问题在多大程度上干扰了您的日间功能（如：日间疲劳、处理工作和日常事务的能力、注意力、记忆力、情绪等）	没有干扰	轻微	有些	较多	很多干扰
4. 与其他人相比，您的失眠问题对您的生活质量有多大程度的影响或损害	没有	一点	有些	较多	很多
5. 您对自己当前睡眠问题有多大程度的担忧／沮丧	没有	一点	有些	较多	很多

附录6　日常生活能力量表（ADL）

指导语：下面有14条文字，请仔细阅读每一条，然后根据您最近1个月的实际情况在每一条文字后的四个答案中的一个画"√"或画圈。

项目	自己完全可以做	有些困难	需要帮助	根本没办法做
1. 使用公共车辆				
2. 行走				
3. 做饭菜				
4. 做家务				
5. 吃药				
6. 吃饭				
7. 穿衣				
8. 梳头				
9. 刷牙				
10. 洗澡				
11. 购物				
12. 定时上厕所				
13. 打电话				
14. 处理自己钱财				

附录7　痴呆简易筛查量表(BSSD)

指导语:老年人常有记忆和注意等方面的问题,下面有一些问题检查您的记忆和注意能力,都很简单,请听清楚再回答,现在开始吧(1.正确;2.错误)!

项目	评价	
1. 现在是哪一年	1	2
2. 现在是几月份	1	2
3. 现在是几日	1	2
4. 现在是星期几	1	2
5. 这里是什么市(省)	1	2
6. 这里是什么区(县)	1	2
7. 这里是什么街道(乡、镇)	1	2
8. 这里是什么路(村)	1	2
9. 取出五分硬币,请说出其名称	1	2
10. 取出钢笔套,请说出其名称	1	2
11. 取出钥匙圈,请说出其名称	1	2
12. 移去物品,问"刚才您看过哪些东西"(五分硬币)	1	2
13. 移去物品,问"刚才您看过哪些东西"(钢笔套)	1	2
14. 移去物品,问"刚才您看过哪些东西"(钥匙圈)	1	2
15. 一元钱用去7分,还剩多少	1	2
16. 再加7分,等于多少	1	2
17. 再加7分,等于多少	1	2
18. 请您用右手拿纸(取)	1	2
19. 请将纸对折(折)	1	2
20. 请把纸放在桌子上(放)	1	2
21. 请再想一下,让您看过什么东西(五分硬币)	1	2
22. 请再想一下,让您看过什么东西(钢笔套)	1	2
23. 请再想一下,让您看过什么东西(钥匙圈)	1	2
24. 取出图片(孙中山或其他名人),问"请看这是谁的相片?"	1	2
25. 取出图片(毛泽东或其他名人),问"请看这是谁的相片?"	1	2
26. 取出图片,让被试者说出图的主题(送伞)	1	2
27. 取出图片,让被试者说出图的主题(买油)	1	2
28. 我国的总理是谁	1	2
29. 一年有多少天	1	2
30. 新中国是哪一年成立的	1	2

附录8　心理资本问卷

指导语：下面有一些句子，它们描述了你目前可能是如何看待自己的。请采用下面的量表判断你同意或者不同意这些描述的程度，在相应的答案下面上画圈。

1＝非常不同意；2＝不同意；3＝有点不同意；4＝有点同意；5＝同意；6＝非常同意。

项目	1	2	3	4	5	6

自我效能

1．我相信自己能分析长远的问题，并找到解决方案。

2．与管理层开会时，在陈述自己工作范围之内的事情方面我很自信。

3．我相信自己对公司战略的讨论有贡献。

4．在我的工作范围内，我相信自己能够帮助设定目标／目的。

5．我相信自己能够与公司外部的人（比如，供应商、客户）联系，并讨论问题。

6．我相信自己能够向一群同事陈述信息。

希望

7．如果我发现自己在工作中陷入了困境，我能想出很多办法来摆脱出来。

8．目前，我在精力饱满地完成自己的工作目标。

9．任何问题都有很多解决方法。

10．眼前，我认为自己在工作上相当成功。

11．我能想出很多办法来实现我目前的工作目标。

12．目前，我正在实现我为自己设定的工作目标。

韧性

13．在工作中遇到挫折时，我总是很快从中恢复过来，并继续前进。

14．在工作中，我无论如何都会去解决遇到的难题。

15．在工作中如果不得不去做，可以说，我也能独立应战。

16．我通常对工作中的压力能泰然处之。

17．因为以前经历过很多磨难，所以我现在能挺过工作上的困难时期。

18．在我目前的工作中，我感觉自己能同时处理很多事情。

乐观

19．在工作中，当遇到不确定的事情时，我通常期盼最好的结果。

20．对于工作中发生不利的事情，认为是暂时的和有办法解决的。

21．对自己的工作，我总是看到事情光明的一面。

22．对我的工作未来会发生什么，我是乐观的。

23．在我目前的工作中，事情就是像我希望的那样发展。

24．工作时，我总相信"黑暗的背后就是光明，不用悲观"。

附录9 心理弹性问卷

指导语：请您根据您的实际情况回答下面所有问题，在相应的答案下面上画圈。

项目	很不符合	不符合	不清楚	符合	非常符合
1. 当事情发生变化时，我能够适应。					
2. 面对压力时，我身边至少有一个亲近且安全的人可以帮助我。					
3. 当问题无法彻底解决时，有时命运能够帮助我。					
4. 无论人生路途中发生任何事情，我都能处理它。					
5. 过去的成功让我有信心去应对新的挑战和困难。					
6. 面临难题时，我试着去看到事物积极的一面。					
7. 历经磨炼会让我更有力量。					
8. 我很容易从疾病、受伤或苦难中恢复过来。					
9. 不管好与坏，我都相信事出有因。					
10. 不管结果如何，我都会尽最大的努力去做。					
11. 我相信即使遇到障碍我也能够实现我的目标。					
12. 即使看起来没有希望，我仍然不放弃。					
13. 当压力或危机来临时，我知道从哪里获得帮助。					
14. 压力之下，我仍然能够集中精神地思考问题。					
15. 在解决问题时，我宁愿自己决定，也不愿意让别人替我决定。					
16. 我不会轻易地被失败打倒。					
17. 在处理生活中的挑战和困难时，我觉我是个坚强的人。					
18. 如果有必要，我会作出一个受欢迎或可能会影响别人的决定。					
19. 我能够处理一些不愉快或痛苦的感觉，例如悲伤、害怕和生气。					
20. 在处理生活难题时，有时您不得不按直觉办事，而不考虑为什么。					
21. 我的人生目标很明确。					
22. 我觉得可以控制自己的生活。					
23. 我喜欢挑战。					
24. 我努力工作以达到目标。					
25. 我对自己的成绩感到骄傲。					

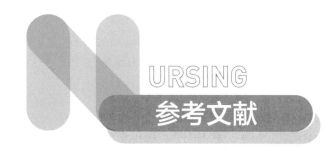

[1] 杨艳杰,曹枫林. 护理心理学 [M]. 4 版. 北京:人民卫生出版社,2017.

[2] 李妍. 护理心理学 [M]. 北京:人民卫生出版社,2011.

[3] 计惠民. 心理护理临床问答 [M]. 北京:科学技术文献出版社,2005.

[4] 陈素坤. 临床心理护理指导 [M]. 北京:科学技术文献出版社,2001.

[5] 刘哲宁,杨芳宇. 精神科护理学 [M]. 4 版. 北京:人民卫生出版社,2017.

[6] 李玉红. 产后抑郁危险因素筛查及国内外干预研究述评 [J]. 中国全科医学,2020,23(3):266-271.

[7] 徐汉明,盛晓春. 家庭治疗——理论与实践 [M]. 北京:人民卫生出版社,2010.

[8] 顾芳. 慢性病儿童心理行为特征及影响因素探讨 [J]. 临床医药文献电子杂志,2018,5(A2):102-106.

[9] 谌永毅,刘翔宇. 安宁疗护专科护理 [M]. 北京:人民卫生出版社,2020.

[10] 黄大庆. 情绪团体心理辅导设计指南 [M]. 北京:首都经济贸易大学出版社,2020.5.

[11] 周逸萍,单方. 临终关怀 [M]. 北京:科学出版社,2018.

[12] 孙宏伟,黄雪薇. 健康心理学 [M]. 北京:人民卫生出版社,2020.

[13] 张华果,宋咪,徐月,等. 老年人跌倒相关心理问题的研究进展 [J]. 中华护理杂志,2021,56(3):458-463.

[14] 周英,周郁秋. 护理心理学 [M]. 2 版. 北京:人民卫生出版社,2014.

[15] 赵小玉,周英. 护理心理学(案例版)[M]. 北京:科学出版社,2018.

[16] 葛均波,徐永健,王辰. 内科学 [M]. 9 版. 北京:人民卫生出版社,2018.

[17] 刘晓虹. 护理心理学 [M]. 3 版. 上海:上海科学技术出版社,2015.

[18] 姚树桥,杨艳杰. 医学心理学 [M]. 7 版. 北京:人民卫生出版社,2018.

[19] 吕秋云. 心身医学 [M]. 北京:北京大学医学出版社,2010.

[20] 王枭冶. 突发公共卫生事件相关心理问题识别及干预 [M]. 北京:人民卫生出版社,2020.

[21] 季建林. 医学心理学 [M]. 上海:复旦大学出版社,2020.

[22] 石炳毅. 继往开来,中国器官移植的发展现状——在 2018 年中华医学会器官移植学年会上的报告 [J]. 器官移植,2019,(10)1:32-35.

[23] 张仲明,覃树宝. 我国心理援助的发展阶段和体系建构 [J]. 西南大学学报,2021,47(1):134-143.

[24] 石荣光,李冬梅,夏季芳,等. 护理人员心理健康研究现状 [J]. 全科护理,2015,13(36):3659-3662.

[25] 胡菁,刘晓虹. "护士职业获益感"概念框架内容的质性研究 [J]. 护士进修杂志,2014,29(8):732-735.

[26] 胡菁,刘晓虹. 护士职业获益感的研究与思考 [J]. 中华护理杂志,2012,5(47):470-472.

[27] 李晓莲,孙倩,王璐,等. 正念干预在护士负性情绪中的应用进展 [J]. 中华护理杂志,2020,55(2):215-219.

[28] 曹新妹,黄乾坤,金小丰. 护理心理学(临床案例版)[M]. 武汉:华中科技大学出版社,2015.

[29] 郑英花,张策,沙丽艳,等. 护士职业生涯不同阶段的心理健康状况与职业心理需求 [J]. 解放军护理杂志,2018,35(6):31-35.

[30] 杨璐璐，康尹之，张菀凌，等. 网络化认知行为治疗在失眠障碍中的应用和研究进展 [J]. 南方医科大学学报，2020，40（1）：142-146.

[31] 赵雅娟，符浩，王勇. 网络化认知行为治疗在睡眠障碍中的应用 [J]. 上海交通大学学报：医学版，2018，38（5）：556-560.

[32] 聂世俊，李颂. 哈尔滨市护士职业倦怠现状及其影响因素调查研究 [J]. 中国医院管理，2019，39（7）：69-71.

[33] 陈晋东，严虎. 精神康复艺术治疗实务 [M]. 北京：人民卫生出版社，2018.

[34] 刘伟. 团体心理咨询与治疗 [M]. 北京：人民卫生出版社，2015.

[35] 樊富珉，何瑾. 团体心理辅导 [M]. 上海：华东师范大学出版社，2010.

[36] 万丽，赵晴，陈军，等. 疼痛评估量表应用的中国专家共识（2020 版）[J]. 中华疼痛学杂志，2020，16（3）：177-187.

[37] 章毛毛. 基于自我表露的乳腺癌患者益处发现干预方案的构建 [D]. 合肥：安徽医科大学，2019.